李连达

科学网博客文集

『中国中医科学院西苑医院名老中医经验传承研究专项』支持课题

李连达 著

李贻奎 李玉娟 整理

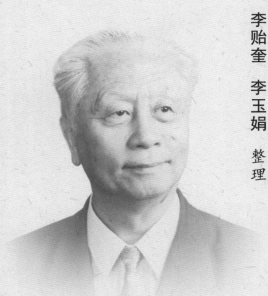

西北大学出版社

图书在版编目(CIP)数据

李连达科学网博客文集 / 李连达著；李贻奎，李玉娟整理.
— 西安：西北大学出版社，2023.5
ISBN 978 - 7 - 5604 - 5121 - 3

Ⅰ．①李… Ⅱ．①李… ②李… ③李… Ⅲ．①医学一文集
Ⅳ．①R - 53

中国国家版本馆 CIP 数据核字(2023)第 091479 号

李连达科学网博客文集
LI LIANDA KEXUEWANG BOKE WENJI

作　　者	李连达　著	
	李贻奎　李玉娟　整理	
出版发行	西北大学出版社	
地　　址	西安市太白北路 229 号	
邮　　编	710069	
电　　话	029 - 88302590	
网　　址	http://nwupress.nwu.edu.cn	
电子邮箱	xdpress@nwu.edu.cn	
经　　销	全国新华书店	
印　　装	陕西龙山海天艺术印务有限公司	
开　　本	787mm×1092mm　1/16	
印　　张	19.5	
字　　数	375 千字	
版　　次	2023 年 5 月第 1 版　2023 年 5 月第 1 次印刷	
书　　号	ISBN 978 - 7 - 5604 - 5121 - 3	
定　　价	89.00 元	

如有印装质量问题,请与西北大学出版社联系调换,电话 029 - 88302966。

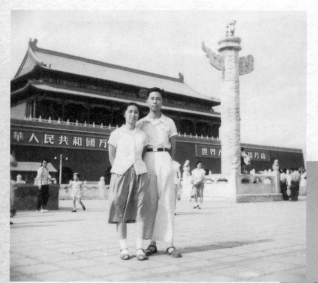

与夫人靖雨珍合影
（1957年，北京天安门广场）

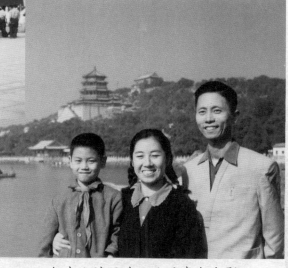

与夫人靖雨珍、儿子李翔合影
（1965年，北京颐和园）

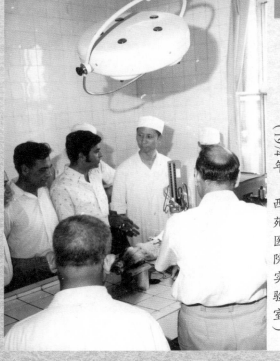

向国外友人介绍实验方法
（1974年，西苑医院实验室）

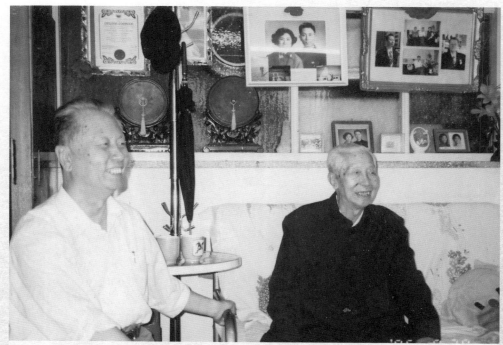

与父亲合影（1995年，西苑医院家属宿舍）

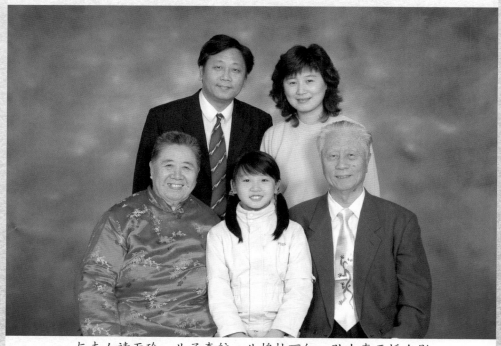

与夫人靖雨珍、儿子李航、儿媳杜丽红、孙女李天娇合影
（2007年，北京王府井中国照相馆）

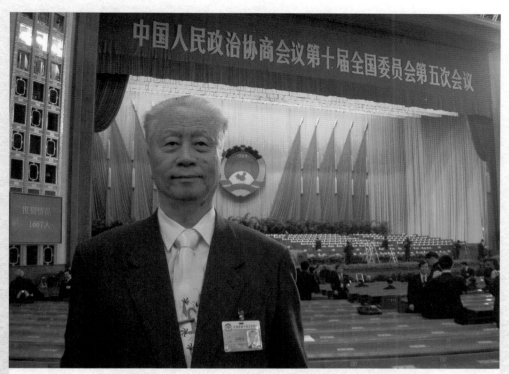

参加全国政协会议（2007年，北京人民大会堂）

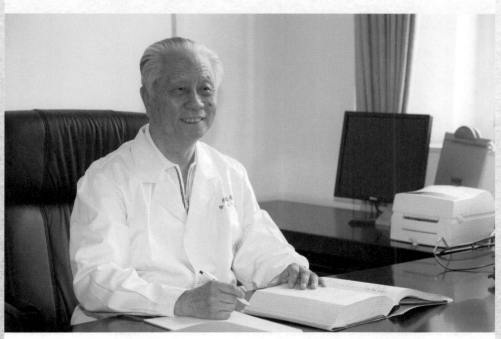

在医学实验中心（2008年，中国中医科学院）

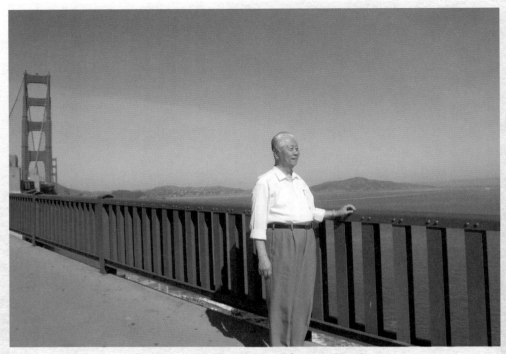

在金门大桥（2008年，美国旧金山）

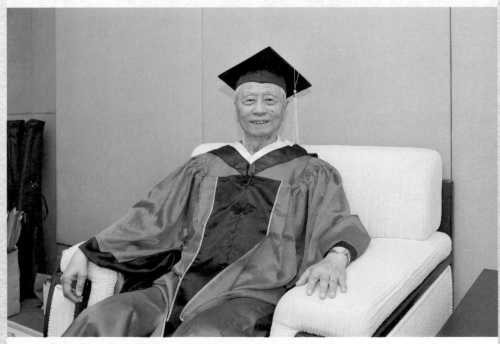

参加中国中医科学院研究生毕业典礼（2009年，中国中医科学院）

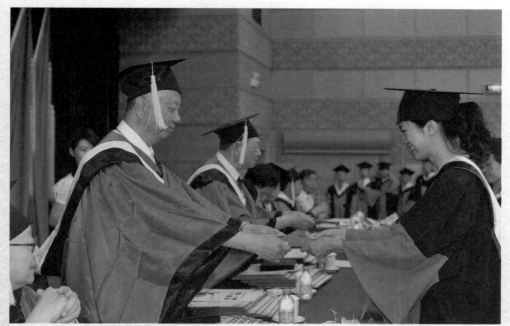

参加中国中医科学院研究生毕业典礼（2009年，中国中医科学院）

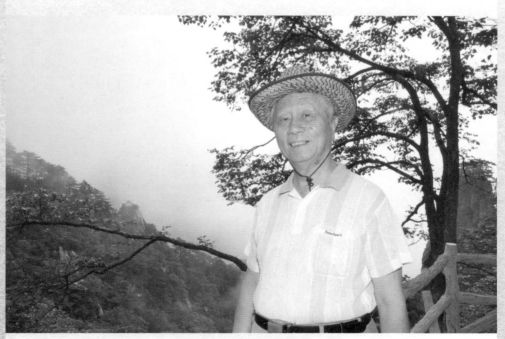

在黄山（2009年，安徽）

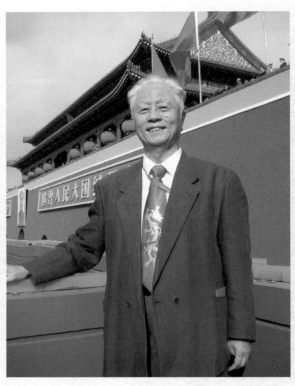

参加国庆六十周年观礼（2009年，北京天安门广场观礼台）

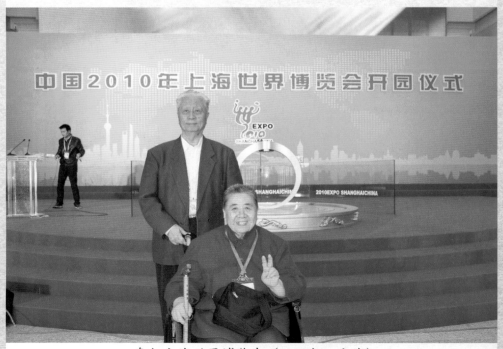

参加上海世界博览会（2010年，上海）

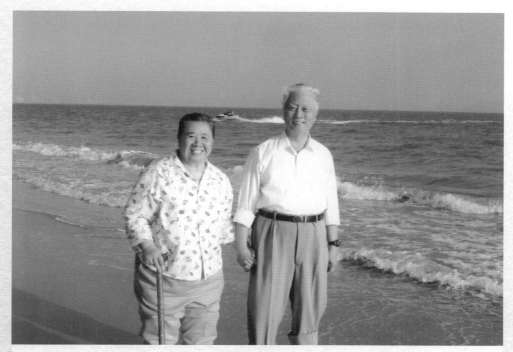

银滩散步（2010年，北海）

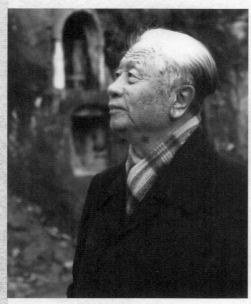

留影（2013年，南京栖霞区）

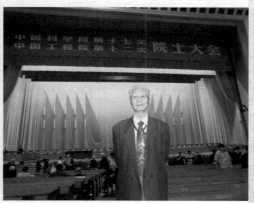

参加院士大会
（2014年，北京会议中心）

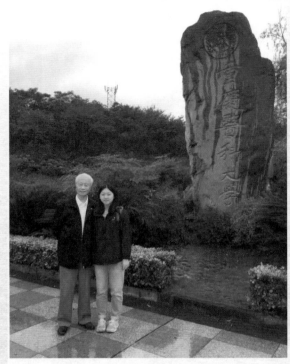

与孙女李天娇合影（2016年，重庆医科大学）

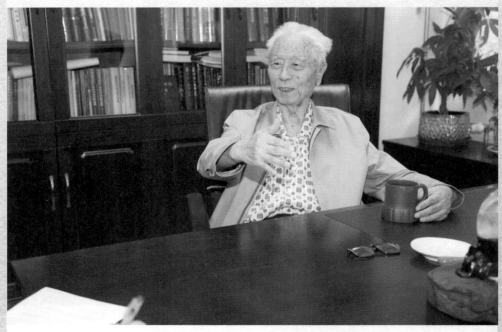

指导研究生（2018年，西苑医院）

前　言

李连达院士曾经说过："我自己没有什么丰功伟绩，没有什么重大创新发明，只做了一点微不足道的工作。毕业后一直在西苑医院工作了几十年，把青春献给了中医药事业，把毕生精力奉献给了国家和人民。这几十年里，我不断地追求，努力地探索，无论遇到什么挫折和失败，无论遇到什么样的狂风暴雨，都不能阻挡我前进的步伐。我做到了活到老、学到老、干到老。"

每当回想起这段话，脑海都会浮现出一位白发苍苍、精神矍铄的老人。李院士身材高大、腰板挺直，脸上永远带着微笑，讲起话来不紧不慢，中气十足，条分缕析，主题明确。李院士不仅做到了活到老、学到老、干到老，还做到了写到老。

李院士大学毕业后就开始写作，从 1958 年在《中医杂志》发表《喘息性支气管炎初步临床观察报告》开始，一直持续到 2018 年。李院士最初写的稿件多在杂志、报纸上发表。随着时代的发展，网络、微博、微信等新媒体的不断出现，李院士成了科学网的铁杆"粉丝"。他说："科学网上每日都有很多高水平的优秀文章，既有严肃的学术报告，有科学性、知识性很强的论文，有前瞻性、回顾性、系统性、创新性的学术文章，也有新发现、新理论、新技术、新动向的信息介绍，还有一些生动活泼、情景交融的散文、诗歌。科学网具有科学性、学术性、趣味性，涉及多领域、多学科、多种文风笔调，是一个很好的传播知识的平台。"

2012 年，李院士在科学网开通了自己的个人博客，博文以中医药为主，大到对我国科技、医改、中医药发展、医患关系，小到中医药科普、槟榔与四磨汤、毒胶囊等话题以及《甄嬛传》里的中医药、学生军训和李院士参加第 65 次年度班会等身边事的认识和看法。2013 年，李院士以科学网的文章为主在第四军医大学出版社出版《孺子牛：院士直言》一书。本文集在《孺子牛：院士直言》的基础上,精选李院士的部分博文内容出版,向读者朋友展示李院士对中医药发展的学术观点和看法,希望对读者朋友了解中医药的发展有所帮助和启发。如有对李院士博文有兴趣的老师和朋友,可以登录科学网李连达博客,阅读更多原文。同时,附录部分收录众多弟子对李院士的记忆,以缅怀李院士的谆谆教诲和终生不倦的博学精神。

在本书出版过程中,西北大学出版社给予了大力的帮助和支持,在此表示衷心感谢。另外,向所有参与本书工作的和对本书的出版给予帮助的老师和朋友表示诚挚感谢。

最后,向我们敬爱的老师——李连达院士致敬!

李贻奎　李玉娟

2022 年 11 月 21 日

目　录

中医的发展

新药研究

中药抗击流感作用

"三氧化二砷"之辩

杂　谈

附　录　师生情纪念

科技发展建言

对科技部的改革寄予厚望！

中华人民共和国成立以来,中华人民共和国科学技术部(简称为科技部)经过多次机构改革,每次机构改革都显示了很多优点,有力地促进了科技事业的发展。但是随着时间的推移,逐渐暴露出一些缺点和不足,且日益严重,不能适应时代的要求,不得不进行机构改革,周而复始。科技部机构改革是重要的,但仅仅是机构改革未必能解决科技管理中的其他重要问题,很多科学家和有识之士提出大量宝贵意见,揭示了我国在科技管理上存在的三方面问题。①科技部及各级管理机构:需要改革调整,为其他方面的改革奠定基础。②科技管理机制问题:六十多年来,科技部进行多次机构改革,但管理机制没有进行根本性改革,一直是计划经济,行政主导,长官意志决策,近年的"长官"范围扩大,除行政官员、技术官员外,还有不是官员胜似官员、大权在握的专家,掌控着选题、立项及科研经费分配的决策权、执行权。这些均不利于广大科技人员(特别是一线科技人员及青年学子)的自主创新,不利于他们充分发挥积极性及创新性。③社会不良风气入侵科技界:以权谋私、权钱交易、公关活动、歪门邪道。争项目、抢经费成为科研人员的主要工作,公平、公正、公开成为空谈。极少数人垄断大量课题、巨额经费,再以包工方式层层转包。科研的首要目的不是为国家、为社会服务,解决国计民生问题,而成为追名逐利、突出政绩业绩的手段。

全面改革我国科技管理工作,推进我国科技事业的健康发展,需要三箭齐发,有的放矢。任务复杂而艰巨,不是仅仅改革机构就能万事大吉。

我国科技管理存在的问题,很多专家学者提出了全面、系统、准确的宝贵意见。但是如何改革,如何针对三方面问题提出切实可行的具体方针、改革措施,从宏观到微观,从上到下,深刻、系统地全面改革尚缺乏成熟经验,批评性意见较多,建设性意见较少,需要行政管理、科技管理、社会学等领域的专家及官员共同努力,集思广益,才能把科技改革做得更好。

(2012 - 05 - 22)

当代专家的类型

随着科学的进步,社会的发展,大环境的影响,出现了多种类型的专家。

一、官员型专家

官员型专家又分为两类:一类为"学而优则仕",先有学术成就,后聘为官员,是学者型官员;另一类是先当官,再获取学术地位、专家称号,是官员型专家。两者的区别是前者确有学问,后者熟悉为官之道;两者的共同点是官学结合,用权力提升学术地位,占有科技资源,享受各种有形无形的优惠,官与学相辅为用,互相促进。

二、社交型专家

社交型专家无职无权,但有活动能力,长于公关走后门,四面出击,八面玲珑,争科研项目、经费及各种"平台""重点""杰出"等称号,虽不如官员型专家事事抢先,倒也能紧随其后,件件不落。

三、商业型专家

商业型专家下海经商,或是与商家密切合作,或是产学研结合,致力于科技成果转化为生产力,转化为产品。但成功者少,溺水者多。

四、埋头苦干型专家

埋头苦干型专家无职无权,既不擅长社交活动、公关走后门,又反对趋炎附势、阿谀逢迎,既不会自吹自擂、大造声势,又不甘心无所作为,只会埋头苦干,凭本事闯天下,凭爱国热情努力工作。

五、包工头型专家

包工头型专家有权、有钱、有背景、有靠山、有上天入地的本事,能够垄断大量科研项目与巨额经费,然后分包给二级包工头,再转包给三级包工头,最后由第一线的科技人员完成全部工作,而成果为包工头所有。包工头型专家的日益增多,易形成帮派体系、有形或无形的利益集团。

六、综合型专家

综合型专家兼具上述五种类型专家之优点,既是埋头苦干、艰苦奋斗的专家,又占有天时、地利、人和等各种优势;既有重大学术贡献,又能官运亨通或是财源滚滚。综合型专家是专家中为数不多的成功人士。

六种类型专家各有所长,各有特点,都在用不同的方式为国家、为人民、为经济建设做出贡献。各种类型专家既不要羡慕,也不要妒忌,根据自己的特点,找好自己的位置,发挥自己的专长,各尽所能,为国家做出应有的贡献,其乐无穷。

(2012 - 06 - 20)

科技改革势在必行(兼答疑)

我国科技发展取得了重大成就,但也存在一些问题需要进行科技改革。在《当代专家的类型》一文中,揭露了科技领域的一些问题,批评了以权谋私等不正之风,并明确表示拥护什么、反对什么。在科技改革及学术问题上有不同看法,有争论很正常,但应以实事求是的科学态度,摆事实、讲道理,而不是泼妇骂街,进行人身攻击。

有人对《当代专家的类型》一文提出不同看法。原文的六种类型专家是官员型专家、社交型专家、商业型专家、埋头苦干型专家、包工头型专家及综合型专家。对埋头苦干型专家的介绍充满敬意,是最应尊重、支持、关怀的一类专家。对官员型专家、社交型专家和包工头型专家则充满贬义,是应该揭露、批评、改革的一类，毫无赞美之词，而不是"毫无批评之意"。对于商业型专家和综合型专家则不能一概而论，凡是用正当方式对国家做出积极贡献者，应该肯定；用不正当方式牟取私利、损害国家利益者，应该否定。这部分内容得到了多数专家的认同。

在结语部分，文字比较含蓄，没有恶语伤人和泼妇骂街的不文明语言，但态度明朗、爱憎分明。前半部分强调六种类型专家的"不同"，是正确与错误的不同、是与非的不同，肯定与否定的不同，如有的是埋头苦干，有的是以权谋私，有好有坏，各不相同，而不是好坏不分、真伪不辨。文中提到各类专家"为国家、为人民、为经济建设做出贡献"，这里有正面的积极贡献，应该肯定；也有反面的消极作用，应该否定，并非全部肯定。很多专家都正确理解了原文的内容及含义，但有人不解其意，认为原文"提倡官学结合""真伪专家和睦相处""毫无批评之意"等。

原文敢于揭露一切不合理的问题，敢于把矛头指向为官不正、为富不仁的达官贵人，敢于指向官员型专家、社交型专家和包工头型专家三种类型专家，并提出尖锐批评。爱憎分明、态度坚决、无所畏惧，这是"毫无批评之意"？是提倡"真伪专家和睦相处"吗？有人指责原文提倡"官学结合""以权谋私提升学术地位"，并发出疑问："权力真能提升学术地位吗？"不仅看反了原文之意，也分不清"学术地位"与"学术水平"之不同，将二者混为一谈，"歪批三国"。文中之意是批评以权谋私者利用权力提升自己的学术地位（不是学术水平），在评选教授、学术带头人、获奖项目及各种学术等级及地位时，事事抢先，青云直上。这种情况随处可见，岂能视而不见？

结语的后半部分是针对"埋头苦干型专家"而言，他们身居一线，是科技工作的主力军，贡献最大。他们的共同特点是正直、善良、勤奋，有献身精神，既反对趋炎附势、阿谀奉承，又反对以权谋私、钱权交易。他们无职、无权、无后台，甚至"话语权"也很有限，最大的特点就是埋头苦干、奉献一切。因此，他们没有必要羡慕或嫉妒任何人，只要"根据自己的特点，找好自己的位置，发挥自己的专长，各尽所能"，能为国家做出应有的贡献，必然会"其乐无穷"。

在写这段文字时，有愤慨，也有无奈。愤慨的是这些不合理、不公正的问题，如此强势，严重阻碍了科技事业的健康发展；无奈的是缺乏扭转乾坤、根除一切不合理、不公正的力量，只能期盼科技改革的春天早日到来。绝大多数专家是科技改革的拥护者、参与者，而围攻"拥护者"的是些什么人？是反对改革的既得利益者及其代言人，还有一些不明真相的群众。

科技改革是复杂而艰巨的任务，所有科技人员、知识分子都应以大局为重，为国分忧，为民尽责，敢于讲真话，直言相谏，无所畏惧，爱憎分明，为科技改革和经济建设做出更大的贡献。

顺便一提的是：中国人要学好中文，读书看文章要认真一些，至少要分清褒义词与贬义词、批评与表扬、肯定与否定、学术地位与学术水平……不要是非不分，黑白颠倒、指鹿为马，"歪批三国"。

再讲个笑话：

甲说：张飞的母亲姓吴。

乙问：有何证据？

甲答："无事生非"就是"吴氏生张飞"的铁证，小学生都知道，你不知道？

乙：？？？

(2012 - 06 - 25)

"医生该不该做科研"之我见

医生该不该做科研？这是一个带有普遍性的重要问题，是亟待解决的方向性、导向性问题。医生以治病救人为主，为了不断提高诊疗水平，需要不断搞科研。为了后继有人，提高医疗队伍的水平，需要不断提高教学质量，培养人才。因此，医疗、科研、教学密不可分。随着医学的发展，"三合一"人才，"三合一"医院、研究院与学院也大量涌现。这是医学发展的需要。但是，医疗、科研、教学密不可分，不等于每位医务人员都应成为"三合一"的人才，都要做科研、搞教学，也不等于每家医院都要成为"三合一"的"科研型医院"或"教学医院"，应该有选择、有条件、有重点地分工安排。

一、医生的职责

医生的天职是治病救人，保障人类健康。因此，医生必须以医疗为主，其他为辅,不能本末倒置,喧宾夺主。近年来出现了一些只会做科研、写文章,不会看病的医学学士、硕士、博士、导师、教授及医学专家。这是很不正常的,是培养人才的方向性错误。

二、区别对待

1. 因机构而异

治疗医院、教学医院、科研型医院都是医院,但是侧重点不同。治疗医院、教学医院、科研型医院都是医院,都应以医疗为主。教学医院是在医疗为主的基础上,侧重教学、培养人才。科研型医院也是在医疗为主的基础上,侧重科研工作。三类医院各有侧重,不宜一刀切,也不应强求"三合一"。

2. 因人而异

医生因工作需要而分工不同,有的以医疗为主,有的以科研为主,有的以教学为主,有的是"三合一""二合一"或"单打一"的医生,也应区别对待,不宜一刀切。不是所有医生都要做科研或教学。

3. 因学科而异

医生兼做科研者,又有临床研究、基础研究(实验性研究)及理论研究之分。有的以人体为研究对象;有的以实验动物或古今医籍、医史,医学理论为研究对象。有的是在医疗基础上开展研究;有的则脱离临床,专门从事科研。医生兼做科研者也需区别对待,不宜一刀切。不是所有医生都必须做科研。

三、医院发展方向

科研型医院不应成为所有医院发展的方向,必须区别对待。只有省、市级以上大医院,主、客观条件具备,学术水平、技术实力达到一定高度者,才可以向"科研型医院"发展。城镇的社区医院、基层医院、乡村医院等基层医疗机构可以有条件、有选择地结合医疗需要开展一些研究工作,但不宜发展为"科研型医院",也不应以"科研型医院"作为发展方向。基层医院的医生不应强求做科研、发论文、报专利、评奖项,能够出色地完成医疗工作就是好医生。医疗水平及服务态度才应是主要评价标准。

四、几种误解

1. 方向问题

医生、医院及医学科研机构等的主攻方向都是治病救人,直接或间接地为治病救人服务,为提高诊疗水平、医学水平而努力。主攻方向不应偏离,有的医生、医院及医学科研机构,不重视医疗工作,或认为临床工作不如科研高级。临床医生不重视医疗工作,把主要精力放在科研上。或是医院的领导不重视医疗工作,把大量的人力、物力、财力都投向科研,结果医院的文章多、成果多、奖项多,但是医疗水平低,治病救人的效果不好。这种方向性的错误,必须扭转。

2. 过分提倡"科研型医院"

不分条件、不分层次、不分机构性质、人员组成、技术实力及专长,一刀切地提倡所有医院都发展为"科研型医院",是"全民炼钢""全民科研"的延续。"全体医务人员搞科研"是重蹈历史教训的覆辙,不宜提倡。

3. 培养人才

人才没有高低贵贱之分,只有社会分工不同。有些医生(特别是刚毕业的青年医生),认为做临床医生,整天忙于医疗,没有发展前途,只有从事医学科研才会有发展、有前途,因而不重视提高自身医疗水平,把主要精力用于脱离临床的科研工作,逐渐发展成"不会看病的医学专家"。一部分人以科研为主是可以的,但绝大多数医生应以治病救人的临床工作为主。这是培养医学人才的大方向,不能偏离。

4. 正确科研方向的掌握

近年来,有些医疗机构(特别是中医院及中医药研究机构)的医生热衷于纸上谈兵,坐而论道,把中医理论神秘化、玄学化,脱离实际,脱离临床,这对提高疗效、提高防病治病能力、提高治病救人的水平没有多大帮助,不解决实际问题。有些人热衷于争课题,抢经费,发表论文及申报各种成果、专利和奖项,而不是努力解决治病救人亟待解决的重要问题。科研方向的偏离,浪费了国家大量人力、物力、财力,阻碍了中医学的健康发展,也影响了后继人才的健康成长。

5. 医学评价体系

评价标准亟待改进完善。在评定医生水平、职称、工资、奖励等一系列问题上，至今尚无科学、公正、完善的评审制度与标准。评价临床医生，不看他的医疗水平及治病救人的能力如何，而是以 SCI 论文影响因子、引用次数为金指标，或是拿了多少科研项目、多少经费、多少奖项为主要评价标准，评出了一些"不会看病的高水平医生"；也鼓励一些临床医生，丢掉病人，一头扎进实验室，努力把自己培养成"不会看病的高级医学专家"，甚至医院的总体医疗水平大幅度下滑，并非少见。

总之，医生该不该做科研，医院要不要向"科研型医院"发展，医学研究要不要以治病救人为主，人才培养的方向是不是"不会看病的高级医生"，都应以实事求是的科学态度，具体情况具体分析。不论有多少理由，医生的天职是治病救人，这个大方向不能改变。

(2014－11－25)

再谈医生做科研的利与弊

最近，王辰院士在学术报告中强调"加强临床研究，提高临床研究的质量水平，以及医务人员业务能力的培养提高"等问题，是正确的。但是有人转述他的报告是否曲解了他的原意？或是将自己的观点强加于王院士头上？我未见到报告原文，不敢妄加评论。

(1) 我们提倡医生做科研，但不能强求每位医生都必须做科研。在农村卫生室、基层医疗网等医疗机构中，人力不足，设备简陋，主、客观条件很困难的情况下，能完成医疗预防任务已很不易，强求每位医生都必须做科研，既不可能，也不现实。就是在城市三级甲等医院，水平很高，设备先进，主、客观条件都十分优越的情况下，也不是所有医生都能做科研。院长、科主任、主任医师及主治医师等，手下有助手、有科研团队、有课题、有经费，有权调动辅助科室、医技科室及各类技术平台，有权指挥千军万马大兵团作战。他们应该做科研工作，是理所当然的，无须争论。但是，三级甲等医院中的一般医生，低年资的住院医生，他们以医疗工作为主，主要任务是治病救人，在大量临床实践中积累临床经验,刻苦钻研业务,提高医疗水平。他们手下没有助手,没有团队,没有课题及经费,更无权调动他人协助工作,只能单枪匹马,孤军奋战,加之大量医疗任务,日夜奋战,疲于奔命,连上厕所的时间都挤不出来,哪里还有时间、精力做科研?医疗任务难以完成,压得喘不过气来,还要做科研、写文章、出成果、评奖项、报专利? 他们不是三头六臂,岂能承担如此之多的重任? 因此,我们提倡医生做科研,但不能强求每位医生都必须做科研。应该具体情况具体分析,区别对待,不可一刀切。

(2)主观愿望必须与客观实际相结合。我们希望全民享受公费医疗,所有大病小病的医疗费用都由国家包下来。我们更希望所有病人都能享受三级甲等医院高级专家的服务。主观愿望是好的,但客观情况是"看病难,看病贵"还未解决,医改大量难题还需解决。脱离实际的主观愿望难以实现。我们希望所有医生都成为"医圣""国医大师",正如希望所有战士都能成为"元帅",主观愿望很好,但难于实现。因此,做任何事(包括医疗卫生工作),主观愿望必须与客观情况相符,必须从实际出发,实事求是。

(3)此"科研"非彼"研究"。在日常生活中,我们常讲"研究研究"。买个新冰箱,要"研究研究"说明书,了解其性能、使用方法与注意事项。上班时要"研究"行车路线,避开拥堵路段。《红灯记》里鸠山找到一本"中国皇历"也要拿回去"研究研究"。鸠山也在做"科研"? 是军人兼科学家? 这些"研究"与我们所谈的"科学研究"不是一个概念,不应混为一谈。

医生看病时对每位病人的病史、症状、体征、检查结果等都必须"研究",以做出正确诊断。对其治疗措施、选方用药,也要认真"研究",以便取得最好的治疗效果。这些"研究"与我们讨论的"科学研究"同样不能混为一谈。

科学研究探索未知,研究、发现新问题、新现象、新方法、新理论,认识客观规律,并用以解决治病救人的有关问题。科学研究应有明确的研究课题、正确的研究方向、合理的途径方法、先进的技术手段及标准、严格的数据统计、准确的研究结果及结论。科学研究需要具备一定的主观条件与客观条件,有着较高的专业要求。因此,此"研究"非彼"研究",两类情况不应混为一谈。

(4)我们提倡医生做科研,但是不能一刀切,不能强求每位医生都必须做科研。实事求是,区别对待,主观愿望与客观实际相结合,才能提高医疗水平,推

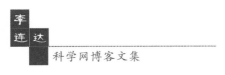

进医药卫生的健康发展。

(2014 - 12 - 23)

对国家科技奖的期待与建议

2016 年度国家最高科技奖、自然科学奖、科技发明奖及科技进步奖的推荐工作已经开始。有些期待与建议供参考。

(1)过去评奖以"项目奖""集体奖"为主,今后应重视科学家的"个人奖"。

(2)过去获奖项目的主要获奖者,多为"长字号"。"长字号"获奖合法,并不违法。但多数获奖者都是"长字号",甚至"无长不奖",未免"合法不合理"。

(3)我国评奖有自己的国情与特点,但可借鉴诺贝尔奖的某些做法,有效地防止官商勾结、权钱交易、以权谋私,提高我国评奖的公正性、科学性、权威性,获得国内外公认。

(4)我国推荐评奖项目主要是"单位推荐"及"专家推荐"。单位推荐是否包括非国家单位(民间科研单位)及个体研究者?单位推荐如何避免以权谋私,"长字号"项目优先推荐,无职无权小人物的项目受到排挤?"专家推荐"具备什么条件的专家才有资格推荐?是官方认可的"专家",或是非官方认可的民间专家均可以?应有进一步说明。

(5)过去的评审过程,"裁判员兼运动员"相当常见。有的评奖人员(评审委员、决策者、领导者)又是报奖人员,出现"老王卖瓜,自卖自夸"的现象。有些获奖项目的主要成员就是当年的评审委员、领导者、决策者。如此评审岂能公正?建议:当年的评审委员及有关人员,不得申报评奖项目。反之,已申报评奖项目者,不应参加评审工作,更不能担任评审委员、决策者、领导者。

(6)认真贯彻回避制度,不要流于形式走过场。过去有的评审委员审评自己申报的项目时,回避 10 分钟,然后参加投票。此回避仅限于直系亲属,但是同单位、同科室、同课题组、同一项目合作者,有利益联系的相关单位,以及师生、朋友、上下级等各种关系,是否也应回避?

(7)过去"同行评议"多为"大同行,小外行"。例如,口腔科的项目,评奖委员多为内科、外科、妇产科、儿科等大同行专家,但他们对口腔科并非内行,评审结果未必准确。建议:今后应加强小同行评审,最好能将初评结果征求小同行意见后,再做最后决定。

(8)近年来,除国家级奖项外,各地区、各行业、各单位又自定一些花样繁多的奖项或评比排行榜。有些是官方、学术团体、民间团体、商业企业自定的奖项,有些是学术鼓励,有些是商业炒作、广告宣传,也有一些是江湖骗子的诈骗手段,相当混乱。过去曾进行过清理、整顿、取缔,近来又泛滥成灾,应加强监管、清理整顿。

(9)建议对十年来的各项国家科技奖进行一次复查。十年来成果辉煌,但是问题也不少。应重点检查:这些获奖项目的后期发展情况,成果转化率是多少? 对国家、社会、科学事业的发展有多大贡献? 发挥了哪些作用? 存在什么问题? 有多少项目名副其实,多少项目鱼目混珠、有始无终? 有哪些不正之风、干扰因素? 应认真总结经验教训,为进一步改进工作奠定基础。

深切期望,我国的各项科技奖能够不断提高科学性、权威性、公正性,使之成为国内外公认的、中国式的诺贝尔奖。

(2015 - 11 - 20)

完全赞同《科协〔2015〕83 号文件》

2015 年 11 月 18 日,在《误入歧途的评选标准》博文中,对当前我国学术评价中存在的问题,提出了一些意见和建议。2015 年 11 月 27 日中国科学技术协会、教育部、国家新闻出版广电总局、中国科学院、中国工程院五单位联合发布《关于准确把握科技期刊在学术评价中作用的若干意见》(许培扬教授转载博文939098),对学术评价的有关问题提出了更具体、更全面的意见,特别是"大力支持各类公共资金资助的优秀科研成果优先在我国中英文科技期刊上发表""建立健全公正合理的学术评价制度,积极推进学术评价制度改革,将期刊论文评价与期刊评价适度分开""从重视期刊论文的数量向重视科研成果的质量转变,从看重所发表论文的期刊国别、影响因子和期刊等级向看重论文本身的创新性和社会价值转变"等意见,对于提高学术评价的科学性、合理性、权威性有重要意义,对于推进我国科技事业的健康发展具有积极作用。

任何政策、法规或意见，贵在落实，难在落实。希望这个文件能够早日落实，全面贯彻执行，充分发挥正能量作用。

（2015 - 11 - 30）

屠呦呦与国家最高科技奖

屠呦呦未获国家最高科技奖，未增选为院士。有人为之不平，也有人认为合法、合规、合理。争论不仅涉及屠呦呦，更涉及一些原则性问题。

一、锦上添花不如雪中送炭

一位运动员已获世界冠军，再获国内冠军、省级冠军，当之无愧；但也不过是锦上添花，远不如雪中送炭更有意义。二十或三十年前，当屠呦呦四面楚歌、艰苦奋斗时，如能授予恰当的荣誉称号，将更有利于她的学术发展与科学贡献。今后，应该更重视雪中送炭，对那些艰苦奋斗中的"千里马"多一些支持、鼓励，远比获得世界冠军后再获得国内冠军更有意义。

二、他人推荐、无人推荐与毛遂自荐

增选院士、评选各级奖项都必须有他人推荐。屠呦呦因无人推荐，所以未能获得国家最高科技奖。

不知屠呦呦荣获诺贝尔生理学或医学奖是哪位院士或科协哪个学会推荐的？国际上很多大奖都是各国科协或院士推荐的？"推荐制"的重要性、合理性与必要性为何？是否应重新考虑？

有些学者及其科学贡献不为人知，需要他人推荐、介绍，是必要的。有些学者及其科学贡献已经得到国内外学术界公认，妇孺皆知，如屠呦呦，还有必要必须由他人推荐？有的学者及其科学贡献不为人知，但又不认识院士，不认识科协的一些要人，无背景、无后台，又不善于社交和参与台前幕后的活动，找不到推荐人，这类学者并非少见，允许毛遂自荐又何妨？

古人为寻千里马，连死马都可以当活马对待。我们为发现人才，何须用推荐程序埋没人才？有人推荐、无人推荐及毛遂自荐，均无不可。

三、年龄限制的合理性与必要性

职务(行政职务或学术职务)应该有年龄限制,有法定的退休年龄。但是荣誉称号不应有年龄限制。七十岁以上不能当选院士,八十岁以上改为"资深院士"(实质是半退休院士),这些年龄限制有何意义?

诺贝尔奖获得者是否有年龄限制?七十岁以上不能评奖,八十岁以上改为"资深"诺贝尔奖获得者?优秀共产党员、劳动模范、战斗英雄、国医大师、艺术大师,是否都应有年龄限制?七十岁以上不能授予"优秀共产党员"的荣誉称号,八十岁以上改为"资深优秀共产党员"?或是随退休而撤销"优秀共产党员"的称号?显然不能这样教条地理解。

四、喧宾夺主的条条框框

评选院士或各级科学技术奖时,应以学术水平、科学贡献、社会影响为重要根据,不应附加太多的条条框框,甚至喧宾夺主,学术性荣誉评选成为"三好学生""五好家庭"评选甚为不妥。

(2016 – 01 – 12)

拥护《关于全面推进卫生与健康科技创新的指导意见》,贵在落实 13

国家卫生计生委、科学技术部、国家食品药品监督管理总局、国家中医药管理局、中央军委后勤保障部卫生局五部门于 2016 年 9 月 30 日颁发了《关于全面推进卫生与健康科技创新的指导意见》(以下简称为《指导意见》),对我国卫生与健康科技创新的有关问题、总体思路、基本原则和主要目标,提出了一系列指导意见(但不涉及我国医药卫生健康事业的全面发展与医改工作等问题,只涉及科技创新问题)。

《指导意见》从国情出发,从实际出发,从当前存在的一些问题出发,对我国卫生与健康科技创新的发展方向、改进措施等重大问题,提出了一系列指导意见,对我国卫生与健康的发展,将起到重要的推进作用,应坚决贯彻执行,全面落实。

《指导意见》对于医药卫生界人才评价标准,有新的提法,值得关注:"对临床医学人才的评价看治疗预防效果,不再偏重论文。"(澎湃网记者)"原来评价体系标准,基本上偏重论文,现在明确提出要分类评价体系。基础医学可能偏重创新、专利、论文发表情况,在临床医学上,主要看重对病人的治疗,包括一些防治的有没有效果。"(秦怀金)

医学人才不同于其他领域、其他学科的人才,特别是临床医学人才的评价应以治病救人的能力、防病治病的水平作为重要指标,而不能以"论文""SCI"作为评价标准。

"丑媳妇"怕见"公婆"的对策

我国与外国的"丑媳妇"都怕见公婆,但对策不尽相同。外国"丑媳妇"怕见公婆,就干脆不见公婆,甚至终生不见公婆。我国则有两种对策:一种是"丑媳妇"人丑心灵美,直面公婆,用实际行动获得公婆的尊重与爱护;另一种则是涂红抹绿将"丑媳妇"伪装成"俏媳妇",欺上瞒下,骗取公婆及世人的好评。

在医学研究中也有类似情况。有些药物的临床研究(特别是Ⅰ、Ⅱ、Ⅲ期临床试验)出现阴性结果,证实该药既无治疗作用,又不安全,不能通过主管部门的审评,不能批准注册、生产、销售,不准用于治病救人。对于临床试验,为了避免阴性结果对药厂产生的不良影响,有损药厂的信誉及经济效益,都存在"丑媳妇怕见公婆"的思想。但是,国内外的对策不尽相同,国外药厂多采取封锁消息,将临床研究结果封存保险箱,不肯公布于世,希望成为永远的秘密。因此,凡是已完成临床试验,又迟迟不肯公布结果者,多半是凶多吉少、不祥之兆,多半是该药既无治疗作用,又不安全,不能通过各国相关部门的审评,不能获准注册、生产、销售,不准用于临床。有人报道国外很多临床试验不肯公布试验结果及结论,与"丑媳妇怕见公婆"有关。

在国内则有些人采取另一种对策,在临床研究中弄虚作假,伪造数据,捏造试验结果,将既不安全又无疗效的药物,伪装成安全有效的药品,将"丑媳妇"涂红抹绿,伪装成"俏媳妇",夸大治疗作用,隐瞒不良反应,欺上瞒下、欺世盗名、欺骗群众、坑害病人。近年来,我国食品药品监督管理总局对大量临床试验进行复查,结果被否决或药厂主动撤销申请的占比很高。可见,在临床试验中的弄虚作假是多么严重,甚至药厂对自己的临床研究报告都不相信,不得不主动撤销申请。

"丑媳妇怕见公婆",无论是隐瞒,还是弄虚作假,都不是良策,可以骗人一时,不能骗人一世,迟早都要被揭穿,最终必然是害人害己。

科学研究,特别是药物研究、临床研究,必须以实事求是的科学态度,严谨的学风,对国家、对社会、对人民负责的精神,严肃认真,依法依规,一丝不苟地完成各项研究工作,并应将试验结果公之于众。无论是阳性结果或是阴性结果,无论是成功的经验或是失败的教训,都有利于提高科学水平,提高医药研究水平,有利于人类的健康长寿。

(2016 - 11 - 24)

《国家基本药物制度》和医疗改革

全面支持医改工作，造福人民
——关于我国医疗体制改革的几点看法

（转载自《科技成果管理与研究》2012,2(64):19-21)

中国医疗体制改革(简称医改)的最终目的是提高全民健康水平,提高防病治病的能力,确保13亿人民享有医疗、保健、预防等服务,达到健康长寿,但这项工作任务艰巨、涉及面广、问题多、困难大,全世界没有任何国家能够背起如此沉重的包袱,也没有任何成功的经验可以照抄照搬。因此,我们既要走自己的路,又要借鉴其他国家的先进经验;既要积极,又要慎重;既要以医药卫生系统为主力军,更要全国各行业、各部门的大力支持。医改是一项复杂的伟大的系统工程,绝非医药卫生系统"单枪匹马"所能完成。

"十一五"期间,在党中央、国务院的正确领导下,在卫生部及全国医药卫生工作者的艰苦努力下,在全国各行各业、各部门的大力支持下,医改已取得一些阶段性成果,医改工作由初步探索,摸着石头过河,逐步发展到目标明确、措施有力、有计划、分阶段的全面推进医改工作。由于医改工作的复杂性、艰巨性,不能急于求成,不能在最短时间内解决多年积累的全部难题,特别是"看病难""看病贵"和"医患关系紧张"这三大难题,是群众最关心,也是最难解决的难题,能否彻底解决这些难题,关键在于医改。"治标"措施可以较快地暂时性地解决部分问题,而"治本"措施才能从根本上彻底解决这些难题,"治本"措施就是医改。

一、"看病难"

"看病难"的实质是"看专家难",集中发生在城镇大医院,矛盾焦点是病人多、专家少,这是永恒的难题。全国 13 亿人无论大病小病、轻伤重伤,都到大医院,都要求专家诊治,不但做不到,也没有必要。

我国近年来投入大量人力、物力、财力,增加和扩大医疗机构,增加大量先进的医疗设备,补充大量医务人员,每年毕业的大学生、硕士、博士达到数万人,我国有足够的医务力量满足 13 亿人民的需求,完全可以解决"看病难"问题,但是解决不了"看专家难"问题。要正确认识:①我国号称百万大军的医务人员中,高级专家是极少数的,只有不到 1%。如果所有轻重病人都要专家诊治,那根本是不可能的,现在不可能,将来也不可能。因此必须充分发挥各级医务人员的力量,才能彻底解决"看病难"。②并非大病小病、轻伤重伤都必须专家诊治。轻伤小病可以在基层医疗机构,由基层医生解决,疑难重病再转至大医院找专家诊治。对病人进行合理分流,充分发挥各级医疗机构、各级医务人员的作用,扭转基层医院门可罗雀,基层医生闲着无事,而大医院门庭若市,高级专家疲于奔命,忙闲不均,大量医务人员和基层医疗机构不能充分发挥作用的反常现象。

因此,加强基层医疗机构(社区诊所,区级、市级及县级医院)的建设,提高基层医疗质量,使大量轻伤小病分流到基层医疗机构,重伤大病转诊到大医院,由专家负责诊治,各级医务人员各尽所能,"看病难"必将彻底解决,"看专家难"也会得到相应缓解。

"看病难"也表现在农村。长期以来,农村(特别是山区或边远地区的农村)缺医少药的问题尚未完全解决,"新农合"部分解决了农民看病的经济问题,但农村医生数量少、质量差,农村诊室资金不足,设备简陋,养不起医生等问题,至今尚待解决。重点支持农村医疗机构和医务人员,增加投入,养得起、留得住医生,彻底扭转农村缺医少药问题,是亟待解决的大难题。

二、"看病贵"

"看病贵"主要是两个问题:①我国看病费用的总体水平低于其他先进国

家,但个人负担的自费部分比例过高,超过各国水平,广大病人难于承受。②收费标准不合理,"该高的不高",中国医药工作者属于廉价劳动力范畴,无论是与国外同行相比,还是与国内各行各业相比,都是低工资范畴,人力资源费用、技术服务费低到极不合理的程度。然而,"该低的不低",药价奇高,高于世界各国水平。药价奇高涉及多个环节,药厂定价过高,流通环节层层加价,囤积居奇,投机倒把,垄断资源,随意加价,医院合法加价15%(包括损耗费、管理费及技术服务费等),使医院药品售价高于出厂几倍、几十倍,甚至上千倍。药费奇高的另一个重要原因是不合理用药,开大处方、进口药、贵重药等,使药费收入超过医院总收入半数,大量不合理的经济负担转嫁到病人头上,是"看病贵"的重要原因。

出现如此反常现象的原因是多方面的。国家投入严重不足,每年给医院的经费不足1个月的支出,另外11个月的支出需要医院自负盈亏,自主创收。由于医院补偿机制不健全,合理收入不足以维持医院的收支平衡,被迫用不合理(甚至不合法)收入弥补合理收入之不足,而"以药养医"的反常做法成为最普遍的创收模式,医院收入越多,创收越多,病人的负担越重,因此把医院推向市场,全面商业化,"看病贵"是必然结果,仅仅依靠一些治标措施,不能彻底解决"看病贵"难题,必须采取治本措施,才能彻底解决"看病贵"问题。治本措施就是医改,必须增加国家及社会投入,确保补偿机制的充分与合理,认真扭转医院市场化、商业化所带来的负面效应,加强药品生产、流通、使用等各个环节的管理工作,合理调整医药收费标准和医务人员的合理待遇。医改是彻底解决"看病难""看病贵"的关键。因此,必须全力支持改革,推进医改工作的健康发展。

"看病贵"的另一个原因是过度检查,除了与"药品创收"的相同因素外,还有一个特殊原因不为人知,法律界有人主张在发生医患纠纷时,对医务人员是"有罪推定""举证倒置",医务人员如果不能提供足够证据证明自己"无罪",法院即可判定医务人员"有罪"。有的病人治疗感冒,半年后发现癌症,便控告医生漏诊,要求医院赔偿几十万元甚至上百万元,如果医生拿不出足够证据证实自己没有误诊、漏诊,就被判定"有罪"赔款。医务人员出于自我保护,必须采取预防性措施,及时保留各种证据,准备医患纠纷时"举证"。因此,病人就是轻伤小病,轻度感冒,也要进行全身检查,超声、X线、CT(计算机断层扫描)、MRI

（磁共振成像）以及大量实验室检查,检查费高达几百元、几千元,甚至上万元。这些过度检查对于感冒等轻伤小病毫无必要,但是对于医生自我保护,应对"举证倒置""有罪推定"是十分必要的。这笔冤枉钱都由病人负担,对"看病贵"这个难题更是火上浇油。这个问题的解决,关键在医改,在于改善医患关系。

三、"医患关系紧张"

我国自1949年至1990年,医患关系很正常,医务人员全心全意为病人服务,提倡救死扶伤的革命人道主义,受到全社会的尊重,获得"白衣天使"的美誉。但是,在医院推向市场、全面商业化以后,医院由治病救人的公益事业变成以创收为目的的商业机构,医患关系变成商业关系、金钱关系,互相信任、互相团结、互相爱护的关系变成互不信任、互相猜疑、互相戒备,甚至互相对立的不正常关系。

医患纠纷的原因是多方面的。①技术性原因,由于医务人员的过错（医疗差错、事故等）给病人带来不应有的伤害,这是过去医患纠纷的主要原因;②非技术性原因,近年来上升为医患纠纷的主要原因,如医务人员解释不够、服务态度生硬、诊疗过程中手续烦琐给病人带来不便等;③个别医务人员收红包,或提出不正当要求,使病人极为反感;④病人缺乏医学常识,将合理的诊疗措施,误认为是医疗过错,是有意伤害病人,将疾病本身的恶化、发展、死亡或出现的某些痛苦症状,误认为是诊疗错误所带来的恶果;⑤极少数病人借故敲诈医院或医生,索取赔偿费几十万元,甚至上百万元;⑥职业医闹,带有黑社会性质,聚众闹事,用暴力伤害医务人员,打砸医院,成为社会公害;⑦大众媒体、报纸杂志、电视台等,为了新闻炒作,不顾事实,甚至歪曲事实,夸大医患纠纷,扩大事态,误导公众,激化矛盾,煽动对立情绪等,起到了推波助澜的作用,使医患关系更加紧张;⑧有些社会矛盾长期得不到合理解决,群众的怨气发泄到医务人员身上,医务人员成为代人受过的替罪羊。

从近年来发生的一些医患纠纷可以看出原因是多方面的:有社会问题、医务人员的问题、病人的问题,也有大众媒体的问题,而根本问题是医疗体制机制问题。彻底解决医患关系紧张,关键在于医改。当然,加强医务人员的医德教育,提高群众的科学水平和卫生素养,增进医患之间的互相尊重、互相信任、互相爱护,强调新闻媒体的职业道德——多做正面宣传报道,促进医患关系正常化等多方面的工作,也须加强。

我国医改工作已取得重大进展,广大人民群众,特别是病人,受益匪浅。今后还有一些难题,需要继续努力,逐步加以解决。全面支持医改工作,造福人民大众,不仅是医药卫生界的责任,也是全国各界各部门的共同责任。希望在"十二五"期间我国医改工作能够取得新进展,医药卫生事业也能取得更大的发展。

祝全国人民健康长寿!

(2012－05－02)

对《国家基本药物制度》的几点建议

（转载自《中国科学报》2012－07－24　B3 健康周刊）

《国家基本药物制度》(以下简称《制度》)是保证人群健康、防病治病、合理用药的重要措施,是医改的重要组成部分,近年已取得重大进展,对医药卫生事业的发展发挥了积极作用。为了进一步推进《制度》的贯彻执行,笔者提出一些建议供参考。

从目的上讲,推行《制度》旨在保障人群健康,保证合理用药,确保防病治病的需要,也对药厂、企业有重大影响。能进入《基本药物目录》(以下简称《目录》)的产品,将获得巨大经济效益;不能进入《目录》的药物,将"损失惨重"。因此,药厂、企业对自己的产品能否进入《目录》视为生死存亡的关键,会千方百计地使自己的产品进入《目录》。在此必须强调两种目的不可并列,更不能本末倒置,不能将企业利益置于人民利益之上。

为了推进《制度》,则需建立必要的组织机构,应在卫生部领导下,建立国家基本药物委员会,下设相对稳定的工作组,进行必要的技术支撑及具体工作。

此外,政策法规及实施细则也需进一步完善。国家基本药物委员会的组织原则、任务、责任、义务等,以及委员的遴选标准,任期制、轮换制(不应终身制)等均须明确。组织应该小而精,以专家为主,不宜过分行政化(可参考药典委员会的组织原则)。

基本药物的优选是关键。《制度》能否发挥理想作用,很大程度上取决于基本药物的优选是否准确,必须把最好的药物选入《目录》,才能保证人民的合理用药。

候选药物谁来推荐?候选药物名单如何出台?笔者认为,应先由药厂申报,广大医药工作者、各学术团体及研究机构、专家(特别是国家基本药物委员会的委员)进行推荐,后由相应评审组织初步审订候选药物名单,再由国家基本药物委员会及相关专家进行评审,确定入选药物目录。整个审评过程应制定严格的工作制度,确保"公平、公正、公开",排除一切干扰,并应建立回避制度,委员及参审专家自己研制或参加主要研究工作的药物,有利益联系的药厂及药物,在评审时应该回避,不应存在"裁判员兼运动员""自己审自己"的情况(有关审评办法可参考《新药审批办法》的有关规定)。

入选药物的标准应有严格合理的规定,防止随意性或不公正评选。同时,《目录》每三年修订一次,推陈出新,淘汰一些疗效不显著、安全性差、质量欠佳的药物,补充更好的药物十分有必要。在进行增选或淘汰药物的过程中,应慎重、科学,遵循公平、公正、公开的原则,有相应制度保障。

候选药物的提名、推荐、初审,要法制化、规范化。候选药物的再审、终审、最后确定入选目录,应分阶段进行,应经过"小同行"审评、公示及扩大范围征求意见,最后由国家基本药物委员会终审,再由主管部门领导批准公布、执行。

在审评过程中应防止随意性、不公正、不公平、不透明,应防止来自各方面各种方式的干扰,必须以人民利益为重,不应把商业利益凌驾在人民利益之上。特别要防止钱权交易,利用权力影响审评的公正性。

个别企业公关能力很强,与多数参评专家特别是委员及有关官员关系密切,同时有多个药物入选《目录》,且均为有专利保护的独家生产药物,有可能垄断市场,牟取暴利,这对《制度》的健康发展极为有害。近年来,强调产学研结合,科研面向生产,为生产服务,很多专家与药厂关系密切,属正常现象。但药厂利用这种关系谋取不正当利益,则应制止。

此外,凡有专利保护的独家生产药物应限制进入《目录》,防止个别企业利用《目录》垄断市场,牟取暴利。除非临床需要,疗效显著,有突出优点特色,且没有替代药物者,可允许进入《目录》,但不宜过多,特别是一个药厂有多种这类药物进入《目录》,更应严加审查。

《制度》的贯彻执行,涉及多方面问题。本文仅就药品入选《目录》的有关问题提出一些不成熟的建议,供诸参考。

(2012 - 07 - 26)

《国家基本药物目录》遴选工作有待改进

《国家基本药物目录》(以下简称《目录》)关系到全民健康与合理用药,是"医改"的重要组成部分,是"医保"报销药物和基层医疗机构必备药物的基础,也是涉及药厂利益,关系其兴衰存亡的关键。我国正式批准生产的中药制剂近万种,而收入过去《目录》的只有 102 种(约占 1%)。此次修改增选的名额有限,尚无明确定额,估计新增一百多种,总数不会超过 300 种(占 3%),竞争激烈,甚至各种干扰因素和不正当竞争手段也会发生。因此,掌握政策,排除干扰,坚决贯彻执行"回避制度"与"三公原则"(公正、公平、公开),是做好这项工作的根本保证。

此次遴选工作中的主要问题是:完全不执行"回避制度",没有纪检人员到会,遴选结果没有充分体现"三公原则"。

一、不执行"回避制度",不能保证"三公原则"的全面落实

二、"公正、公平、公开"原则的落实受到干扰

遴选国家基本药物最初的提名目录,是谁提名谁确定的不清楚,而回答是大家投票定的。那么,选票上的名单是谁提名谁确定的? 又如,专家们对最初的候选名单有争论,决定投票表决,在署名投票后,结果不公布,对评审专家也保密。有的专家建议扩大范围征求意见,决定在 9 个省份邀请数百位医药工作者投票选药,但结果对大众不公布,对评审专家也保密,在投票确定最后《目录》时,投票结果尚未公布,就要求评审专家签字,提前认同投票结果。几次投票结果都对公众保密,对评审专家也保密。

属于国家机密和保密范畴的,应该严格保密。但是不属于保密范畴的,应该合理地"公开"透明。如此"保密"令人不得不怀疑,整个遴选过程是以内定为主,投票不过是作秀走过场。极少数人内定能否保证"公平、公正"? 如果内定

可以保证"公平、公正",又何必请评审专家投票作秀?似有愚弄专家之嫌。

三、期待

应该肯定绝大部分选入《目录》的中药制剂是能够治病救人的"好药",当然也有极少数鱼目混珠者;也应肯定未入选《目录》的9700多种中药制剂,也有很多是能够治病救人的"好药",由于名额有限,未能选入《目录》。

《目录》每三年修订一次,目的在于增选更好的、淘汰一些疗效欠佳的药物。如何选入最有效、最经济的"好药",而不是"关系药""特权药",关键在于必须把人民的利益,特别是病人的利益摆在第一位,把国家的政策法规摆在首位,不能"以权代法""以权谋私",必须贯彻执行"回避制度"与"三公原则",排除各种干扰因素,不断总结经验,改进工作,确保《国家基本药物制度》和医改工作顺利进行。笔者依然坚信,明日的朝阳必将更加灿烂辉煌。

(2012 - 09 - 04)

医改要啃硬骨头,城市大医院应为首选对象

3月6日,国家卫生和计划生育委员会主任李斌在记者会上全面而系统地介绍了我国医药卫生和计划生育等方面的工作,特别是医改工作所取得的重大进展和成绩。这是国家的重视,主管部门的努力,全国医药卫生工作者辛勤劳动的结果,成绩显著,应予充分肯定。

但是,"看病难""看病贵""以药养医""过度诊疗",医院补偿机制不健全,医患关系紧张,暴力伤医事件不断,以及医药卫生工作者的社会地位、经济地位和合法权益的保护等问题,是广大群众和医药卫生工作者最关心、最有意见、影响最大、迫切需要解决的问题,而至今没有解决。钟南山院士提出尖锐而不极端的意见,应该引起各主管部门的重视,认真加以落实。

为什么一方面是医药卫生工作取得重大进展和成绩,而另一方面群众最关心、意见最大、迫切需要解决的问题,医改五年至今没有解决?

(1)医改工作涉及多方面的综合改革,公立医院改革是医改的重要组成部分,是深水区、硬骨头,情况复杂,问题多,直接关系到广大群众切身利益,是群

众最关心、意见最多、最迫切,也最难啃的硬骨头。是先易后难,先啃软骨头,后啃硬骨头,先解决县级公立医院,后解决市级公立医院的改革,还是软、硬骨头一齐啃,市、县级公立医院改革同步进行,龙头带动龙尾一齐腾飞?需要慎重决策。

(2)城市公立医院(特别是三级甲等大医院),是"看病难""看病贵""以药养医""过度检查",暴力伤医事件,以及体制机制不顺、补偿机制不合理等问题最突出、最集中的地方,也是群众意见最多、矛盾最多、情况最复杂、最难解决的"是非之地",是医改工作能否取得最终胜利的关键。医改五年,已进入深水区,必须以最大的勇气啃硬骨头,解决关键问题,不能回避主要矛盾,只啃软骨头。在公立医院改革中,不能只打外围战,更需要攻坚战,占领制高点。

(3)县级公立医院覆盖9亿人,是医疗服务中的大头,搞好县级公立医院改革可为城市公立医院改革积累经验,创造条件。因此,今年要对1000个县的公立医院进行改革,这是必要的、合理的。但是,城市公立医院的改革,5年只有17家医院进行改革试点,至今没有一家医院提出较完整的医改方案和较成熟的经验作为示范典型,真正解决"看病难""看病贵"等难题。今年计划由原来的17家扩大到每省至少有一个城市开展公立医院的综合改革。按此计划要2~3年后才能全面进行城市公立医院的改革,"看病难""看病贵"等群众意见最大、迫切需要解决的问题也要等2~3年后(甚至更久)才能逐步得到解决。是否过迟、过慢?而大部分未进行公立医院改革的城市是否仍然存在"看病难""看病贵"等一系列问题,补偿机制没有解决前仍然存在"以药养医"等问题?

(4)城市公立医院与县级公立医院有着不可分割的密切关系,特别是分级医疗制度的建立与完善,是解决"看病难"的有效措施。城市公立医院没有全面进行改革,只是县级公立医院进行改革,必然会遇到很多无法解决的难题,龙头不动,龙尾岂能腾飞?

(5)建议:①合理调整加速城市公立医院改革。今年及以后医改工作的重点之一应该是城市公立医院(特别是大医院)尽快启动改革,并有计划、有步骤地进行全面推进。应该以城市大医院(三级甲等医院)为首选试点,下大力气解决一系列政策、法规、体制机制等有代表性的关键问题,力求有所发展、突破及创新,为全面推进各级公立医院的综合改革奠定基础,为解决"看病难""看病贵"等一系列难题提供有效措施和成功经验。群众最关心、最有意见、最迫切要求解决的问题不能拖到2～3年后才开始解决。②城市公立医院及县级公立医院的改革,应该龙头龙尾一齐动,但又要分清主次,分清轻重缓急,有计划、有步骤全面推进,要根据各级、各地区公立医院的特点和具体情况,进行差别化改革。既要有相同的政策、法规、原则及一些宏观规定,又要有不同的差别化的具体细则;既要强调所有公立医院的共性,又要考虑不同等级、不同地区、不同性质的公立医院的特殊性,不宜一刀切。

(2014－03－08)

喜迎医改新发展!

近日,国务院、卫计委等部门连续公布医改的政策、法规,喜讯频传,令人高兴。在《全国医疗卫生服务体系规划纲要》中,农村医改、基层医改、分级医疗等一系列重大问题都有明确、具体的规定,将全面推进医改的新发展。随后,又公布了《关于城市公立医院综合改革试点的指导意见》,从健全全民医疗体系,完善基本药物制度,改善药品供应体系,促进基本公共卫生服务均等化,推进分级诊疗工作,完善人才培养,以及改善薪酬制度等方面提出了改革。首次将城市公立医院的综合改革列为重点,为彻底解决"看病难""看病贵"等一系列难题制定了切实可行的改革措施。

全国各省市也纷纷出台了城市公立医院的改革方案。上海市的改革方案中列出完善监管机制、建立评议体制、完善投入机制、药品供应、分级医疗机制、完善信息支撑体系、强化工作考核,以及薪酬改革等8个方面的改革措施。各省市的医改方案各有特色、各有千秋,可以互相借鉴,优势互补。医改中最复杂、最难攻破的最后一个堡垒,已列上议事日程,可望在近年逐步解决,将是全国人民的一大福音。

在全面推进医改,特别是城市公立医院的医改工作进程中,有几点建议供参考。

一、由谁"养医"问题

过去由"政府养医""市场养医""以药养医""过度诊疗费用养医",有各种各样的提法、做法。其实质就是：①政府养医（包括社会养医）；②病人养医（包括以药养医、诊疗费养医、市场养医等，最终结果都是将医药负担落在病人身上）。提高政府养医，将减轻病人负担，彻底解决"看病贵"问题，但会增加政府负担。反之，若提高"病人养医"，则将减轻政府负担，但永远不能解决"看病贵"问题。公立医院应以"政府（社会）养医"为主，私立医院则以"病人养医"为主（推进市场化，医院自己养自己，实质上以病人养医院为主）。由谁"养医"、如何"养医"，仍然是一个需要进一步解决的问题。

二、医疗卫生投入问题

不论何种性质的医院（公立或私立），不论由谁养医（国家或病人），不论用什么方式养医，都涉及一个最根本的问题——医疗卫生经费的投入问题。据2011年统计：美国医疗开支占其GDP的17.90%，而我国占GDP的5.20%，排190个国家的135位。美国人均年医疗开支约为我国的32倍。经费不足是制约我国医药卫生事业发展、全民医疗预防保健水平的重要原因之一。因此，在力所能及的前提下，逐步增加投入，使我国医疗开支占GDP的比例上升到10%以上，应成为今后5～10年的奋斗目标。

三、危重病人急救问题

最近，卫计委通知任何医院不得拒收无力付费的危重病人。"见危必救"是医务人员的神圣职责、最起码的医德标准，这项规定完全正确。"见危不救"者应予严惩。但是，见危必救之后，医药急救费由谁负担？也应有明确规定。危重病人的急救医药费少则几万元，多则几十万元、上百万元，有些病人无力支付、无处报销。曾有规定病人无力支付的费用由上级主管部门或医保部门、慈善部门等解决，而事实上，谁都不解决，最后只能由医院承担，有些大医院每年损失几百万元、上千万元，这些医院只有两条出路：或是破产、停业，或是拒收无力付费的危重病人。甚至有的医院规定：收不上医药费，扣医生的工资、奖金。

因此，必须双管齐下：一方面规定"见危必救"；另一方面规定确实无力付费的危重病人，其医药急救费由上级部门或医保部门或社会福利部门解决，不能由医院承担。最好将危重急救费列入全额报销的病种及医保规定，依法解决无力付费的危重病人的救治问题。不要互相推诿,谁都不负责,更不能"见危不救"。

四、医药工作者薪酬改革问题

我国医药卫生工作者的工作量大、风险大、压力大,但是社会地位却不高,与其他国家相比,较为悬殊。最近在国务院及各有关部门的医改方案中都提到薪酬改革问题,令人欣慰。按国际惯例,医务人员的薪酬应占医疗机构全部收入的60%。上海市的医改方案中,医务人员的薪酬占35%,仍然很低,改革力度有限。然而,毕竟有所改进,提高了一些,值得鼓励。今后应提高到什么水平才更合理,仍需进一步摸索解决。

(2015 - 01 - 30)

医改目的是保障全国人民健康长寿

近年来,从中央到地方,各省市、各有关部门制定并出台了大量医改措施,全面推进医改工作,使我们看到了希望,充满了信心。

(1)医改的目的是保障全国人民的健康长寿,而不仅仅是保护部分人群的健康,人人享有医疗保健、医疗服务的大众化、均等化,人人平等十分重要。医改的根本问题应该是政府主导下的公益事业,而不是市场主导下的商业行为,不应全面推向市场。公立医院为主,公益事业为主;私立医院为辅,商业化为辅。不应主次颠倒、喧宾夺主。城市公立医院改革,问题复杂,难度极大。全面解决13.5亿人民的医疗保障任务,绝非易事。改革措施要切实有力,重实效,防止华而不实、哗众取宠,要让人民真正从医改中获益,真正解决病人的困难。

(2)药改工作亟待加强。药品是治病救人的武器,是医改的重要组成部分。我国医院所用西药,自主创新者不到5%,95%以上都是进口药或国外专利药。我国中药出口,在国际市场所占份额不到5%,且以原料为主,至今没有一种中药能以处方药的合法身份进入各国主流市场。我国药物研发创新水平不高,至今西药仍以仿制为主,自主创新者极少。中药新药研发仍以低水平重复为主,极少创新发展。我国药品研制、生产、流通、市场管理、医院合理用药等方面的

27

《国家基本药物制度》和医疗改革

落后状态没有得到根本扭转。国家投入大量人力、物力、财力，但没有获得应有的、成比例的、高水平的成果，转化为生产力的比例低。因此，全面、积极地推进药改极为重要。大力推进药品的创新发展，提高药品的安全性、有效性和质量水平，要把安全有效、廉价的好药提供给广大病人。药品的研制、生产、流通、监督管理等各方面工作亟须改革、发展、提高。

(3)医改需要司法改革保驾护航。医改不仅是医药卫生系统的自身问题，还涉及政策、法规、司法等多方面问题。近年来，有些江湖骗子非法行医、不法奸商制售假冒伪劣药品、虚假宣传、夸大治疗作用、隐瞒不良反应、欺骗公众、危害病人等违法行为时有发生，横行无忌，十分猖狂，极为嚣张，为害严重。有关主管部门下大力整顿，每年查处几万件医药违法行为，但是打击力度不够，不足以震慑、制止不法奸商的违法行为。司法部门配合不够，仅仅依靠药政、药监、药管自身力量不够，司法工作的保驾护航极为必要。

司法改革的根本问题是司法公正、司法为人民(当然包括司法为病人)。必须把人民的利益(病人的安危)摆在首位，不应把商业利益凌驾在人民利益之上，不允许用不法奸商的利益侵害人民(病人)的利益，不应纵容支持奸商的不法行为，而将人民的合法权益关在笼子里，将社会监督及人民监督关在笼子里。要防止在医药卫生界的官商勾结、权钱交易，放纵不法奸商的违法行为，损害广大病人的合法权益。因此，司法改革、司法公正、司法为人民、司法为医改保驾护航极为重要。

(2015 - 03 - 06)

"医改进展总体良好"，但关键问题尚未解决

2015年7月20日，中国医学科学院卫生政策研究中心公布《中国医改发展报告(2009—2014)》，认为"医改进展总体良好，改革成效正逐步显现。但目前政策难以调动医务人员积极性，亟待建立符合医疗卫生行业特点且能充分体现医务人员价值的人事薪酬制度，这也是医改面临的主要挑战和问题之一"。

我国医药卫生工作及医改工作已取得重大进展，但存在一些问题，与国家的要求、人民的期待距离甚远。有的问题已相当严重，亟待解决。

一、病人之苦

当前病人最关心的是"看病难""看病贵",这是表面现象,更可怕的是医疗质量下降、疗效下降。平民百姓患病者,不能及时获得早期诊断、早期治疗,甚至出现贵族化、贫民化的两极分化。在医院里常可听到两种声音:一种是病人对医务人员的高尚医德医风、高水平的医术感激不尽;另一种则是对于就诊环境、就医过程怨声载道,甚至将这一切不正常现象归罪于医护人员,行凶、打人、杀人的恶性事件时有发生。病人的处境十分艰难,他们有怨气、有不满,甚至焦虑、暴躁,出现一些不理智行为,是事出有因,并非无理取闹(当然个别坏人除外)。

病人在告急,应该尽快采取有力措施加以解决。

二、医生之难

医护人员长期超强度、超负荷工作,健康情况普遍恶化,非正常死亡事件时有发生。每名医生在门诊时,一上午要看 40～60 个病人,平均每人 5～10 分钟,而在这么短的时间里要完成 8 项工作:①详细询问病人的症状;②做全身检查;③开化验单及检查单;④全面分析病情做出正确诊断;⑤制订全面、正确的治疗方案;⑥开处方及各种治疗单;⑦面带微笑地向病人解释诊断、治疗、休养、饮食禁忌及各种有关问题;⑧病情复杂的还要组织会诊,请上级大夫及有关科室大夫会诊治疗。如此艰巨、繁重的工作要在 5～10 分钟内完成,不准有任何错误或缺欠,不允许发生误诊误治,而且还要求服务态度良好,面带笑容,有问必答,回答病人的所有问题。医生不是三头六臂的神仙,不是钢铁制成的机器人,在这种极不正常,超强度、超负荷的状态下,如何保证医疗质量、服务态度?医务人员倒在手术室、急救室、门诊、病房,是责任所在,"死得其所",但是最大受害者是病人,每位病人 5～10 分钟的诊疗时间,岂能提高医疗质量、提高疗效、改善服务态度?

这些不正常情况亟待改善,不仅是为了医务人员的处境,更是为了广大病人的安危,提高医疗质量,改善服务态度。

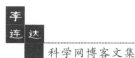
三、医院之急

全国病人向大城市、大医院集中，致使其严重超负荷。病人拥挤甚于火车站候车厅、农贸菜市场，就医条件恶化，"看病难""看病贵"日益严重。挂号难、看病难、候诊时间长（4～5 小时）、看病时间短（5～10 分钟），药费没有下降，诊疗费用上升，病人负担增加。广大病人未能体会到医改之利。医院已经处于不正常的工作状态，急需采取切实可行、行之有效的措施，尽快解决。

四、食品药品安全性之忧

习近平总书记十分重视食品药品的安全问题，曾多次指示，要求做到"四个最严"。中央也曾多次下发政策、法规及文件，要加强食品药品安全工作。有关主管部门也在努力工作，并收到明显成效。但是，有些问题尚须进一步解决，如官方监管力量不足，司法工作配合不够，对不法奸商制造假冒伪劣产品、隐瞒不良反应、欺骗群众、坑害百姓等不法行为的打击力度不够（不足以震慑奸商的不法行为），甚至存在官商勾结、钱权交易，包庇、纵容不法分子，压制打击报复揭发者等现象，使一些奸商有恃无恐、为所欲为。因此，食品药品安全问题，形势仍然严峻，需要长期努力，重点加以解决。

我是一名普通医生（82 岁），对病人之苦、医生之难、医院工作之复杂艰巨，有亲身体验，并深刻理解。我对医改工作的复杂性、困难重重、步履艰难，也有深刻体会。

我国医疗卫生工作，国家重视、社会需要，在医务人员的努力和各行各业的支持下，有了很大进展，成绩应该给予充分肯定。但是，随着社会的发展，也出现了不少新问题，有的已经相当严重，必须尽快解决。

当前，最大问题是中央有关医改的一系列政策、法规、决定等是正确的，但全面落实、贯彻执行不够。层层发文件、下通知，但是层层没有认真落实，出现"公文游行""纸上谈兵""按兵不动"等现象。医改中有的措施治标不治本，头痛医头、脚痛医脚，甚至头痛医脚、脚痛医头，声势大，收效差，公众感受不到"看病难""看病贵"有明显改善。特别是城市大医院成为医改的最大难点，最难突破的关键，必须组织力量，尽快攻克这一难点。

近年来,在医药界讲好话容易,讲真话难,报喜不报忧,不敢讲真话,不愿讲真话。敢于站出来讲真话者,受到压制、打击报复,并非罕见。

我斗胆直言相谏,希望我国医疗、医改工作做得更好,全国人民(特别是广大病人)享受到实惠,收到医改之利。

衷心希望全国人民健康长寿!

全民健康体质不断提高!

(2015 - 07 - 22)

癌症病人的喜与忧(再谈精准医疗)

精准医疗在一些国家已经取得了初步进展,特别是在癌症的精准诊断、精准治疗方面有所突破。已经研制成功的几种精准治疗药物、靶向药物具有起效快、作用强、毒性低等优点,且安全性、有效性和医用价值远远优于过去传统的放疗、化疗等各种治疗措施,这是对所有癌症病人的一大喜讯。我国的精准医疗研究也已经起步,投入了大量人力、物力、财力,并在癌症的精准药物上首创了一种新药。

国务院最近颁发了医改有关措施一系列重大决定,这对于推进医改的健康发展极为有利。其中有一条规定,中国进口的"洋药",其售价不应高于周围其他国家。这条规定对我国癌症病人的合理用药极为有利,这是第二个大喜讯。但是,也有一个忧虑,就是这些精准药物虽然疗效很好、毒性很低、医用价值很高,但是药价极贵,而且不能报销,都要自费,这对于一般的病人是一个很大的难题。不单是对农民、城市平民、蓝领阶层、白领阶层,以至于对局级以下政府官员、校长、院长、高级医生等都构成了很严重的经济困难,是个令人忧虑的问题。不清楚为什么进口同样的药物在中国的售价就是外国的几倍甚至几十倍,有什么道理?是外国商人利用高价垄断欺我中国没有相应的药物开发?这是极不合理的。或者是因为内鬼与外鬼勾结,乘人之危,对我国的癌症病人进行野蛮的掠夺?这也是亟待处理的问题。国务院的规定对这两种情况将是一个有效的遏制,对广大病人来说是个好消息。但是,即使控制了这两种不正常的因素,这些精准治疗药物、靶向药物,它的药价仍然很贵,不是一般病人自费所

31

《国家基本药物制度》和医疗改革

能承担的,这就为精准医疗的研究出了一个新课题。从医学角度、科学角度、治病救人的角度来讲,进行精准医疗的研究是十分必要的,是非常正确的。但是,相关的政策应紧跟上去,一方面投入大量人力、物力、财力,研制成功一些新的靶向治疗药物是好事,另一方面广大病人无力自费使用这些药物,只能望梅止渴、画饼充饥,可望而不可即。新的靶向治疗药物只能为一些特殊的少数人群服务,广大病人不能享用。因此,在积极推进精准医疗研究的同时,应该有相应的政策跟上去,才能使一些重大成果被广泛用于广大病人而不是仅仅为少数人服务。

建议:

(1)我国再积极加强精准医疗。研究精准诊断、精准药物、精准医疗的一切重要问题的同时,应同步推进相关的政策、法规的研究。精准医疗除了医学问题、科学问题、治病救人的问题以外,还涉及社会问题、经济问题、医改问题,甚至涉及法律问题,应该同步跟上去。

(2)对于进口"洋药"要进行一些调查了解,包括我国目前有多少癌症病人?有多少人需要用新发明的精准药物?每个病人整个疗程的费用大概需要多少?精准医疗再配合其他诊疗措施每个病人的总费用大概需要多少?与那些不用精准药物而只用其他传统放疗、化疗治疗的病人整体药费相差多少?精准药物虽然单价药物很贵,但是由于疗效好,可以缩短疗程,减少其他传统治疗措施,延长存活期。因此,从总体上来看,它的综合医药费用可能比不用精准药物者还要低或者是相当,究竟低多少或高多少,应该有一个准确估算。医药经济学的专家应参与调查、估测,在我国如何合理使用精准药物,如何使它更广泛地用于广大群众,这是一个亟待解决的课题。国务院的规定从政策上给了保障,但是仍然不能完全解决全部病人的问题,对于这个问题需要进一步重视解决。

(3)有些发达国家规定癌症病人的所有医药费用全部公费报销,不需要自费买药,这对于病人来说是一个救命的惠民措施,极受欢迎。我国广大病人和医务工作者也都期望在我国能够推行这个政策。当然也需要进一步了解在这些国家的推行过程中有哪些成功的经验和遇到的困难,还要调查我国的具体国情、具体的特点、能不能在近期推行这项政策、有什么困难、如何解决,是一个亟待解决的问题。这是所有病人和所有医务工作者翘首以待的惠民政策,希望能够早日实现。

国务院近日公布实行养老保险,也是一个好政策。能否包括已患癌症的老年人,其他年龄段的癌症病人如何兼顾,也望一并考虑。

(2015 - 08 - 25)

建议重新制定《国家基本药物目录》

《国家基本药物目录》(以下简称《目录》)是全民合理用药的基础,是医改的重要内容之一。只有进入《目录》的"目录药"才能进入公费医疗及医疗保险的药品目录,才能报销而不需自费。因此,《目录》与广大民众的切身利益密切相关。但是,目前国家和地方增补的"基本药"共有500多种,市场脱销,甚至停产、停供的高达342种(占68.4%)。人民大众无药可用,如何保证合理用药?《目录》已成一纸空文,不起任何好的作用。因此,建议尽快组织力量,重新制定《国家基本药物目录》。

一、遴选药物的原则

应"以人为本",以治病救人为主,遴选安全有效、适合人民大众应用的普药。不应"以利为本",以企业商业利益和缩减国家投入为首要目的,不应以药价最低作为首选标准。

二、遴选注意事项

应坚决贯彻执行"三公原则"(公平、公正、公开)及"回避制度"。凡是直接或间接,或明或暗与药企有利益关系者,不应参加评选工作,不应作为评审委员,不应成为企业的利益代表。凡是评审不公、有违规行为者,应立即撤销评审委员资格,永远不得参加评审工作。

对于药企应有严格要求,凡是搞不正当竞争、不法活动,甚至权钱交易、幕后活动者,一经查实,立即撤销其所有"目录药"的生产权,并永远不准申请"目录药"生产。

三、推陈出新的原则

(1)凡是已经停产、停供,并且三个月内不能恢复正常生产、保证供应的"目录药"一律从《目录》中撤销,应取消该药企对该药的生产权。

(2)凡是有可能在将来出现减产、停产、停供,不能保证供应的"目录药",并在近期不能恢复正常生产、保证市场供给,也应考虑从《目录》中撤销。

(3)有些疗效一般,并不理想,或不良反应明显的"目录药",若有更有效、更安全、更好的普药,则应推陈出新,进行更新替换。

(4)新增选的"目录药",药企必须保证不得以任何理由为借口,未经主管部门批准,擅自减产、停产、停止供应,不能只享受生产"目录药"的权利,却不承担保证供应的责任与义务。

(5)"目录药"应动态管理,不断推陈出新,有出有入,定期修改《目录》,及时进行增删。以确保人民大众合理用药、有药可用,而且是有好药可用。

(6)《目录》中的"目录药",药品定价应合理,应有政策支持与照顾;供销渠道应减少中间环节,防止层层加价,暴利黑市;应以直供薄利为主。对于药企为保证"目录药"生产供应,确有难以承受的亏损时,国家应给予适当补贴,或在其他方面给予政策性支持。

(2015 - 10 - 15)

谁来保护"祖国花朵"的健康成长?

中华人民共和国成立以来,特别是近十几年,我国各行各业都有了空前大发展。但是,儿童医疗保健事业在退化、萎缩,儿科医生奇缺,出现了极为反常的现象。为什么?如何解决?

一、原因

(1)医改之初,强调把医院"推向市场""自负盈亏""三年断奶"。医疗机构商业化、趋利化成为主流,而在医疗机构中首先受害并受害最重的是儿科及儿科医生,因为儿童没有公费医疗,全部自费,家长经济负担过重。在医院各科中,儿科及儿科医生的创收、增收最差,远不及其他各科。有些医院为了增加收入,采取了三"步"曲:第一步是缩减或关闭儿科病房,改为创收效益高的其他科室;第二步是减少儿科医生、护士,压缩儿科门诊;第三步是取消儿科,随之而来的是各医学院校取消儿科学系(或儿科专业)。因而,当前儿科医生奇缺是多年来积累的结果,非一日之寒。

(2)我国最重视、最关心"祖国的花朵""祖国第二代"的健康成长。特别是实行计划生育国策后,一家一根独苗——一个"小皇帝"或"小公主",成为家庭及全社会最关心最爱护的"国宝"。在成长过程中,不能有任何闪失,一人患病六人陪同就医(父母、祖父母、外祖父母)的盛况并不少见。儿科医生必须保证治一个好一个,既要"治得了病",又要保证"救得了命"。对儿科医生的要求之高、任务之重,超过了当前医学水平。另外,儿科古称为"哑科",宁治十男人,不治一妇人;宁治十成人,不治一小儿。这说明儿科医生最难做。儿童患病起病急,发展快,病情凶险多变,危急重症多,病死率高。争分夺秒的抢救工作对儿科医生有着很高的要求。因而,儿科医生工作非常辛苦,要求高、责任重、待遇低、风险大,已成为高危职业,是令人望而生畏的工作。只有那些意志坚强,有献身精神,热爱儿童及儿科专业,愿意把毕生精力奉献给儿童的医生,才愿意坚守岗位,坚持儿科工作。儿童医疗保健事业的退化,儿科医生奇缺,是表面现象,其根本原因是医改方向出了问题,是医院商业化的必然结果。儿童保健工作及儿科成了被遗忘的角落,这是古今中外十分罕见的怪事。

二、如何解决

(1)"治病务求其本",标本兼治才是上策。首先应该从政策法规,特别是医改工作中,重视儿童医疗保健工作,真正把"祖国的花朵"放在首位,加强儿童医疗、预防保健及有关方面的建设,包括组织、机构、人力、财力、物力的支撑,特别是儿科医学的发展,儿科人才的培养。其次要改善儿科医生护士的工作环境、工作条件,合理解决超强度、超负荷、超压力、超时加班的工作状态,关心、爱护、支持儿科医护人员,合理解决福利待遇及社会地位、经济地位等有关问题。

(2)近年来,很多医学院校重建儿科学系(或儿科专业),扩大招生,定向培养,是必要的。但是,本科生学习5年,再做硕博研究生(3~8年),再"规培"2

年,从入学到行医至少要十几年。当前缺少儿科医生 20 万人,而卫计委报告 2020 年可培养儿科医生 14 万人。远水难解近渴,急病遇到慢郎中,近期问题如何解决?

建议:①在各医学院校一年级学生中择优转系,转入儿科学系(或儿科专业)。首选条件是热爱儿童,有志终生为儿童医疗保健工作服务者。学习成绩的优选以大一的医学基础课程学习成绩为主,入学考试成绩为辅。入学考试成绩反映的是中学水平,是语文、外语、数理化等学科水平,与能否成为好医生有一定关系,但远不如医学基础课更为重要,因而不宜以入学考试分数作为首选标准。②各医学院校最后一年进行临床实习的学生中可有一定比例定位为儿科专业。我国过去的做法不是从一年级起定专业,而是最后一年定专业为内、外、妇、儿等各科,当前仍可采用过去的做法,在临床实习医生中优选一部分作为儿科医生。③各医院内科住院医生或有志于儿科的主治医生,经过进修培训可转为儿科医生,这也是过去常用的做法。很多基层医院力量不足,多由内科医生兼作儿科医生,也应欢迎,以发挥他们的余热。④各医学院校应该以培养专科医生与全科医生并重,根据社会需要,两者应有合理比例。当前更应注意全科医生的培养(包括儿科专业内容)。

全社会都关心"祖国的花朵",但不关心儿童医疗保健事业的发展,不爱护儿科医护人员。没有优秀的"园丁",谁来保护"祖国的花朵"茁壮成长?

(2016 - 03 - 01)

晚期癌症"人财两空"的悲惨结局亟待解决

近年手术、化疗、放疗的水平明显提高,特别是精准医疗的基因疗法及靶向药物的发展,对某些癌症特别是早期病人的疗效大幅度提高,降低病死率,延长存活期,甚至治愈者日渐增多,给广大癌症病人带来福音。

但是,还有一些癌症病人,特别是晚期病人,尽管用了当前认为最有效的药物或最先进的治疗方法,仍然收效甚微,不能"逆流挽舟",只能减轻症状,延长存活期,而且在存活期要忍受癌症及治疗毒副作用所带来的巨大肉体痛苦和精神折磨,在痛苦挣扎中逝去。

另外,癌症病人(特别是晚期病人)的医药费、诊断费、护工费及各种相关费用十分昂贵。更为严重的是,最有效的药物和治疗措施(如基因疗法、干细胞移植、靶向药物等),最准确、最需要做的诊断检查,如 PET/CT(正电子发射计算机体层显像仪)、MRI 等,绝大部分都是昂贵的自费项目,不能报销。癌症病人无力承担而被迫放弃这些需要自费的昂贵的最有效的诊疗措施,不是个别现象,而是十分普遍。就是小康之家"中产阶层"要负担这些自费项目,也十分困难,甚至要倾家荡产。

因此,大部分晚期癌症病人难逃"人财两空""家破人亡"的悲惨结局。这是令人痛心、亟待解决的难题。

建议:

一、大力提倡"三早"

早发现、早治疗、早期用上最有效的药物及治疗措施,是挽救广大癌症病人最有效、最关键的措施。应在全国各医院各有关部门大力推广,贯彻执行。

二、自费负担过重需要进一步解决

我国政府对癌症病人十分关怀,国务院及有关部门采取一系列措施,救助癌症病人,减轻他们的负担,扩大报销范围及比例,使广大癌症病人受益匪浅。但是不能报销的自费部分仍然很高,广大癌症病人仍难承担。而且最有效、最应选用的诊疗措施中大部分是最贵的、进口的、不能报销的自费项目。这个问题不解决,很难从根本上提高疗效、解决癌症治疗问题,很难防止"人财两空""家破人亡"的悲惨结局。

因此,自费负担过重仍然是亟待解决的问题。希望政府主管部门及有关部门,以及社会慈善组织,能够给予人道主义的关怀,从多方面努力解决。

三、加强癌症的研究工作十分重要

加强癌症研究,我国已投入大量人力、物力、财力,列为重点研究项目,投入巨额研究经费,并已取得重大进展,但与人民的期待、与其他国家相比仍有很大差距,存在一些问题需要重视解决。

(1)国家投入研究经费很多,但有相当部分用于扩大实验室,增加仪器设备,建立"平台""中心";或是扩建医院,增加诊疗设备,甚至建立豪华宾馆式的病房,以及开会、出国访问、写论文、报成果等支出。硬件建设的支出比例过高,而真正用于研究工作的费用被挤占(合理的其他支出是必要的,但是过分的、不合理的支出应限制)。

(2)华而不实的研究,哗众取宠的成果,不解决实际问题,不能直接或间接提高诊疗水平、提高疗效的成果和获奖项目,并非少见。论文多、评奖多,解决问题少,成果转化率低。对防治癌症帮助不大的科研项目以及虚而不实的学风亟待解决。

(3)过去有种提法是"研究过程比结果更重要"。在一些研究项目中,只重过程、不重结果,甚至只有过程、没有结果。结题验收时只讲做了哪些工作,不讲结果如何、解决了什么问题、有多大科学贡献,不讲对防治癌症、提高防治效果有什么直接或间接的帮助。在科学研究中,特别是医学研究(特别是治病救人的研究),只要过程、不问结果,只管播种、不问收成的提法和做法并不可取(当然纯基础、纯理论研究另当别论)。

(2016 - 05 - 06)

对"医疗服务价格改革"的建议

7月6日国家发改委公布"新一轮医疗服务价格改革全面启动",制定了一系列改革措施,强调要遵循医院收入不下降、公众负担不增加、医保负担可承受三个原则。这将对我国医改起到积极的推进作用,将给广大群众,特别是病人带来福音。但是有些问题尚须进一步考虑——具体化、精准化。确保各项改革措施全面落实,并起到良好的作用。

(1)过去公立医院收入的主渠道有三:①"以医养医",即医疗服务收入,约占医院总收入的50%,包括门诊、病房、检查、化验、医疗、护理、手术、住院费、门诊挂号费等。②"以药养医",即药品收入,约占总收入的40%。③"政府养医"("全民养医"),即财政补助,约占总收入的10%(非官方数据,须核实)。

改革方案中强调废除"以药养医",医院总收入将减少40%,这个缺口如何解决? 只留下"以医养医"及"政府养医"两个渠道。两者收入需要增加40%,

才能维持收支平衡。那么"以医养医"要由 50％提高多少？"政府养医"要从 10％提高到多少？两者提高后总和能否达到 40％？

（2）对于广大病人来讲，废除了"以药养医"的 40％，病人支出能否减少 40％？不可能。因为医院总收入不能下降。"药费下降""医费上升"，如果医疗服务费上升 30％，那么病人支出只能减少 10％（40％－30％）。因此，病人支出能否下降、下降多少，不完全决定于医院，更重要的决定于财政补助是否增加及增加多少。

在废除"以药养医"的 40％收入后，如何落实改革三原则：①医院收入不下降；②公众负担不增加；③医保负担可承受。增加财政补助十分重要，但在三原则中未提"增加"财政补助，只强调"医保负担可承受"。"可承受"的标准是什么？不增加或少增加就是"可承受"？如果由 10％增加到 20％或更多，是否为"可承受"？实际情况是财政补助增加多少，病人受益多少？而药费下降，医费上涨，给病人带来的实惠有限。

（3）废除"以药养医"真能减少 40％的支出吗？药品由药厂到医院的药房出售，要加价 15％，而药品由药厂到市场各药店出售，由出厂价、批发价、零售价，层层加价，其加成率可能远高于 15％，药店售价高于医院售价。

（4）医院禁止"以药养医"，将变成药店"以药养店"。将医院的药品收入变成药店的收入，是利益的转移，而非利益的消除。由于药店的销售量大幅增加，必须扩大药店，增加人力、物力等各种费用，拆了医院药房，扩建市场的药店。最终能落在病人身上的效益有限。

（5）废除"以药养医"，理论上讲可以减少开大药方、多开药等不合理用药，减少病人的药费。但是在实践中能否如愿以偿？过去药厂为了推销药品，全国有 2000 万医药代表（即推销员），深入各医院，主攻对象是院长、药房主任、各科室主任及医生。促进不合理用药，开大处方、贵重药、多开药等。今后，医药分家，这 2000 万推销员大军能否收兵？药厂能否停止各种手段的推销？很可能是糖衣炮弹的攻击对象及攻击方式发生变化。过去是糖衣炮弹射向医院的院长、药房主任、各科主任及医生。今后射击目标将转向各药店经理及售货员以及医院的科室主任及医生，攻击手段可能更隐蔽、更"精准"。医生多开药、开贵重药等不合理用药可能有所好转，但是病人用什么药，用哪个药厂生产的药，用多少、多久则取决于医生,因此医生仍然是糖衣炮弹的主攻方向。各种药品常常由多家药厂生产,进谁的药、推销谁的药取决于药店老板及售货员,他们也必然成为糖衣炮弹的攻击对象。因此,并非禁止"以药养医"就万事大吉,就可以解决"看病贵"问题,还有很多相关问题需要认真解决。

(6)药品是治病救人的武器,战士不能与武器分家,医者不能与药品分家,特别是在危重病人的抢救及疑难重症的特殊治疗等问题上,都强调医药结合而不是医药分家。因此,今后如何保证医药结合,提高治病救人的水平和医疗质量,将成为新的研究课题,需要认真研究解决。

(2016 - 07 - 07)

对 2016 年《国家医保药品目录》的建议

2016 年 9 月 30 日,人力资源社会保障部发布《2016 年国家基本医疗保险、工伤保险和生育保险药品目录调整工作方案(征求意见稿)》公开征求意见。该稿对《国家医保药品目录》(以下简称《药品目录》)的调整制定了一系列原则、规定、措施及办法,力争新的《药品目录》更加科学、合理。

药品是防病、治病的武器,药品的好坏直接关系到大众的健康,关系到合理用药、提高治病救人的水平、防病治病的效果。因此,优选药品、调整《药品目录》至关重要。

一、选人

《药品目录》是否科学合理,决定于人,决定于专家组的专家,特别是专家组的负责人。能否公平、公正地优选药品;能否公正廉洁,既有高尚的道德品质,又有高水平的学识及用药经验;能否以人民利益为重,而不是以商人的商业利益为重,将经济利益凌驾于病人利益之上,极为重要。因此,要想选好药,必须选好"人"。

(1)凡是官员、学者兼官员、官员兼学者,或无官职但有决策大权的专家,以及退居二线的官员、下海的官员、长期脱离一线工作的专家学者等均不宜入选专家组担任咨询专家或遴选专家。

（2）药厂、药企的负责人、工作人员、董事会的董事及其雇佣的实职人员等，不宜入选专家组。

（3）凡是与药厂、药企关系密切，有利益关联或各种特殊关系的官员、专家、学者及有关人士，不宜入选领导小组及专家组，不应成为领导小组及专家组里药厂的利益代表及代言人，不应为药厂争品种、争利益。

（4）可适当邀请少数海外专家、海归专家，参加领导小组或专家组工作。

（5）建议吸收一些德高望重、德才兼备、公正廉洁、大公无私的医药专家（不是医药界高官）参加监督工作。

（6）建立公正、公平、公开原则及回避制度，并坚决贯彻执行，十分必要。过去有名无实，并未认真贯彻完全执行，应该改进。

（7）过去优选《药品目录》过程中出现一些问题，主要不是学术问题或专业问题，更多的是非学术、非技术的其他问题，应该防止。

（8）专家组的成员应实行任期制，《药品目录》几年修改一次，专家每届任期也应几年，每位专家不宜连任两届或多届。

（9）专家组的性质、权利、义务应该明确。是咨询组织，只有咨询、建议的义务，没有决定权。专家组讨论投票选定的药品，不一定能够全部入选《药品目录》，未经专家组讨论投票选定的药品，则可由决策者入选《药品目录》。专家组有无选定药品的决定权，需要有明文规定。

二、选药

选药是否合理，《药品目录》是否科学、公正、合理，能否满足治病救人、防病治病的需要，至关重要。

（1）优选药品的主要原则应该是疗效显著、安全有效的"首选药物"或"一线用药"；而不是最廉价的药品。"宁要廉价药，不要高效药"，把经济因素凌驾在医疗要求之上，凌驾在治病救人之上，是喧宾夺主、本末倒置，是不正确的。

事实上，有些药品单价较贵，但因疗效显著，可缩短疗程，减少用药量及各种医疗相关费用，其全疗程药费及全部医疗支出反而会低于那些疗效较差的廉价药。

（2）《药品目录》收载的药品种类应适当增加，可使医生有更大的选择余地，给病人用上最安全有效又最廉价的"好药"。有人认为,《药品目录》中品种增多会增加医保支出,这是误解。正如饭店的菜单上,品种多,有利于顾客挑选最可口、最经济的饭菜,而不会将菜单上所有饭菜全部食用,不会增加餐费。

(3)临床常见一病多型、一型多药、一药多种剂型、一种剂型多家生产。这类情况如何优选,应有明文规定,不宜随意性太强,因厂家而异,或破例太多,使选药标准形同虚设,出现不公正、不合理的结果。

(4)新药批准生产后经过多久的临床检验才可收入《药品目录》?独家生产的药(或剂型)是否允许收入《药品目录》?临床需要与市场垄断的矛盾如何解决?是否必须多家生产的药品才准进入《药品目录》?应有明确规定。

(5)优选药品时,在同样安全有效、质量可控的前提下,应首选国产药、民族药,其次是中外合资药,再次是进口药。选择进口药的条件是:①临床治病救人确有需要,而国内又无生产者;②经国家主管部门批准进口的合法、合格药品;③进口药在国内的批发价及零售价不得高于其他国家售价。否则,应从医保《药品目录》中删除,停止进口。

(6)凡是列入《药品目录》的药品,药厂必须保质、保量、保证供应,不得垄断市场抬高药价,不得随意减产、停产、断供,更不准偷工减料,制造假冒伪劣药品,不得虚假宣传、夸大疗效、隐瞒不良反应,欺骗群众、坑害病人。

三、选药厂

应首选水平高、质量好、标准严格、管理规范的生产企业的药品。对于客观条件差、主观条件不符合要求,曾有弄虚作假、违法违规行为,生产假冒伪劣药品,有过违法宣传、夸大疗效、隐瞒不良反应,以及欺行霸市、药界"南霸天"等企业,其产品不应列入《药品目录》。

在优选药品及其生产企业时,应优先考虑国内药企及民族药企,其次是中外合资药企,再次是外国独资药企。同时还应考虑不要将大量入选药品过分集中在少数企业,形成垄断局面。

对于官商勾结、钱权交易、行贿受贿、拉关系走后门、有背景有后台及不走正道的药企,对于弄虚作假多次受到惩处的违规违法药厂及其负责人,应列入黑名单,该药企及其产品不得进入《药品目录》。

医保《药品目录》的修订与完善,是一项很艰巨的任务,也是关系到国计民生的大事,希望参加这项工作的官员、专家及有关人士,都能以人民利益为重,以全民健康为重,尽职尽责,对得起国家,对得起人民,对得起自己的良心。

(2016 – 10 – 10)

我国医药卫生工作喜讯频传!

2017 年 1 月 9 日,国务院印发了《"十三五"深化医药卫生体制改革规划》《"十三五"卫生与健康规划》等文件。国家颁发一系列有关医药卫生工作的政策、法规及远景规划,充分体现了国家对全民健康的关怀,对改善民生的重视。新春伊始,喜讯频传,为医疗、医保、医改工作的进一步发展奠定了良好的基础。

(1)政策是基础,关键在落实。各项方针、政策能否坚决贯彻执行,全面落实是关键。

(2)"治本"为主,"治标"为辅,标本兼治,才能收到预期效果。

(3)"以人为本"最重要。在医疗、医保、医改工作中,涉及政治、经济、文化等多方面问题,但是"以人为本",人民大众的健康最重要。其他问题也很重要,但勿喧宾夺主,经济问题不要凌驾在"以人为本"之上。

(4)公立医院是公益事业,不以营利为目的,能否认真贯彻执行是个难解决的大问题。目前,国家投入占医院总支出的 9%~10%,还有 90% 的经费需要医院自负盈亏。增加收入、增加盈利等商业化行为,使公立医院事实上已成为商业机构,"看病贵"是必然结果。

(5)谁来养医? 如何养医? 仍有很多实际问题没有解决。①谁来养医? 公立医院是由国家"包养",还是由病人供养? 国家"包养"实际是全民养医,而病人养医则是全民中的一部分病人,既要承受疾病的折磨,又要承担医药费,是雪上加霜,远不如国家养医更合理。有的国家医药卫生经费占 GDP 的 16%,多数国家占 10% 左右,发展中国家及经济落后国家也多在 6%~10%,我国则由 4% 升至 6%,在世界各国中仍然排位靠后。②如何养医? "以药养医"被禁止,"以过度检查医疗养医"也被限制,如何盈利增收? 这些都是不合理甚至不合法的养医手段。那么,以何养医才是正确的、合理合法的呢? 国家拨款不足(仅够

43

10％），合理解决收支不平衡，健全医院补偿机制，应从根本上解决问题。

公立医院补偿机制，谁来养医、如何养医等问题没有解决。公立医院究竟是公益事业，不以营利为目的，还是名为公益事业，实为商业化以营利为目的、自负盈亏的商业机构？这个重要问题至今没有真正解决。在防病治病方面是"公益事业""不以营利为目的"；在谁来养医、如何养医以及医院补偿机制方面，则是推向市场商业化，增加收入、增加盈利、自己养活自己的商业机构。这个基本矛盾亟待解决。

(2017 - 01 - 13)

喜讯——2017年《国家医保药品目录》公布

2017年2月23日，新版《国家医保药品目录》(以下简称《药品目录》)公布，是第四版，而2000年为第一版、2004年为第二版、2009年为第三版。第四版《药品目录》更为合理。

(1)第四版《药品目录》收载品种增多，有利于医生、病人优选出更安全有效的"好药"，有利于发挥防病治病、保障全民健康的作用，有利于精准治疗、合理用药。

(2)第四版《药品目录》中成药品种显著增加，西药与中药之比达到51：49，充分体现了国家对中医中药的重视与支持，反映了社会需求和广大群众对中医中药的认可与欢迎，有利于发挥中医药防病治病、保障全民健康的作用，有利于中医药事业的健康发展，更有利于医改、医疗、医保的全面发展。

(3)第四版《药品目录》符合国情，符合医药发展规律，符合我国社会需求，较为完善地覆盖了常见病、多发病、危害严重疾病，以及危急重症、新发疾病、老年性疾病、恶性病、传染病等多种疾病、多方面问题，基本满足多方面的用药需求。但是，随着生态环境的变化，人类疾病的发展、改变，医学科学的发展，新理论、新发现、新的防治手段及新的药物不断发展。因此，《药品目录》也应与时俱进，持续发展，定期修改、完善。

(4)对中药注射剂的正确认识与合理发展。任何注射剂(中药注射剂及西药注射剂)都具有三大特点：①起效快、作用强，适用于危急重症抢救治疗及疑难杂症、"绝症"的治疗。②某些药物在胃肠道不吸收或被分解破坏,不能发挥作用,必须用消化道外给药,才能达到治疗目的。因此,注射剂有其特殊性、不可替代性。③中药注射剂、西药注射剂的不良反应发生率及严重性均明显超过口服剂,且西药注射剂的不良反应明显高于中药注射剂。绝对安全无毒的中药注射剂、西药注射剂是没有的,完全防止不良反应的发生是不可能的。因此,一方面应千方百计地减少、减轻中药注射剂、西药注射剂的不良反应,最大限度地保护用药者的安全。另一方面对注射剂的安全性应有正确的理解。认为凡是有不良反应的注射剂就应一刀切,一律禁止,是不科学的。在某些情况下,中药注射剂、西药注射剂有不良反应,甚至有严重不良反应,仍需使用,例如抗癌药、恶性病、疑难重症甚至急救药,有不良反应,甚至严重不良反应,仍需应用。应该具体情况具体分析,权衡利弊,利大于弊,且有不可替代性者,仍需有目的、有针对性、在严格控制下合理应用。关键是"合理用药",而不是一律禁用。

第四版《药品目录》中收载西药注射剂 611 种、中药注射剂 49 种,是合理的,但应强调必须"合理用药"。严防不合理甚至不合法用药,长期、大剂量、盲目乱用,或中药注射剂、西药注射剂混用等。

(5)医改、医疗、医保是全面发展我国医药卫生事业、保障全民健康的三大重要任务,是复杂的系统工程,需要多方面配合,综合措施、全面解决。《药品目录》仅是其中的一个环节。

医改已进入深入发展的关键阶段,有多方面的难题亟待解决。但是首要任务是"以人为本",以防病治病、保障全民健康为首要任务,以"合理用药"为关键。其他任何问题、任何因素(如经济问题、商业问题、局部利益问题等)都不应喧宾夺主,不应干扰"以人为本"的首要任务和关键问题。

(2017 - 02 - 24)

医改一大难题待解

我国医疗、医改、医保工作取得重大进展,成绩显著。但是公立医院改革一大难题如何解决? 公立医院是"不以营利为目的的公益事业",能否落到实处,关键问题是补偿机制是否健全合理。

（1）国家拨款占公立医院总支出的9％～10％，相当于1个月的支出，还有90％的经费，相当于11个月的支出需要自己增收，自负盈亏，自力更生。因此，公立医院仍然是"以营利为主的商业性企业"，并非真正的"不以营利为目的的公益事业"。

（2）我国各公立医院药品收入约占总收入的40％，医药分家后药品收入下降为零，那么各公立医院的总收入将减少40％，这个巨大缺口如何补偿？目前的解决办法是提高挂号费、诊疗费。但存在两个问题：①挂号费、诊疗费的提高，能否补上40％的缺口？②如能补上40％的缺口，病人支出能否减少？药费下降，医费上涨，由背着40％改为抱着40％，背着抱着一样沉，病人的负担能减少多少？这就是很多病人并未感觉到"看病贵"已经好转的原因。

（3）医务人员的工资待遇应该改善。医务人员的工资增加，国家只给这个政策，不给增加拨款，还必须在医院收入中支出，医院总收入下降，得不到合理补偿，收支不平衡的情况下医务人员的工资发放都会有困难，何谈增加工资、提高待遇？

公立医院的补偿机制不健全，不能维持收支平衡，负债累累，医院的正常运转将受到影响，医院的发展将受到限制，甚至有的医院将会倒闭。公立医院补偿机制是否健全合理，将关系到公立医院改革能否成功，"看病难""看病贵"能否真正得到解决，病人的支出能否真正降下来，是一个必须重视、认真解决的问题。增加国家的投入，社会的资助，是"公立医院是不以营利为目的的公益事业"的基础，否则，公立医院仍将是以营利为目的的商业企业，是有名无实的"公益事业"。

医改已进入关键阶段，啃硬骨头、解决大难题的攻坚阶段，公立医院改革已成为医改的焦点，补偿机制是不可回避的问题。一些政策、规定必须落到实处，不能停留在文件上，不要把矛盾推给医务人员。

(2017 - 03 - 15)

喜见北京医改的新进展！

3月22日，北京市政府新闻办召开《北京市医药分开综合改革新闻发布会》宣布公立医院改革的一系列措施。这是医改工作的一次大飞跃，是向纵深发展、啃硬骨头、落到实处的全面试点。在缓解"看病难""看病贵"等方面，将使广大群众感受到国家的关怀,有关部门的努力也将使广大病人切身感到医改工作带来的益处。但是,有些问题似应进一步解释。

(1)"取消药品加成"。应注明是取消公立医院的药品加成15%,而医院外的药店、药品销售网点都"取消药品加成"吗?药店售药如果没有"加成",将以何为生?药店售药的加成率是多少?是"0""15%",还是"高于15%"?有无明确规定,应予以说明。控制了"以药养医",是否会促进"以药养店"?

(2)是"取消挂号费",还是改为"医事服务费"?过去的挂号费与现在的"医事服务费"有何本质区别?过去挂号费分为普通门诊、副主任医师、主任医师、知名专家等不同等级的收费标准,现在的"医事服务费"也如此,只是各级收费标准有所下降。因而,不是"取消挂号费",而是将挂号费改为"医事服务费"。

(3)"取消诊疗费",还是改为"医疗服务项目收费"?例如:X线、CT、MRI、心电图、超声等检查属于诊断费;各种手术、护理、治疗、推拿按摩、针灸等则属于医疗费。并非"取消诊疗费",而是改为"医疗服务项目收费"。只是有些项目减价,有些加价,相比之前的收费标准有些变动,且总体收费有下降趋势。

(4)公立医院补偿机制的重大改革。"此次医改是公立医院补偿机制的重大改革","从过去的药品加成收入、服务收费和财政补助三个渠道改为服务收费、财政补助两个渠道"。补偿机制的改革,可以防止许多弊端,使病人受益,支出更合理。但是有两个问题尚须明确:①取消了药品加成收入,意味着各医院总收入40%左右的药品收入将被削减,如此之大的缺口,能否补足?是提高财政补助为主,还是提高服务收费为主?②财政补助由全年总经费的9%～10%,能提高到什么水平,能否补足缺口,维持收支平衡,仍是各公立医院关注的问题。

北京市政府的新闻发布会,充分表明了国家对广大群众的关怀与爱护。千方百计地从多方面进行医改,力求进一步解决"看病难""看病贵",使广大群众切身感受到医改带来的实惠。但是,公立医院医改涉及的问题多、难度大,在医改进展中必然还会遇到各种各样的难题,应该实事求是地加以说明和认真地解决。医改必将取得重大进展,也必须取得国家、人民和医药工作者的三满意结果。

47

《国家基本药物制度》和医疗改革

医改不容忽视的几个问题

最近有关部门公布的《全国医疗卫生机构统计》显示：

(1)截至 2017 年 4 月底,我国约有医院 29000 万家,其中公立医院 12602 家,私立医院 16876 家。与 2016 年 4 月底相比,公立医院减少了 380 家,私立医院增加了 1786 家。其主要原因是公立医院的财政赤字无法解决。一方面由于医保控费、取消药品加成、按病种收费等措施使医院收入大幅度下降。另一方面,财政补贴没有增加,使医院收支平衡难以解决。这一问题若不能妥善解决,在 2017—2018 年间,将有更多公立医院陷入亏损、资不抵债,甚至倒闭。

(2)"看病贵"尚无明显改善。每次门诊平均费用:三级公立医院 2017 年 1—4 月与 2016 年 1—4 月相比,上涨 2.0%～3.4%;二级公立医院上涨 1.2%～3.2%。人均住院费用:三级公立医院 2017 年 1—4 月与 2016 年 1—4 月相比,上涨 1.3%;二级公立医院上涨 4.2%～5.6%。门诊费用及住院费用,2017 年 1—4 月与 2016 年 1—4 月相比,均无明显下降,且略有增加。

我国医改采取大量措施,已在多方面取得了进展,应予以肯定。但以上几个问题特别是补偿机制有待完善,应该认真加以解决。

(2017－06－16)

中医的发展

中医立法三十而未立

经 30 年努力,《中华人民共和国中医法》(以下简称《中医法》) 初稿将由全国人大常委会审议,立法过程相当曲折,一个重要原因是立法的目的与内容有分歧,是"管理法""保护法",还是"发展法",尚无定论。"管理法"是官管民,上级管下级,是政府主管部门对中医药行业医疗行为以及有关问题的监督管理,是执法的依据。"保护法"是民对官,下级对上级的要求,是中医药行业及工作者为保护自身生存与发展的合法权益、保护传统文化及传统医学的继承与发展,防止被歧视、被排斥、被否定而用法律手段进行保护。"发展法"是官民的共同要求,用立法推进中医药事业的健康发展。《中医法》应以何者为主,能否三法兼容,需要法律专家与医药卫生工作者(特别是中医药工作者)共同探讨解决。

《中医法》将产生哪些积极作用,可能带来哪些"副作用"? 是求同存异促进良性发展,还是诱发新一轮争论? 中国医学发展应该多样化,兼容并蓄,应该中医、西医及各民族医学长期共存、共同发展、团结合作、优势互补,共同为人类做出应有的贡献。《中医法》不仅是中医的行业法,也将对中国医学(包括中医、西医及各民族医学)的全面发展产生重要影响。

(2012 – 06 – 08)

喜看中医事业大发展

最近,国家中医药管理局发布《2011 年中医药统计分析提要报告》(以下简称为《报告》),用大量数据客观地分析了我国中医药事业发展的概况,在医疗、科研、教学等方面所获得的重大进展。国家的重视、人民的需要和广大医药工作者的努力,是推进中医药事业发展的关键。以下主要介绍《报告》中的一些主要数据及体会。

随着我国经济的发展,人民对健康的要求日益提高,2011 年全国医疗机构的财政拨款大幅度增加,达 3062.05 亿元,其中中医机构为 194.73 亿元(占 6.36%),较 2010 年增加了 34.15 亿元。在 194.73 亿元中,用于医疗卫生服务的 168.98 亿元,较 2010 年增加了 24.24 亿元。同时兴建、扩建了一批中医医院,数量、质量、规模、现代化程度、先进仪器设备等均达到很高水平。

目前,我国各类中医机构(包括各类诊所、医院、科研机构)38224 家,较 2010 年增加 1461 家,占全国卫生机构的 4.01%。全国中医药从业人员 420329 人,占全国卫生技术人员的 6.79%,其中执业中医师 267225 人,助理医师 42047 人,中药师(士)100116 人,平均每 1 万人口有 2.3 名中医师(及助理医师),尚不能满足广大人民的需要。

我国各类中医类医院 3308 家,较 2010 年增加了 76 家,其中中医医院 2831 家,中西医结合医院 277 家,民族医院 200 家。各中医医院 2011 年总收入 1590.16 亿元,药品收入占 45.35%,说明在 2011 年度"以药养医"问题尚未彻底解决,中医医院的改革工作有待深入发展。这些中医医院 2011 年门诊急诊病人 5.92 亿人次,较 2011 年增加 0.6 亿人次,占全国各种医疗机构总门诊急诊人次数的 15.38%。

上列数据表明,我国中医药的人力、物力、财力、客观条件、服务能力及水平均有大幅度提高,已成为我国防病治病、保障人民健康不可替代的两大主力军之一,在保证人人享有医疗保健方面,日益发挥重大的作用。

在降低病人医疗费用方面,中医药也显示出了优势。2011 年公办的中医医院平均每人次诊疗费为 152.94 元,比全国其他综合医院的 186.06 元少了 33.12 元。这对城市基层医疗、农村医疗和贫困病人的医疗保健具有重要意义。

全国中医医院的数量、质量、规模、设备及技术实力全面提高的同时,也出现一些值得重视的问题。例如:有的中医院贪大求洋,互相攀比,成立豪华型病区、五星宾馆级病房,将国家大量拨款,用于少数"达官贵人""大财主"的特需服务,而广大群众无权享用这些贵族化、等级化、特权化的医疗服务。这种发展趋势有损于医疗资源的合理分配,有损于医疗服务的公平合理原则。国家投入应重点照顾基层医疗机构、城市社区医疗和农村医疗,把更多更好的医疗资源优先用于广大劳动者和人民大众。

中医教育及人才培养方面发展迅速,现有高等中医院校 46 所,西医院校中设有中医药专业者 88 所,非医学高等院校设有中医药专业者 118 所,共计 252 所。高等中医院校在校学生 490208 人,2011 年毕业生 118618 人,在校各国留学生 5613 人,均较 2010 年有大幅度增加。教学力量也有增加,现有教职工 37984 人,研究生导师 9448 人(博导 763 人、硕导 7825 人、博硕导 860 人)。但是,随着培养人才的数量增加,教学力量与质量以及毕业生就业问题,都成为难题。此外,中医药界的领军人才、学术带头人及富有创新能力的杰出人才,特别是坚持在一线工作的骨干力量,相当缺乏,科研队伍中老带小或是倒三角的不合理人才结构也需要重视解决。

在中医药科研方面,人力、物力、财力投入大幅度增加,组织机构、平台建设、先进仪器设备的普及推广很快。我国现有中医药研究机构 138 家,从业人员 19037 人,较 2010 年增加 1047 人。在研课题 2305 个,发表论文 6118 篇,在国外期刊发表 367 篇,申请专利 340 件(授权 161 件),但有些科研成果、专利水平、实用价值及成果转化率较低。当前,中医药研究的主攻方向、主要目标、指导思想应以提高疗效、提高防病治病能力、提高中医药学术水平为首要目标,以发展、创新、突破为主要手段,选题、立项、经费分配、科研思路、方法及手段要合理,要理论联系实际,面向临床,直接或间接为临床服务,始终把治病救人摆在首位。尽量防止纸上谈兵、坐而论道、自吹自擂、哗众取宠、华而不实,不解决问题,为突出政绩业绩而研究。有关中医药研究工作的统计数据较简单,反映的情况不够深入全面,希望有关部门能够进一步总结经验教训,肯定成绩,找出不足,指导今后发展方向,为进一步提高中医药学术水平提供可靠的参考依据。

此外,有关中药研究及中药事业发展的概况和统计数据,以及中医医院的改革工作等均未介绍,希望补充或另做专题公布。

少数经济发达、人口较少的国家实行了全民公费医疗,令人羡慕。但是,全世界没有任何一个国家有能力担负起 13 亿人的公费医疗。我国从国情出发、从现实出发,大力发展医药卫生事业,积极推进医改,双管齐下。首先解决"看病难""看病贵"问题,降低全民自费医疗负担,对特殊病种、特殊情况、特定人群,实行医疗费全免或部分减免,并逐步扩大减免范围,一步一步地走向全民公费医疗。这是全民的共同愿望,也是我们的奋斗目标。

(2012 – 11 – 05)

中药走向世界的愿望与现实

中医中药走向世界为全人类服务,是我国中医药界多年的愿望。2013 年 5 月 9 日,《中国中医药报》头版头条新闻"我国八成中药作为注册药出口",令人欣喜若狂。但在狂喜之后,有几个问题需要请教。

我国有 6000 多种中成药,有批准生产证书的 2 万多种,若有八成可以作为"注册药"出口,将有成千上万种中成药作为"治疗药""处方药"走向世界。但是,实际情况是我国至今没有一种中药能以治疗药、处方药的身份进入美、英等国。我国有 10 种中成药向美国食品药品监督管理局(Food and Drug Administration,简称 FDA)申请注册已十多年,投入人力、物力、财力不计其数,至今没有任何一种中药通过 FDA 审批,获准以处方药进入美国,合法地进入美国医院作为治疗药使用。2012 年,我国中成药出口总额为 2.7 亿美元(不是 25 亿美元),都是以中药保健品出口,而不是以治疗药、处方药身份出口,只有地奥心血康一种药物进入欧盟国家,还有一些药正在申请进入欧盟国家,但尚未获得批准。我国是否真的有"八成中药作为注册药出口",应进行核实,并请主管机构公布确切可靠的官方数据。

我国将中药材、饮片、提取物、中药保健品及中成药等,统称为"中药"。这些中成药经我国主管部门批准为"注册药",在办理出口手续时归类为"注册药"是符合我国规定的。但不是在美、英等国批准的"注册药",未经美、英等进口国药物监督管理机构批准的,都不承认是治疗药、处方药。出口国与进口国的政策法规不完全相同。我国批准为"注册药"不等于美、英等国批准为"注册药"。不应混为一谈。

在我国中医是合法的医生,中药是合法的治疗药(处方药、非处方药)。但是,在美、英等国中医中药没有合法地位,不承认中医是"医",中药是"药"。我国医生(中医及西医)都不能在美、英等国合法行医,我国中药也不能以治疗药、处方药的合法身份在美、英等国合法使用。中医中药走向世界困难重重、阻力重重,不仅是医学技术问题,还涉及政治、经济、文化等多方面复杂问题。因此,当前仍以国内大市场为主,充分满足国内需求为首要任务。中药走向世界要有计划、有步骤,选择疗效显著、适应外国需求的"好药"。进行长期努力,脚踏实地,一步一个脚印地走下去,不可一哄而上,不可浮躁浮夸,更不可误导群众。

(2013-05-20)

中医药界三大害

近年,我国中医药事业有很大发展,但是"三害"猖獗,为害严重。应引起重视,坚决除"三害"。

一害:非法行医危害严重。近年,"神医""仙姑""大师"等横行于市、招摇撞骗,轻则骗财,重则害命。他们的共同特点:都不是医生,没有合法行医资格。在很多国家要对非法行医者判刑入狱,而我国一般是"取缔""罚款"。今日取缔,明日换个地方、换块招牌,又可开张行骗。

二害:假冒伪劣药品,图财害命。药品暴利,不法之徒铤而走险,不仅是骗人钱财,更重要的是假冒伪劣药品没有治疗作用,甚至有毒有害,轻者延误病情,重者中毒死亡。这些人在很多国家要被判以重刑、处以重罚,但在我国的惩处力度不够,需要加强。

三害:虚假广告,违法宣传,夸大疗效,隐瞒不良反应。欺骗病人与医生,对于合理用药、保护病人安全危害严重。国家药监局每年查处这种不法行为几千件,但是屡禁不止。中药的药品说明书上应如实填写药品的不良反应,不得隐瞒、欺骗。但是,很多中药制剂的药品说明书隐瞒不良反应、填写"无不良反应""未见不良反应""尚未发现不良反应",还有一些只填写部分不良反应,避重就轻。

很多国家对夸大疗效、隐瞒不良反应、做虚假广告及违法宣传者,或有其他不当行为者,要罚款几十亿美元,甚至数百亿美元,使之倾家荡产,严重者还要将药企老板绳之以法。

我国对于虚假广告违法宣传的查处,一般是停止违法广告宣传、通报批评,罚款几万到几十万元人民币。一条虚假广告可以骗到几千万至几亿元人民币,而目前的打击力度不足以震慑其违法和暴利行为,致使虚假宣传、违法广告泛滥成灾,此起彼伏,范围之广、数量之多,令人咋舌。

中医药界的三大害,是多方面原因造成的。但是,法治不严,打击力度不够,不能有效地震慑犯罪分子,制止各种方式的诈骗行为,不足以根除三大害,是重要原因之一。为了保护病人的安全,免受其害,需要动员中医药界、医药卫生界及社会各界,共同努力,积极揭发,坚决打击一切犯罪行为,才能彻底除"三害",才能确保广大病人的安全,推进中医药事业的健康发展。

(2013－11－11)

中医学是科学吗?

中医学是治病救人的科学,当代中医正逐步从经验医学向循证医学发展,从古代科学向现代科学发展。中华人民共和国成立以来,大力推进中西医结合,中医药现代化,中药新药研究,中医临床Ⅰ、Ⅱ、Ⅲ期试验,大组病例,随机分组,双盲对照,中药上市后再评价8000例到20000例的临床观察,以及中医临床研究的循证医学、转化医学等都是推进中医现代化、科学化的重要措施,并已取得重大进展。今日之中医已不是三千年前的中医,不要用一百年前甚至三千年前的观点评论当代中医;不要用"小脚大辫子"认定当代中华民族仍是一百年前愚昧落后的民族;不要用芭蕾舞的标准评论当代的京剧、越剧、豫剧等民族艺术;不要用西医的标准评价中医。应该用历史的、发展的观点,正确的、实事求是的科学态度评价当代中医。

中医学不是十全十美、完美无缺的医学,也不是发展到登峰造极的医学。中医药有精华也有糟粕,因此我们一贯主张要"取其精华,弃其糟粕"。难道西医是完美无缺的医学,只有精华没有糟粕,不需要"取其精华,弃其糟粕"? 无论中医还是西医,都需要不断发展创新,不断改进、完善与提高。中医学发展的前景应该是中医现代化、科学化，但不是中医西化，把中医药化成西医药。

医学是治病救人的科学，无论中医还是西医，首要任务都是治病救人。提高疗效，提高治病救人的能力，提高防病治病的水平，才是硬道理，才是评价中医的金指标。把大量时间、精力用在一些抽象概念的无休止的争论上，不如把全部精力用于提高疗效、提高治病救人的能力和防病治病的水平上更有意义。

应该大力提倡中西医互相尊重，互相学习，团结合作，取长补短，一切为了治病救人，一切为了人类健康。不应提倡中西医对立，互相排斥，打内战，比高低，以己之长攻人之短。

提高疗效、提高全民健康水平，才是关键，才是压倒一切的首要任务。

(2014－05－29)

困扰中医药界的难题——答许培扬教授

许培扬教授提出"怎样看待中成药""中药不是药，中医不是医"的问题。这是困扰中医药界的难题，也是亟待解决又难于解决的重要问题。

一、"中医不是医"

在国内也并非中医都是"医"。过去，只要有一技之长，就可以自称为中医、民间医、草药医，可以行医。但是，现在的合法中医从业者必须有一定学历（或师带徒），达到一定水平，经主管部门考核批准并发给"执业证书"，才可以行医，才是合法的中医。未经批准者不是"中医"，非法行医者将受到法律制裁。

在国外，对于合法的"医生"有着更严格的要求，不但"中医不是医"，就是国内培养的西医，甚至主任医师、教授级医师，在国外也不被承认是合法的医生，必须通过考试，取得医生执照，才可行医，才是合法的医生。但是，在美、英等国考取医生执照极为困难，很多国内行医多年的医学专家，至今未能考取执照，在国外靠端盘子糊口谋生，并不少见。中医要通过国外西医标准的考试，则难于上青天。因此，在国内"中医是医"，在国外"中医不是医"，这个问题在近期很难解决，不仅是技术问题、文化差异问题，还有政治问题、技术壁垒问题等多方面的阻力，需要长期、多方面的努力，逐步加以解决。

虽然我国合法的中医、西医在美、英等国都不是"医",但是两者的待遇还有小区别。由于美、英等国不承认中医是"医",因而也不把中医作为医生管理,中医诊所不作为医疗机构管理,仅在纽约就有3000多家。只要不发生医疗事故,不用西药,不开化验单及诊断书,不进入西医机构,看病人、做针灸、开方子、抓药煎药,不受干涉,也允许使用中成药,但须作为保健食品(膳食补充剂)使用,不得声称为治疗药(处方药)。在英国颁布中成药禁售令后,对这类情况有何规定尚不清楚。我国合法的西医在未取得美、英等国的行医执照时,不是合法医生,也不准开西医诊所、从事西医活动,不准使用西药、开诊断书,管理更加严格。

二、"中药不是药"

我国中药材有18700多种,中成药有6000多种,1958年"大跃进"时号称"百万锦方",确实是个"伟大宝库"。中药材(饮片)、方剂及中成药统称为"中药"。"中药不是药"是专指在国外的中成药(中药制剂)而言。

在国内也存在"中药不是药"的问题,只有经过系统研究,国家食品药品监督管理总局正式批准的才是合法的中成药,才是"药"。未经批准的不是合法中成药,不是"药"。保健食品也不是药,都不能在市场上作为合法药物销售流通,不能进入正规医院使用,不能纳入医保。

在国外,至今没有任何一个中成药能以合法的治疗药(处方药)身份进入美、英等国,不能在市场上以"药"的身份销售,不能进入医院使用,不能纳入医保,只能以食品、保健品的身份在超市或中药店销售,对华人社会及少数外国人使用。因此,至今为止,我国国内批准的中成药没有一个被FDA批准为"药"。英国药物管理局2013年颁布的中成药禁售令,不仅禁止中成药以治疗药(处方药)的身份出售,也禁止以保健食品(健康食品、膳食补充剂等)身份销售。这对于中药走向世界又是一次沉重打击。

为什么中成药走向世界阻力重重?

有教授提出两方面原因,是正确的,我完全同意,不再赘述。但是解决这两方面问题,绝非易事。一方面要全面提高中药研制水平,克服一系列技术难关。例如:一味中药有几十种成分,一个复方有几百种成分,再经排列组合配伍成上千种研究对象,要把每种成分,每种组合的化学性质、结构、体内转化、分布代谢、药理毒理及作用机制,以及临床适用范围、用药规律等,都研究清楚,难度之大、工作量之大,是难以想象的。因此,中成药要达到 FDA 的标准,以合法的治疗药(处方药)身份进入美国主流社会,进入医院、纳入医保,是十分困难的。另一方面,中西方文化差异,更难短期内解决。这两方面问题正是我国中医药界,以及关心中医药事业发展的各界各学科专家都在努力解决的问题,是推进中医药现代化、科学化、国际化的关键。

三、中药走向世界问题

中药走向世界是所有中医药工作者的共同愿望。目的有三:①中医药为全人类的健康服务,是中华民族对全人类的贡献。②扩大政治影响,争取全世界对中医学乃至科技事业的承认,提高国际声望。③获取经济利益。主观想法很好,客观上困难很大,必须以实事求是的态度,进行全面考虑。目前,我国中药出口(包括药材、饮片、保健食品等)只占国际天然药市场的 5% 左右,而且以原料药为主,成品制剂很少。以合法的治疗药(处方药)出口者一个也没有。

中成药作为治疗药(处方药)出口,具有四个特点:①投资大(至少要几亿元人民币);②周期长(有的已经申请 15 年尚未获准注册);③风险大(申请注册的中药,在完成所有临床前研究及Ⅰ、Ⅱ、Ⅲ期临床试验后),最终批准率不到 15%,大部分以失败告终,几亿投入付之东流;④经济效益大,一个西药新药批准生产后,年产值可达几十亿甚至几百亿美元,但是中成药如果获得注册,由于多方面的差异和限制,在一定时间内,只能以亏本为主,有的药厂争取中药进入美国,其醉翁之意不在酒,主要是抬高身价,扩大内销,赚中国人的钱。

因此,目前不宜一哄而上,不应很多中成药申请在 FDA 注册,只应选择少数疗效好、安全性好,美国迫切需要,而且有把握达到 FDA 标准的中成药,进行试点,积累经验,为今后更多的中成药出口奠定基础。

以上看法未必正确,请指正。

(2014 - 06 - 01)

中医的发展

提高中医疗效才是硬道理，何须争论不休

中医学是治病救人的科学，经过几千年的实践，至今仍在发展，而未消亡。不在于它的理论多么深奥，不在于古今中外对它的肯定或否定，它能治病救人是不争的事实，对中华民族的繁衍昌盛，对当代人民保健的贡献是不能否认的。关键在于中医能够治病救人。因此，努力提高中医疗效才是硬道理，也是中医生死存亡的关键。

两千年前只有"古代科学"，不可能有"现代科学"，也不可能有符合"现代科学"标准的中医学。试问，我国古代的四大发明、天文、地理、数学及医学等都是"伪科学""不科学"？

如果说"古代科学"与"现代科学"有区别可以理解，但是认为不符合"现代科学"定义和标准的"古代科学"（四大发明、天文、地理、数学、医学等），都是"伪科学""不科学"，这本身就很不科学。

几千年来，人类在进步，科学在发展。中医学也在与时俱进，持续发展。"古代科学"发展成为"现代科学"。以经验医学、实践科学为特征的，作为"古代科学"一部分的中医学，也在向现代中医学发展，这符合人类进步、科学发展的规律。不能要求我国在两千年前就有了"现代科学"以及符合"现代科学"标准的中医学，应该用历史的、发展的观点，实事求是的科学态度，正确认识中医学。

有些专家提出国际公认的"科学"的定义与标准。这些定义与标准适用于"现代科学"，并不适用于"古代科学"，用今天的标准苛求两千年前的古人，用"现代科学"的标准衡量"古代科学"（包括中医学），是否合理，值得商榷。

中医学与西医学是两个不同的学术体系，治病救人的理论、方法、手段不同，但是目的相同，都是为了治病救人，防病治病，保护人类健康。如同解放军的海、陆、空三军，作战的理论、方法、手段不同，但是目的相同，都是为了保家卫国，保护社会主义建设，保卫人民的安居乐业。因此，三军必须团结合作，不应互相对立、互相排斥、互比高低。中医与西医也不应对立、排斥、争高低，不是西医消灭中医，也不是中医吃掉西医，应该团结合作、取长补短、优势互补，共同为保护人类健康而团结合作。继续争论中医是科学还是伪科学，是肯定或否定，是

发展或废除,没有意义,不如把时间、精力用于提高中医疗效,提高防病治病能力,提高中医的医疗、科研、教学水平,推进中医药事业的健康发展上,更有意义。

中西医结合是我国医学发展的重要途径之一,但不是唯一途径。我国未来的医学发展前景应该是中医、西医及中西医结合长期共存、优势互补、团结合作、共同发展,形成我国多样化的医疗体系,共同为维护我国人民及全人类的健康做出应有的贡献。

"空谈误国,实干兴邦",这个道理更适用于中医界。与其纸上谈兵、坐而论道、争论不休,不如苦干实干、团结合作,在提高疗效的基础上,全面推进中医事业的健康发展。

(2014 - 12 - 02)

西苑医院乘风破浪六十载

1955 年中医研究院成立,但无医院,上级决定在华北行政委员会职工医院(后更名为西苑医院)及新建成的阜外医院任选一家作为中医研究院附属医院。

西苑医院位于风景区,毗邻颐和园及圆明园,医院外是三面荷花一面柳,万绿丛中一点红(红柚);院内则是小桥流水、桃林鱼塘,远望万寿山,近观花红柳绿,环境优雅,胜似御花园,符合中医特点,更符合养生延年之要求。而阜外医院地处繁华市区、西式建筑,更符合西医院要求。因而,最后选定西苑医院作为中医研究院附属医院。

建院初期只有 100 多张病床,约 150 名医务人员。其后从全国各地聘请了黄竹斋等十多位老中医和几十位青年医师(中医及西医),并在西苑医院举办了全国第一期及第二期西医学习中医班,而后这些学员成为中医研究院工作的骨干。目前,全院职工千余人,病床 500 多张,成为国内外著名的中医院。

当时创办现代化中医院,是史无前例的新鲜事物,没有成熟经验,只能在摸索中前进,大体分为三个阶段。

(1)中西医互不了解,没有共同语言阶段。此阶段的工作不协调,甚至出了不少笑话。有位青年中医大夫遇到股骨头坏死病人,开了张 X 线检查单,照相部位是"环跳",而放射科的西医大夫不知"环跳"为何物、在哪里,成为一大笑谈;有位青年西医大夫给肾炎病人做血尿检查,有位老中医知晓后勃然大怒,竟敢对病人"伤津劫液",让人啼笑皆非;甚至还有人主张中医临证不临床,只设门诊,不要病房。

(2)西医诊断,中医治疗阶段。中医、西医在学术上互不了解,在工作上需要很好的配合,于是创造了中西合作的新模式——每位病人先由西医做出诊断,再由中医选方用药进行治疗。配合工作,提高了疗效及诊疗水平,增加了中西医之间的互相了解,开始有了共同语言。

(3)西医学习中医,出现了中西兼通的"两条腿大夫",出现了中西医结合的新模式。全国第一期及第二期西医学习中医班在西苑医院举办,以后在全国推广,遍地开花。与此同时,在北京大学医学院举办了全国青年中医学习西医班。后来,这些学员不仅成为西苑医院,也成为全国中医药研究的骨干及领军人物。中西医结合由工作上的配合、人员合作,发展到学术上的结合,逐渐形成中西医结合新理论、新模式,推进了中医药事业的健康发展。

1956年,我从北京医学院(后更名为北京医科大学,现北京大学医学部)毕业,被分配到西苑医院工作,在系统学习中医后,从事了17年的中医儿科医疗、科研、教学工作,成为小有名气的中西医兼通的儿科专家。本应在中医儿科方面继续努力,做出更大贡献,但在全国麻疹大流行(合并腺病毒肺炎时病死率高达20%)之时,苦于没有高效速效的中药可用,也无抗病毒西药可用,在面临大量患儿死亡的痛苦时,我毅然决定,必须研究适用于抢救危重病人的速效、强效中药。于1974年,我舍弃了工作17年的心爱专业儿科,从零开始,从9平方米的卫生间开始开展中药研究,创立基础研究室,竭尽全力推进中药现代化研究。

60年来,我与西苑医院共成长,披荆斩棘,逆流而上,有成功的喜悦,有失败的迷茫,也有被压制、被打击的遭遇,更有突破逆境,与"豺狼虎豹"斗争到底的决心。踏破青山春常在,壮志未酬再奋蹄。

我的座右铭是:

热爱祖国,热爱人民!

热爱中医事业!

为了人民的健康长寿,鞠躬尽瘁,死而后已。

(2015 - 07 - 06)

对人类的伟大贡献——热烈祝贺屠呦呦荣获诺贝尔奖！

喜讯传来，我国科学家屠呦呦首获诺贝尔医学或生理学奖。这不仅是屠呦呦教授的荣誉，是所有参加青蒿素研究学者的荣誉，而且是全国中西医药工作者的集体荣誉，是伟大祖国、伟大人民的荣誉。

屠呦呦的贡献在于：

（1）为全世界几百万疟疾病人研制出新一代安全、有效的创新药，使防疟抗疟工作有了划时代的进展。

（2）在继承发扬祖国医药学的基础上，充分运用传统及现代科学、理论、方法、手段，提高了中医药的科研水平，推动了中医事业的健康发展，也推进了我国医药卫生事业的发展，使中西医药结合，中医药现代化、科学化，有了空前大发展，起到了很好的示范和推进作用。

（3）在中药研究的科研思路、理论、方法、手段等方面，充分体现了"古为今用，洋为中用""取其精华，弃其糟粕"的指导思想。从千百年来古人与疟疾斗争积累的宝贵经验中，从浩如烟海的经典著作、民间验方等伟大宝库中，经过不懈努力，江中淘沙，沙里淘金，从千百个复方、单方、古方、验方中找到有效物质，并精制成治病救人的好药——青蒿素。说明这项研究的方向是正确的，科研思路是合理的，理论方法、手段是科学的，为中医药未来发展树立了一个良好的榜样。

（4）这项研究成果说明科研领域中集体与个人，大兵团作战与小团队及少数专家的尖兵突击作用，应该合理解决，起到协同配合、优势互补作用。但是处理不当，也会发生干扰、迟滞等负面作用。这也说明我们过去的科研体制机制、领导指挥机制、评价体制机制、奖励机制等方面，有正面因素，对于获得重大成果起到支持和保障作用；但也存在一些缺欠和错误，起到拖后腿、埋没人才、阻碍正能量发挥和影响调动科技人员积极性的负面作用。

在屠呦呦荣获诺贝尔奖的重大时刻，我们也不无遗憾地暴露出一些问题，亟待解决。既应总结这次获奖的经验，也应认真总结存在的问题和教训，喜中有忧，不应忽视。

在科技领域要积极推进改革,创造更多、更好的有利条件,充分调动广大科技人员的积极性。建立科学的体制、机制,排除不利因素、干扰因素、负面影响,仍然是一项长期而艰巨的任务。

我国在自然科学(特别是医学、生理学)领域的诺贝尔奖,已实现零的突破,今后必将有更多杰出的科学家在更多领域创造出更多的奇迹来。

热烈祝贺所有参加人员的伟大贡献!

预祝我国中医药事业的发展进入一个新的里程!

祝祖国繁荣富强,科学发达,造福全人类!

(2015－10－05)

屠呦呦获奖,争论何其多

屠呦呦荣获诺贝尔奖,震惊全国,轰动世界,热议如潮,争论不休。不同人士,不同专业,不同角度,可以有不同看法。在学术上有不同看法,有争论很正常,"这个可以有"。

(1)"一有"即可,"三无"又何妨?有人在问,为何"三无"学者能获诺贝尔奖?获奖后,是否仍然"三无"?要不要变为"三有"或"样样有"?

屠呦呦之"有"贡献,对人类健康"有"重大贡献,仅此"一有"即足矣,何须"三有""样样有"?

(2)姓"中"姓"西",并不重要,治病救人才是硬道理。有人在问,青蒿素是中药还是西药?诺贝尔奖是中医药奖还是西药奖?中医是科学,还是不科学或伪科学?有兴趣的专家可以再争论一百年,但这些争论并不重要。重要的是,青蒿素是能够治病救人、安全有效的好药,是能够解除广大病人痛苦的好药。不断提高疗效,提高防病治病水平,是所有中药、西药工作者的共同愿望。何须争长短、比高低,把学术之争变成学派之争,甚至帮派之争?内战内行,外战外行,并不可取。

(3)个人贡献与集体的关系。每次评选总会引发集体与个人关系的讨论。各种各样的高论,令人眼花缭乱,都是无比正确,又不尽相同。

愚见是:①埋没、贬低、抹杀、否定个人的贡献是不对的;②夸大、拔高、虚报、冒领个人的贡献也是不对的;③忽视、贬低、否定集体的贡献是不对的;④用集体贡献掩盖、埋没、贬低、否定个人的贡献也是不对的;⑤用不正当手段争名夺利更是不对的。

诺贝尔奖是个人奖,而我国多为集体奖(也有个人奖或在集体奖中列有个人排名,涵盖个人奖)。两类奖项的对象、目的、作用、侧重点不尽相同,但无优劣之分,"都可以有"。争论的焦点问题是,关键不在于个人奖或集体奖哪个更好,而在于评奖是否实事求是、客观真实、公平公正合理。做得好,无论个人奖或集体奖都能发挥正能量,起到积极作用;做得不好,都会起到消极作用,产生负能量。过去,我国的评奖项目大部分是公平的,但也存在一些问题:有的获奖项目不够实事求是,不够客观真实,不够公平公正合理。有些贡献突出的学者由于无职无权而被排斥在外,有些并无多大贡献但有职有权者成为主要获奖人,排在前一二位,贪天之功,沽名钓誉。不公平、不公正、不合理,不起好作用,不能取信于民,难以服众。因此,集体与个人之争,关键在于实事求是、客观真实、公平公正合理,关键在于对集体、个人的贡献都应做出全面、正确、客观、公正的评价,防止用不正当手段争名夺利。当然,加强大公无私的品德教育,提倡无私奉献精神更重要。

(4)既不要"丑化",也不要"神化"。"金无足赤,人无完人",这个道理尽人皆知。有人提出,屠呦呦既非"足赤"又非"完人",努力搜寻她的缺点,甚至丑化。也有人崇拜到了"神化"程度,要筹建"屠氏故居",引人朝拜。国内已经有了很多药王庙,是否还要修建"药王奶奶庙"? 屠呦呦是位值得尊重的科学家,对她的任何丑化或者神化都是不应该的。对她应该多尊重、多支持、多爱护,给她一个轻松、愉快、安静的工作环境,少一些干扰,少一些压力,比什么都强。

(2015 - 10 - 08)

欢迎澳大利亚对300种中药进行研究

澳大利亚一些大学及科研机构将联合对300种中药进行研究。这对于提高中药研究水平、提高中药质量、确保用药安全有重要意义,对于促进国际学术交流、提高外国人及外国医学界对中药的正确认识也有重要意义。因此,对这项大兵团作战的重大研究项目应该表示欢迎和予以关注,但同时有些问题需要注意。

一、研究对象的选定应该科学、合理

(1)作为研究对象的300种中药,首先应是"合法"中药,是我国食品药品监督管理总局正式批准、发给新药证书或生产证书的合法中药。否则是非法的假冒伪劣产品,不准生产、销售、使用,当然也不能用于研究,因用假药做研究,不可能获得正确结果和正确结论。

(2)300种中药应是"合格"中药。300种中药必须符合我国主管部门颁布的中药质量标准,违者是不合格产品,属假冒伪劣药(包括合法不合格的产品),一律禁止生产、销售、使用,当然也不能用于研究。用不合格的劣质产品做研究也不能得出正确结果和正确结论。

(3)300种中药均应列出药名、完整的处方、生产药厂、销售公司,是治疗药(处方药或非处方药)或是保健品(保健食品)。要确保研究对象是合法、合格的中药,并应以治疗药为主。

(4)应通过正常渠道获得研究对象(300种中药)。应从各药的生产药厂或是有资质的医药公司,通过合法渠道获得,以保证300种中药都符合研究工作的严格要求,都是合法、合格的中药(治疗药)。

(5)在澳大利亚3所大学联合研究26种中药的报道中,多数不符合上列要求。①26种中药均未列出药名、完整的处方、生产药厂,是治疗药还是保健品,是合法合格中药还是假冒伪劣产品。26种中药只能肯定研究对象是中药制剂(中成药),包括胶囊、片剂、茶饮及流体制剂等剂型,不是药材、饮片、原料药,而无法肯定这些研究对象里有多少是假冒伪劣产品。不能用于研究,不能获得正确结果和正确结论。②收集26种中药的途径不合要求,不能保证研究用药的可靠性。该项研究报道称"26种包装好的中药样品购自澳大利亚的零售药店和中医医师,部分药物通过网络购自国外"。"零售药店"是有资质的药店,还是超市或街市上的中药铺?"中医医师"是中医大学毕业,或是师带徒,有资质的、有执业证书的中医师,还是没有资质、没有执业证书的冒牌中医?而网络购自国外的中药更不可靠。这些研究用药的来源、渠道不能保证是合法合格可用于研究的中药样品,不能保证研究结果的可靠性、结论的科学性。

总之,用于研究的中药必须有严格的选择标准与控制措施,不能用假冒伪劣产品作为研究对象,更不能用假冒伪劣产品的研究结果做出中药"不适用于人类"的结论。

二、评价标准的合理性

中国与澳大利亚的中药标准不完全相同。例如:我国有些经主管部门批准的动物(包括个别特批的二级保护动物)可以合法地用于中药,如熊胆汁、梅花鹿的茸和角、牛角、羊角、犬、树蛙、蛇等,不是非法成分;而在澳大利亚则禁止动物入药,属非法成分。又如:该研究报道提到"表 2 列出的 13 种中药中共检测出 18 种不同的毒性成分",这 18 种"毒性成分"是对乙酰氨基酚(扑热息痛)、水杨酸、华法林、氯胺那敏、地塞米松、布洛芬、西地那非、茶碱等。这些"毒性成分"是合法西药(化学药),我国并未将这些合法西药列为"有毒成分",但是明文规定这些西药不准加入中药。此外,马钱子碱(士的宁)、伪麻黄碱等,是中药固有成分。马钱子、麻黄是合法中药,可合法使用,但要严格控制使用、限量使用,而不是一律禁用,与澳大利亚规定不同;砒霜、铅是合法中药,可以合法使用,但要严格控制使用及剂量,特别是所含砷、铅等含量有严格限制,而不是一律禁用。

由于 26 种中药研究所用的中药大部分不合要求,甚至是假冒伪劣品,故研究结果及结论不能代表中药的真实情况。在假冒伪劣品种中含有"非法成分""有毒成分""不适用于人类"等是完全可以理解的。总之,一切假冒伪劣中药都不适用于人类是完全正确的。但是,不能将假冒伪劣产品的研究结果强加于所有合法合格的中药。

三、建议

谨对澳大利亚国家健康与医疗研究委员会资助的 300 种中药研究提出两点建议。

(1)不要用假冒伪劣产品做研究。

(2)研究结果的分析、评价及结论要慎重。应注明:根据澳大利亚标准,300

种中药有多少非法成分不适用于人类,存在哪些问题? 另外,根据中国标准,300种中药中有多少非法成分不适用于人类,存在哪些问题? 两者对比,得出更客观、更科学的结论。

预祝澳大利亚科学家们的这项研究工作圆满成功!

(2015 - 12 - 18)

对《中医药法》的建议

经过30多年的努力,《中华人民共和国中医药法》(以下简称《中医药法》)的征求意见稿终于问世,这是中医界的大喜事。《中医药法》为何如此难产? 原因是多方面的,一个重要原因是立法的主旨不清,是"管理法""保护法",还是"发展法";是三法分立,还是三法合一;何者为主,何者为辅? 不明确,有争议。现在公布的征求意见稿是管理、保护、发展整合为三合一的《中医药法》,符合国情,符合中医特点。今后可能需要有些"子法""相关规定"等相继出台。

对于《中医药法》征求意见稿,提出一些建议供参考。

(1)名称:从古至今,"中医"的广义解释包括中医、中药及针灸等。清朝有"太医院"不是"太医药院";中华人民共和国成立以后卫生部有中医处、中医司、中医局,全国有中医研究院、中医学院等;直至"文化大革命"后兴起一股"加药"风,即一律更名为中医药局、中医药研究院、中医药学院。《中医法》也改名为《中医药法》。但是,此风未进入西医系统,未改成"中国医学药学科学院""军事医学药学科学院""协和医科药科大学""首都医科药科大学"。中医立法,应为宏观大法,取广义解释,"中医法"包括了中药、针灸等内容,不必另加"药"字成为"中医药法",其他"中医药"机构,也应改回"中医局""中医大学""中医科学院"为妥。

(2)《中医药法》几个新名词,尚须推敲。①"传统中医师"。中医学是传统医学,其医生均应为传统医生。过去,"中医师"不分"传统中医师""现代中医师"。这几种名称的定义、标准、区别,以及权利、义务、职责、社会定位、职称定级等需有进一步说明。中医师的资格认定大概有两大类:"科班出身"的中医师,包括中医药大学、大专、中专毕业的学生,以及师带徒传承中医师、名师带徒三年通过考核出师的中医师。"非科班出身者",如民间草药医,有一技之长的游医,自学成才、短期培训或短期师带徒,以及有些单位自己培训或农村"赤脚医生"等,他们有一定实践经验,掌握一定的医疗技术,在基层可做些初级医疗工作,但是没有正规资历,在过去不能成为合法医生。今后,对这部分人可能放宽政策,允许参加执业医师考试,合格者可合法执业。但是这类医生称之为"传统中医师"是否合适,是否会造成社会误解而认为所有中医师都是非科班出身、非正规的医生? 这类医生定位为"医士"相当于中专毕业生"医士",是否更为恰当? ②"农村中医师"。是否还有"城市中医师",两者有何区别? 过去农村"赤脚医生",由当地农民经过短期培训而成为农村卫生员,为当地广大农民服务。"农村中医师"是"赤脚医生"的发展与提高? 在当代应提高到中专水平,定位为"医士",是否更好一些? 要避免两种误解:一是任何中医师(包括科班出身的或"高级职称的中医师")到农村去工作均称为"农村中医师";二是误认为当代的"农村中医师"就是过去的"农村赤脚医生"。农村中医师应该是始于"赤脚医生"、高于"赤脚医生",达到中专医士水平,应该允许他们参加执业医师考试,达到标准者,可以合法行医,未通过考试未取得执业证书者,不得擅自行医,故"农村中医师"的名称需要推敲。

(3)《中医药法》中肯定了"中西医结合",使之合法化,但是,有关中西医结合的政策、法规、标准等相关问题只字未提。中西医结合在中医院或西医院的地位、作用及未来发展等,是否应该有一些基本的、原则性的法规条文?

(4)《中医药法》规定,"中医药预防、保健、医疗、服务,应当以中医药理论为指导,应用中医药技术方法"。此阶段后建议增加:"必要时配合应用现代医学方法。"因为在危急重症、严重中毒、外伤等急救时,需要中西医结合,多种措施并用,才能发挥最好的治疗作用,不应只限于使用"中医药技术方法"。

(5)"传统中医诊所"的定义、标准、要求、职业范围等与一般的"中医诊所"有何区别? 是否还有"现代中医诊所"?

(6)中医师(特别是传统中医师、农村中医师)能否合法地使用西药及西医诊疗技术? 未经系统学习中医的西医,能否合法地使用中药及中医疗法? 有何原则性规定?

(7)医院制剂需要审批,批准后仅限于本院使用,能否在其他医院使用或进

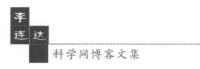

入市场？

（8）中药制剂（中成药）近年分化为"传统中药"及"现代中药"。前者指饮片配方的汤剂，未经精制的丸、散、膏、丹，古方古制的中成药。可否放宽限制，降低审批标准，允许进入市场？与经过现代制药技术精制、提纯成有效组分或成分的"现代中药"，在审批、生产、流通、使用等方面，应有所区别，前者从宽、后者从严。

（9）中药发展，特别是中药新药的有关问题，应与食品药品监督管理局密切合作，制定合作与分工的原则及相关法规，形成合力，共同推进中药的发展。

（10）在中医院、西医院、综合医院，以及不同地区、不同条件下，贯彻执行《中医药法》，应该具体情况具体分析，大法相同，细节有同有异，不宜一刀切。

以上建议，仅供参考。

（2015－12－24）

某中医院的一件怪事

某中医院的某研究室规定：在国外发表一篇 SCI 论文奖励 10000 元，在国内发表一篇学术论文奖励 500 元。但是，有的老专家的师承博士后在国内主要学术刊物上发表的师承学术论文，竟然每篇只能算"半篇论文"，非但不予奖励，还要扣年终奖金。

崇洋媚外到了如此严重的地步！特别是发生在中医机构，不得不令人感到震惊。这不是一个单位、几个人的个别问题，而是广泛存在、泛滥成灾，对我国人才培养及科学事业发展构成了严重的危害。问题发生在下面，根源在教育部、科技部及有关主管部门，关键在于评价标准不合理，亟待改进。

党中央、国务院曾多次做出重大决策并出台一系列政策法规，明确指出要发展中医药事业，加强人才培养。然而，有些主管部门、主管官员及专家，对中央指示置若罔闻、拒不执行。对于有些长期危害我国科技事业发展、危害中医事业发展的干扰因素，未能采取有效措施，及时加以纠正，听之任之，甚为不妥。

（2016－02－23）

读《美国的中医中药》

许培扬教授在《美国的中医中药》博文中真实客观地介绍了中医中药在美国的现状，以及美国有关的政策、法规，纠正了一些错误的谣传。

中医中药走向全世界，为全人类服务，是所有中医药工作者共同的愿望，并为之而努力。国家的重视，社会的需要，民众的支持，中医药工作者的努力，使我国中医药事业有了空前的发展。

一方面，我们不赞成全盘否定中医药、消灭中医药。几千年来，人类与疾病做斗争的宝贵经验，在大量经验积累过程中形成的"经验医学"，在治病救人、防病治病、保护人类健康等方面发挥了重要作用。随着社会的进步、科学的发展，中医中药也在努力地向科学化、现代化、标准化、规范化发展。任何科学领域都是由古老的、不完美的、以经验为主的"古代科学"向更先进的、更完美的"现代科学"发展，中医药也不例外。传统的中医学向现代化的中医学发展也是必由之路，但是不能求之过急、过苛，需要一个艰苦的漫长的过程，需要中西医药、各学科、各领域、多方面的共同努力。

另一方面，我们也不赞成狂妄自大，自吹自擂，夸大宣传，欺瞒公众。特别是一些官方人士、有影响的学者，应该听真话，介绍真实情况，不要信口开河，谣言惑众。不论是为了突出政绩，还是为了商业利益，推销商品，都不应该编造虚假不实的情况。

人民需要讲真话，了解真实情况。既不要往自己脸上抹黑，也不要违心贴金。有成绩要充分肯定，有不足或缺欠应认真反思、奋起直追。

许教授美国之行，从多方面进行了深入、客观、真实可信的调查与介绍，对于国人了解国外的真实情况颇有帮助。希望能够扩大影响范围，编辑成册，广为发行。

(2016－02－29)

喜迎《中医药法》三十而立

《中华人民共和国中医药法》(以下简称为《中医药法》)历经三十年，终于在

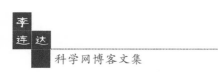
2017 年 7 月 1 日开始执行。这是中华人民共和国成立以来第一部系统、完整的中医药法，涵盖了管理法、保护法及发展法等多方面内容，将进一步推进我国中医药事业的发展。《中医药法》的贯彻执行有些问题尚须明确，有些实施细则、具体办法及有关规定尚须进一步修改、补充、完善。

一、中医方面

（1）中医资格及执业标准的认定。民间医、民族医、草药医、赤脚医生及有一技之长的非正规培养医生，以及师带徒的基本条件及执业资格的认定等，应有详细、具体、可行的标准及规定。

（2）中医用西药、西医用中药，"西病中治""中病西治"等是否合法；在什么条件、什么情况下，如何掌握，应有明文规定。

（3）中医诊所及中医生"超出备案范围开展医疗活动的"要受到行政处罚，甚至法律制裁。"备案范围"的定义、范围、内容应进一步明确。中医用西药、用某些西医诊疗技术，是否超范围？中医开展保健食品、药膳、美容、代售中药或自制中药制剂，是否超范围？在特殊情况下中医内科医生做手术，外科医生接生，跨科医疗，是否超范围？正常情况下不应超范围，但在特殊情况下，紧急、意外事件等，是否允许特殊情况特殊处理？只要不以营利为目的的超范围活动，是否允许区别对待？

二、中药方面

（1）古代经典名方的优选。我国历代古典医籍及古典名方数以万计，如何优选是个难题。《中医药法》中有一些笼统的原则性规定，但在具体执行时难于掌握、随意性大。应制订科学、合理、切实、可行的优选标准、实施细则，提名、审评、公示，广泛征求意见，最终确定名单，并应定期修改、增删、完善。

（2）古代经典名方的中药复方制剂，在申请药物批准文号时，可以"仅提供非临床安全性研究资料"。药物非临床研究只能为临床研究及临床应用提供参考，奠定基础，不能取代临床研究。因此，还应该提供可靠的临床用药安全有效的依据。能做前瞻性 II 期临床试验更好，至少应提供回顾性临床总结报告。大部分可以免做 I、III、IV 期临床试验，但是药性猛烈、含有一些毒性药材的复方制剂,则应具体情况具体分析,区别对待,不能一刀切。

(3)医院制剂情况复杂、问题较多。①医院制剂的处方来源,来自名老中医、一般中医、非医务人员或验方、秘方等,应有一些规定及审查认定标准。②应说明医院制剂已用多久,有多少病例,有无临床总结,是否安全有效。③"医院制剂仅用传统工艺制成的制剂,只向当地主管部门备案即可,不需获得制剂批准文号",此条规定掌握不好可能出现混乱。因此,对于只需备案、不需批准文号的医院制剂应有一些基本的规定与要求,不能失控。④医院制剂应限于本院使用,是否可以在其他医院使用,可否作为商品药市售,可否跨出本地区行销全国,可否进入医保目录公费报销,应有一些明确规定。

三、第五十一条

"开展法律、行政、法规规定的评审、评估、鉴定活动,应成立中医药评审、评估、鉴定的专门组织,或者有中医药专家参加。""或者"二字应改为"必须","必须有中医药专家参加"。

《中医药法》还涉及教育、科研、国际合作等多方面问题,需要制订一些实施细则、标准,以及管理办法等。不再赘述。

新年快乐,健康长寿!

(2017－01－03)

中医的发展

新药研究

新药研制的"优效原则"

新药的安全性、有效性及使用价值必须优于已上市的同类药物，才能批准生产、推广应用，这是国际公认的原则。新药Ⅲ期临床试验就成为最关键、最难通过的最后一关。据牟一（《中国科学报》，2014 年 7 月 30 日）介绍，"路透社报道 2008—2010 年有 55 项新药研究，止于Ⅲ期临床"，以失败告终；2014 年上半年又有十多个新药研发，止于Ⅲ期临床，以失败告终。我国有十多个中药制剂申请 FDA 注册，有些正在做Ⅱ、Ⅲ期临床试验，最终能有几个获准注册，尚难预测。

国外研制新药的Ⅲ期临床试验需要观察 1000～3000 例病人，耗费 3 年以上时间，投资 3 亿～5 亿美元。药物Ⅲ期临床试验失败的判定标准是新药的安全性、有效性及使用价值不能优于已上市的同类药物。很多西药（化学药、生物制剂）经过大量比较药理学及长期大量临床应用对比研究，优选出最安全有效、最好的药，学术界公认、官方认可并确定为"首选药"及"一线用药"，同时确定为新药临床试验的阳性对照药。新药必须全面或在某些方面优于阳性对照药，才能通过新药审查，批准注册、生产、销售。

我国新药研制也很重视"优效原则"。西药可参照国际惯例及公认的标准进行。但是，中药新药的"优效原则"很难掌握，最大的困难是各类中药没有学术界公认、官方认可安全性、有效性及使用价值最好的"首选药""一线用药"可以选作阳性对照药。例如：治心脏病的中药制剂有 300 多种，治疗感冒的有 200 多种，由于国内缺少严谨的对比研究，至今不清楚哪个药是"首选药""一线用药"，是学术界公认、官方认可的阳性对照药；没有合理的阳性对照药，如何判定新药是否优于已上市的同类药，Ⅲ期临床试验结果能不能成为批准新药生产的可靠依据？

目前，中药阳性对照药的选定缺少严格的对比研究及可靠的科学结论，多半是"王婆卖瓜，自卖自夸"。哪个药厂的宣传能力、推销能力、商业运作能力及公关能力强，在官方及学术界有背景、有后台，能获得各方面支持，或是借官员、学者、洋专家及其他国外力量，抬轿子、吹喇叭，自封为"首选药""一线用药"，并成为阳性对照药。如何保证Ⅲ期临床试验结果的可靠性？例如：以冠军李娜作为我国优选网球球员的标准，凡是能战胜李娜者，即可入选国家网球队，这是合理的。但是，如果从未举行过比赛，不知道谁打得最好，谁是冠军，就以著名相声女演员为标准，凡是能战胜她的，即入选国家网球队。如此优选的运动员，岂能成为新一代的国手？因此，选出最好的"首选药"作为阳性对照药，是Ⅲ期临床试验成功的关键之一。

我国各类中药的"阳性对照药"至今尚未完全解决。主管部门进行了大量工作，试着制订一些标准。例如：是否做过上市后临床再评价；是否进入《国家基本药物目录》《国家医保药品目录》；是否经过长期、大量临床实践，有多方面可靠的证据证实该药确是安全有效，有使用价值，符合"首选药""一线用药"的标准，可成为学术界公认、官方认可的"阳性对照药"。保证药物临床试验的科学性、可靠性，为审批新药提供可靠的科学证据。

中药新药的"优效原则"是合理的，但是问题复杂，难度很大，至今尚未妥善解决。尚须不断努力，使之规范化、标准化、法制化，以保证新药Ⅲ期临床试验结果的可靠性。

（2014 - 08 - 04）

新药审评的建议

新药审评关系到我国新药的发展创新，关系到广大病人的防病治病和医疗卫生事业的发展。过去做了大量工作，审评了大量新药，在治病救人、防病治病方面起到了重要作用。成绩是主要的，应该充分肯定，但是也存在大量问题。

一个突出的问题就是，2008 年积压了 20000 多个品种，最后来一次大杀大砍，清仓大处理。时隔 6 年，现在又一次积压了 20000 多个品种，审不完，批不出去，是不是再来一次大杀大砍清仓处理？这样周期性的积压，被迫进行的清仓处理，不是长久之计，给国家、各科研单位、各生产企业，造成大量不应有的人力、物力、财力和时间的浪费，后果很严重。

2008 年积压了 20000 多个品种，每个品种的科研费约 200 万元，就有 400 多亿元的投入，再加上人力、物力、时间的投入，而最终只有一小部分批准投产，大部分被否决或搁置。这就意味着上百亿的损失，有些药厂被迫停产，甚至破产，不仅仅是药厂、科研单位的损失，也是国家的损失。现在又积压了 20000 多个品种，科研费投入不止 400 亿元，可能更多。如果这一批积压品种最终只有少数能够批准生产，大多数被继续积压或者被砍掉，那么损失将会更加严重。因此，在审批新药问题中，周期性的大积压给国家、人民、科研单位及企业带来的损失是无法估计的。更重要的一点是，审批过程不正常会严重影响各科研单位及各企业研发新药的积极性。很多研究单位或生产企业已经不再搞新药研制。这样下去，对于我国新药的创新发展将产生巨大的消极影响。因此，这个问题应该尽快从根本上解决。

新药审评的周期性大积压，其根本原因在于"进""出"不平衡。"进"多"出"少，逐渐积累就形成了大积压。FDA 执行的是"宽进严出"——申请新药从宽，批准新药从严。该批准的就批准，占有一小部分；不该批准的就及时否决，占有绝大部分，甚至有 90% 以上的申报品种都被否决。因为它能够果断、科学、合理地肯定或否定所有的审批品种，所以申报多少、批出去多少（包括批准的和批驳的）较清楚。因此，它不存在大量积压问题。

我国在新药审评过程中，最初是"严进宽出"，申报新药很严，但是做完所有工作，特别是 III 期临床试验以后，绝大部分都批准生产。申请严，批准容易，不存在积压问题。以后逐渐发展为"宽进宽出"，申报新药很容易，批准也很容易，基本上是报多少批多少，也不存在积压问题。但是出现了一个问题——一年之内批准的新药证书达到几千份，甚至上万份，出现严重混乱状态。官商勾结，钱权交易，横行无忌，一批官员倒了下去。因此，后来又纠正这种情况，形成了"宽进严出"，申报从宽，一年可以报几百件几千件新药，但是批准从严，能够批准的是极少数,大批药物没有批准生产,但是也没有及时否决退审,而是大量的药品处于留尾巴补工作,既不批准也不否决的长期积压状态。这样就形成了大量积压,2008年居然积压了20000多个品种。这20000多个品种绝大多数是既不批准也不批驳,既不肯定也不否定,长期积压,没完没了地要求补工作。

当时有人提出一个理论,叫作"举枪不发,等待自杀"。就是有些品种不合要求,不能形成新药,但又不肯明确指出,给予否决,而是"举枪不发",没完没了地提问题、补工作,甚至拖延七八年,补了几十次,仍然是不批不否。等待厂家自动撤销申请,自愿地"饮弹自尽"。而这些厂家,又不甘心"自杀",这样就形成了大量品种的积压,既不批准又不否决,压了20000多件,最后没有办法,就采取大杀大砍,集团处理,20000多件只有极少部分批准生产,绝大部分被否决或者继续积压。这次事件后,"进""出"问题仍然没有解决,以后有些品种仍然不能果断地批准生产或否决退审。

经过几年积压,又一次形成周期性的大积压。说明根本问题是"进""出"不平衡,多进少出或只进不出造成的后果。这个根本问题不解决,只解决一些枝节问题、次要问题,将来很难避免再次出现周期性的大积压。就如同菜市场成堆处理积压的西红柿、白菜,清仓大甩卖。这种做法如何保证新药审批的科学性、严谨性、准确性、公平合理? 这不是解决问题的上策,是不得已而为之的下策,不应成为常规方式。这种做法不仅给研制单位、药厂造成了极大的损失,而且也给国家的医药健康事业发展带来了很大的阻力,造成了很大的不良影响,将使我国新药发展陷入低谷,陷入很不正常的状态。

为什么会出现这种问题? 大概与一个规定有关。据说,有个规定:谁批准的药或否决的药,谁要终身负责。审错了、批错了,要终身负责。看起来很严格、很科学、很合理,但是不可能。因为,一种药在申报的时候,虽然做了大量研究工作,审批的时候,也只能根据所做的工作进行审评,评论药物是否安全有效,能不能治病救人。但是研究工作毕竟有限,临床观察的也就是几百例几千例,而进入市场以后,要几万例几百万例地大规模临床使用,很多在研制时期没有发现的潜在问题会逐渐暴露出来。有很多新的问题会出现,这是审评人员无法预测的,不能要求他们在审评的时候就能预测到十年二十年以后这个药物可能出现的新问题。正如有的病人要求大夫看一次病以后,要保证他一辈子不长瘤子。这怎么可能？医生看一次病，只能解决这一次的治疗问题，怎么能保证他一辈子不长瘤子？同样地，新药审评人员也只能保证这一次审评很严格、很科学、很准确，不可能保证这个药在今后十年二十年不会出现新的问题。

再一个问题就是由于这个严格规定，给所有审评人员（包括官员及专家）戴上了一个很严厉的金箍，使他们既不敢批准，也不敢否决，不敢大胆批药，不敢做出果断的判断，唯恐批准的药出了新的毒性或不良反应，出了新的问题要终身负责；不敢否决一些药，唯恐今后又发现这个药有新的治疗作用、更有价值的作用，否决错了，也要承担全部责任。因此，造成审评人员不敢承担责任，不敢果断地做出决定，出现审而不决、决而不批，把大量新药压到库房里，要求没完没了地补工作。结果积压了20000多个品种，就算是再采取大杀、大砍、大清仓的办法把这20000多件处理了，那么，如何保证今后不再发生周期性大积压？

因此，解决新药审评品种积压问题，要从根本上解决，不能只抓枝节问题。"进"的问题应该宽到什么程度，应该有科学的标准。门槛怎么定？条件怎么定？符合什么条件可以"进"，不符合的就劝退。在"出"的时候，无论是批准还是批驳，也应该有科学、合理的标准。过去，有的时候，批准或批驳的标准不够合理、不够科学、不够全面，带有很大的随意性——以人代法，以言代法，根据某些人的看法做出结论。因此，为了保持"进""出"平衡，应该制订更详细、更科学、更具体、更合理的标准——审评标准、批准标准、否定标准等。

此外，新药审评应该抓重点、抓关键，而不是抓枝节问题，甚至喧宾夺主。在审评新药的时候，是否安全有效、能否治病救人，是首要的关键问题。必须是疗效好、安全、能够治病救人的药才能批准生产。但是过去审评中有一种趋向，往往对这个药是否安全有效、能否治病救人不太重视，而重视的是，实验研究是否高、精、尖，写的文章是否达到SCI水平，这些研究是否获奖。把这些作为首要的审评标准，而是否安全有效、能否治病救人，反而放在次要地位。这样就出现了一些不正常的现象——过去有的批准的新药，科研水平很高，方法、手段、指标很先进，实验做得很漂亮，论文是高水平的甚至获奖的，但是上临床以后，疗效不好，没有使用价值。这样的新药被批准以后，会造成很坏的影响。因此，今后审批新药的时候，一定把首要重点放在安全有效、治病救人上，其他一些问题应作为辅助的、次要的，不能喧宾夺主，不能以次要问题代替主要问题。

2015 年 7 月 31 日，"国家食品药品监督管理总局关于征求加快解决药品注册申请积压问题的若干政策意见的公告"发布，共有 10 项规定，都很重要。其中，第一、二、三、四、五项及第十项很正确，应该贯彻执行，但与品种积压无必然联系，无论有无积压都应执行，而且执行了这几项规定不一定能完全预防"审不完，批不完"的周期性大积压问题。第六、八两项是对已发生品种大积压的善后处理，但不能预防下一次大积压，也不应成为常规工作方式。第七、九两项可提高审批效率，有助于防止品种积压的再次发生。应认真贯彻执行。

关于中药问题，这个文件里面基本没有考虑。没有考虑中药的特殊性，需要制定一些特殊规定。比如，中药往往一个方子加一味药就是一个新方子，减一味又是一个新方子，加加减减这些改进，是作为新药，还是作为低水平重复？这个问题应有合理规定。

新药审评要求优效性，新药必须优于老药，但是中药的老药很多，没有标准药，不像西药，每一类药都有"首选药""标准药"，跟它比一下，优于它就可以。中药没有标准药，跟谁比？所谓中药的优效性往往是主观臆断，带有很大随意性，缺乏客观标准。所以，中药的入门标准怎么定，怎么严格，怎么提高门槛？另外，中药的出口怎么考虑？具备什么条件的情况下可以批准，什么情况下应该继续做工作，什么情况下应该果断地否决？这些标准有待完善，有关中药的问题，应该专题考虑。中药有一些传统的古方，用了几千年。这些药是不是可以放权？是不是可以由地方的药监局批准生产？还有医院制剂，如何合理地扩大使用范围，发挥更大的作用，但是又要防止一放就乱？像这样一些问题，需要专门考虑。建议，由国家中医局和药监局组织专门讨论改善有关中药的新药审评问题。

以上建议未必正确，仅供参考。

(2015－08－10)

新药审评需要"一审二帮"

早在 1987 年新药审评办法公布后，我曾大力提倡新药（特别是中药新药）的审评工作需要"一审二帮"。"一审"是从严审评，在重大原则问题上绝不通融。"二帮"不是帮助走后门,蒙混过关,而是帮助申报新药者深入了解新药研制及审批有关政策、法规、标准,以及各项研究的基本要求,各种申报资料的技术标准。在学术上、技术上进行宏观指导,使申报单位少走弯路,也使审批工作在"审"与"帮"两方面发挥作用,有利于新药研制与审批工作的健康发展。

一、为什么提出"一审二帮"?

在新药审评办法公布时,我国一些科研单位特别是药厂,对新药研制与审评的政策、法规不够了解,对技术要求及标准不够熟悉。有些高水平科研单位,完全按照科学研究而不是新药研究的特点进行工作,申报材料学术水平很高,方法指标很先进,实验结果很漂亮,学术论文水平也很高,评个国家科技进步二等奖当之无愧。但是,申报资料不符合新药审评要求,该做的工作未做或做的不合要求;不必做的工作,大做特做。结果不能通过审评,需要补做很多工作,甚至大部分要重新做,这个问题在中药界尤为严重。正如有的高考学生,成绩优秀,满腹经纶,理应高分录取,但是答卷时不符合考题要求,该答的未答好,不必答的却十分精彩,答非所问。结果是一肚子学问的高才生,却名落孙山,未能被录取。在新药研制及申报过程中,这样的高水平学术研究因不符合新药的特殊要求而一败涂地者,并非罕见。因此,当时的有些官员及专家同意"一审二帮",指导一些研制单位及药厂按照政策、法规、技术标准及新药申报资料的特殊要求,做好整体研究设计和每一项试验的具体计划,顺利完成各项工作,甚至一次报批即获批准,使我国新药研制及审批工作健康发展,更加法制化、规范化、标准化,避免了很多弯路和人力、财力、时间的浪费。

二、新药研制及审评与其他学术研究有何区别?

新药研究以应用为目的,以治病救人、安全有效为首要目标。所有研究工作申报资料及评审标准,都必须直接或间接为此主要目标服务。研制重点及申报资料必须充分证实新药的安全性、有效性、质量可控性,而对与此无直接关系的其他学术研究内容不做硬性要求。但是,不能以其他高水平研究取代新药研制的最基本要求,新药研制要求几十项工作全部"及格",任何一项不合要求都不能通过审批,这与其他研究要求一点突破,而不要求全面突破不同。不能违反有关政策、法规、技术标准以及各项申报资料的具体要求。那么,是否遵照有关规定做工作、报资料,就能符合申报要求? 事实并非如此。

(1)有关新药研制及审批的政策、法规、技术标准等,多为宏观的、普遍性、通用性的原则性规定,不可能具体详尽,也不可能对新药品种都有详细规定。

(2)新药审批工作中"朝令夕改"时有发生。主管部门根据工作要求经常出台一些新政策、新规定、新要求、新标准。很多研制单位、药厂对这些不了解、不熟悉、不能很好掌握,因而走弯路,甚至被否决者时有发生。因此及时的"一审二帮"十分必要。

(3)根据工作需要,特别是一些新情况、新问题,"朝令夕改"还常发生于"内部精神""内部规定""内部共识"等,只有内部掌握,既无明文公告,也无处可查,更难掌握。例如:在 2006 年一年全国批几千个新药证书,而在 2013 年只批几十个新药证书,如此剧烈的变化,新药审批的政策法规技术标准并无重大修改,主要是一些"内部规定"的结果。因此,没有明文规定的"朝令夕改"更难掌握、更难执行,给新药研制和报批带来更大的困难。也说明及时的"一审二帮"的必要性,对于少走弯路,减少一些不必要的损失,是很重要的。

三、非学术因素的影响

由于主管部门曾发生一些经济大案,新药审评部门成为最敏感、最受关注、风险最大的部门。有关官员及专家,如履薄冰、如临深渊、"瓜田李下",避之犹恐不及,在与研制单位、药厂或有关人员接触时,面无表情,一副神圣不可侵犯、拒人于千里之外的判官相,甚至在局里开会时,师生见面不打招呼,只能偷偷点头示意,会后无人时再热情打招呼。

在这样的紧张高压气氛下,能做好工作吗? 能不得高血压吗?

为了正常工作,进行"一审二帮","官民"双方的正常接触与合作是必要的,为官清廉在于实质,不在于形式。即使官民完全隔离也未必能防止"老虎"再生。加强药审办官员、审评专家与研制单位的正常合作(当然不是钱权交易),特别是对研制单位、申报单位的指导工作是很必要的。我曾见一些领导,和蔼可亲,官民一家,一副为民服务的公仆形象,但是在执法时铁面无私,在原则问题上寸步不让,值得敬重。

希望在药监局里能够多一些生动活泼、和蔼可亲、团结合作,而又执法如山、公正廉洁的公仆。

新药研制与审批工作的改进与完善,势在必行。涉及药政、药监、药检等多方面的体制机制改革工作,需要通盘考虑,全面布局。

以上谬论,仅供参考。

(2015 - 08 - 13)

对中药发展及新药审批的建议

随着社会的发展、科学的进步,人民对医疗保健工作的要求日益提高。由于我国中医药事业的发展及中药的特殊性,中药发展及新药审批方面的有些问题需要不断改革、完善、发展、创新。国家食品药品监督管理总局正在广泛征求意见,对有关政策、法规、标准进行修改、完善,使之更适合我国国情及中医药特点,更有利于中医药事业的健康发展,更有利于我国人民健康水平的提高。特提出一些建议,供参考。

建议将中药分为"传统中药"及"现代中药"两大类,两者的特点、审批、监管及合理使用,有同有异,应该有共性要求和个性的标准,以及有关政策、法规的规定。

一、传统中药

传统中药是古方、古药、传统生产工艺、传统制剂(中成药)、传统剂型(丸、散、膏、丹),在传统中医药理论指导下,传统的功能主治(包括现代的适应证),传统的用药规律,以及符合传统中药的特点、标准、政策、法规。传统中药不是"新药",不适用于新药审批办法、标准及有关规定。但为了防止混乱,应制定传统中药的标准、注册、审批、监管等有关规定,而不是放任自流、严重失控。

古方:以何朝、何年为界?清末以前的方剂达几十万种,不能全部列入古方优选目录,享受古方审批的"优待"。不能将所有古方都列入优选目录,只能优选部分古方古药列入传统中药的优选目录。如何界定古方的优选标准及范围是个很复杂的问题。日本只限于秦汉时代张仲景《伤寒论》《金匮要略》中的

200 多个古方,而其他年代、其他古籍所载古方,不包括在内,未必合理。

建议优选古方的原则是:

(1)清末以前,著名古籍所载,有方有剂(中成药制剂),有长期大量用药经验证实其安全有效,特别是近百年仍然广泛应用的古方制剂。

清末以后的方剂,未载入重要名著,有方无剂(有处方但无中成药制剂者),没有长期、广泛、大量应用,无法证实其安全有效者,以及近百年来已被淘汰,很少应用者,不宜列入传统中药的优选目录。

(2)传统生产工艺,应指传统的炮制、提取、制剂及剂型,以提取物或多种成分的混合物为主,以丸、散、膏、丹及改进剂型为主。而抛弃传统工艺,完全按化学药生产工艺,精制提取,制成有效成分或组分为主的,具有化学药特点的中成药,应属现代中药范围,不应列入传统中药享受"优待"。

(3)传统剂型及给药途径,应以口服、外用、丸散膏丹及栓剂、洗剂、膏剂等剂型为主。而注射剂、体腔内给药等新剂型及新给药途径的中成药制剂,应为现代中药,不应列入传统中药。

(4)应在传统中医药理论指导下,确定功能、主治、用药规律及注意事项。为了帮助有些中西医结合医生及西医医生合理使用中药,可在功能主治之后附加西医病名的适应证。但是完全抛弃传统中医药理论、完全根据现代医学及化学药理论研制和使用的,以提纯有效成分或组分为主的制剂,则不应列入传统中药,而应列入现代中药或化学药,并按照"新药"标准及审批原则进行审批。

(5)医院制剂,凡是在传统中医理论指导下,以古方为基础,经名老中医、高水平的中西医结合医生在长期大量实践中加以改进(包括处方、制药工艺、剂型、功能主治、适应证等方面的改进),经主管部门批准为临床制剂,有 5 年以上临床使用经验,并有大组病例临床研究,达到Ⅱ、Ⅲ期临床试验标准者,可有选择地列入传统中药,享受"优待"。

(6)凡是方剂中含有"大毒中药"(以卫计委颁布名单为准),或新发现有严重毒性者,不应列入传统中药优选名单。

(7)凡是方剂中含有国家公布的Ⅰ级保护动、植物者,应改进处方,去除Ⅰ级动、植物药,并证实改进方与原方具有相同疗效者,方可列入"传统中药"优选目录。凡是方剂中含有Ⅱ级保护动、植物药者,应允许人工养殖动、植物并经主管部门批准者入药。不允许用野生Ⅱ级保护动、植物入药。

（8）传统中药不是"新药"，不属于新药审批，而是老药再注册。不应该用"新药"或化学药的标准要求传统中药。审批重点是安全有效，应以临床为主，而其他研究（临床前的实验研究、基础研究、理论研究等）应适当从宽、从简，不宜喧宾夺主，用其他标准否定临床研究的重要性、安全性及有效性。传统中药最终拍板定案的是临床疗效。

二、现代中药

现代中药是指在传统医学或现代医学理论指导下，采用现代科学的理论、方法、手段，对中药的提取、制剂、药理毒理、药物代谢等一系列临床前研究及Ⅰ、Ⅱ、Ⅲ期临床试验，经审查批准，生产使用的中成药（制剂）。它可以是古方古用或古方新用或新方新用，可以是复方、单方、验方、研制方，多种成分混合物或有效成分（组分）的化学纯品，可以是传统剂型或新剂型及新的给药途径，有些可以保留较多的传统中药特点，有些则更似化学药（中药西化）。现代中药具有多样化特点，更强调发展创新，更重视临床前的基础研究。

现代中药是"新药"，从未使用，没有实践经验，应该按照"新药"的标准，或借鉴西药（化学药）标准从严审批。

传统中药的研究是：从实验室到临床，再到实验室，再回到临床。传统中药、现代中药两者的相同之处是都强调治病救人，安全、有效、质量可控；不同之处是传统中药更重视继承，在继承的基础上，不断发展创新，更重视疗效，以治病救人为首要任务，而现代中药则更重视发展创新，新方、新药、新工艺、新物质、新成分、新结构、新的作用机制，更重视与国际水平同步发展。因此，对传统中药与现代中药的要求、标准、政策、法规，应有区别。现代中药应为"新药审批"，应由国家食品药品监督管理总局负责；传统中药应为"老药再注册"，可下放审批权，由各省的食品药品监督管理局负责审批。在修改有关政策法规时，希望予以重视。

（2016 - 11 - 28）

中药抗击流感作用

新药解燃眉之急

4月8日，我国 H7N9 流感发病21人，死亡6人，疗效不太理想，原因可能有两方面：第一，历次传染病（特别是新病原体的传染病），流行初期由于人群特异性抗体水平低、抵抗力低，因而发病凶猛，病情严重、病死率高。在流行中后期，有些人体内抗体水平提高，人群抵抗力提高，病情趋于缓和，病死率将会逐步下降。我国 H7N9 流感的疫情也可能按此规律发展，今后的病死率会逐步下降。第二，奥司他韦（达菲）等药对 H1N1、H3N2、H5N1 等多种流感病毒有效，但对 H7N9 流感病人不一定是有针对性的特效药、强效药。从6例死者推测，奥司他韦对 H7N9 流感病人的临床疗效并不理想，治疗作用强度不够，当然也可能是用药过晚，或病毒有耐药性，或病人有并发症等其他原因，以致抢救失败。

当前迫切需要研制对 H7N9 有针对性的特效药、强效药（当然也包括广谱抗病毒药，且对 H7N9 有特效的新药），我国专家研制成功的帕拉米韦注射液，经国家食品药品监督管理总局快审快批，迅速使新药发挥作用，解了燃眉之急，是件大好事，可喜可贺。

但是新药研制成功并非万事大吉，有三点建议供参考。

（1）进一步积累用药经验，掌握临床治疗规律。新药已完成所有临床前研究及各期临床试验，治疗大量流感病人，证实安全有效。但临床治疗的病人不包括 H7N9 流感病人。我国至今只有21例，不可能完成大组病例临床的研究，缺少新药治疗 H7N9 流感病人的直接临床证据，还需进一步积累用药经验，掌握临床治疗规律。例如：用药的起效时间、作用高峰、持续时间。又如：最佳治疗量及治疗方案的确定，辅助用药、综合治疗方案的优选，用药注意事项，配伍禁忌，有无禁忌证，对于危重病人可否用大剂量冲击治疗，以提高抢救成功率等，都需进一步完善、提高。

(2)帕拉米韦是治疗药，不是预防药，不能代替疫苗，不宜在大组健康人群中广泛应用。密切接触者如病人家属、医护人员等极有可能被感染者，有无必要进行预防性治疗用药，尚待研究。

(3)新药研制成功，主要是解决病人的治疗问题，当然对控制疫情的发展也会有良好的影响。但是，它不能代替"控制传染源，切断传播途径，保护易感者"三大环节的综合防控措施。各主管部门及各省、市宣布的综合性防控措施，只能加强，不能削弱，不能麻痹大意。

(2013 - 04 - 08)

中西医结合治疗 H7N9 流感可能是明智的选择

奥司他韦、帕拉米韦注射液等西药的优点是直接抑制病原体(H1N1、H3N2、H5N1、H7N9……)达到病原学治疗的目的，但对病人机体的炎症反应、免疫反应、病理生理改变，以及临床症状等方面，无直接影响。因而，早期用药，对抑制病原体有效；而晚期用药，对已形成的炎症反应、免疫反应、病理性损伤和严重症状等疗效欠佳。中药对病原体直接的杀灭作用不强，但在抑制炎症反应、改善免疫反应、减轻病理性改变、缓解临床症状等方面具有较好作用，所以早期或晚期用药均有效。

中药、西药各有优势，各有欠缺，若能采用中西医结合，取长补短，优势互补，既能消灭病原体，又能改善机体异常反应和病理性变化，减轻症状，修复病变，改善预后。

因此，当前治疗 H7N9 流感若能中西医结合，相辅为用，优势互补，提高疗效，降低病死率，可能是明智的选择。

(2013 - 04 - 10)

致许培扬教授

感谢您对 H7N9 疫情报告的快速、及时、详尽、准确,特别是北京首例患儿的介绍:"发病 15 小时内使用抗病毒药物,中西医结合治疗高热和呼吸道症状,病情极大好转。"

(1)说明人感染 H7N9 禽流感,虽然病情凶险,但完全可防可治,不必过分担心和恐惧。

(2)说明早诊、早治极为重要,可以明显提高疗效,改善预后,降低病死率。

(3)建议今后报告疫情时,都能增加治疗方面的内容,有利于交流治疗经验,全面提高治疗效果。

(4)如有可能,希望对 44 例病人(包括死亡的 11 例)及时进行初步临床总结,特别是诊断、治疗方面的经验(包括成功和不成功的经验),进一步掌握治疗规律,及时推广,全面降低病死率。

预祝这名小朋友早日康复,并祝全国病人都能转危为安,早日康复!

(2013 - 04 - 10)

治疗 H7N9 禽流感哪个中药好?

近期,国家中医药管理局,各省市中医局、疾病防控中心,一些学术团体和中医药专家提出一些中药,推荐应用。哪个中药最好? 如何选用? 提出一些个人看法,供参考。

一、辨证论治,合理用药,效果最好

中医中药治病,强调辨证论治,个体化治疗,因"病"而异,因"证"而异,因"人"而异,因"时"而异。例如:同是流感病人,以高热为主证者和以呼吸衰竭为主证者用药不同;年老体弱、孕妇及儿童与年轻体壮者用药不同;发病的早期、中期、晚期及康复期用药不同。因此,辨证论治、合理选方用药,疗效最好。必须由合法、合格的医生掌握,不可自己盲目用药,更不可轻信江湖骗子道听途说的"仙丹妙药",切不可乱投医、乱用药。

二、如何选方用药?

过去治疗 SARS 及流感 H1N1 有效的中药,现在均可用于 H7N9 禽流感病人,与近期各地推荐的中药有相同的治疗作用,但应在医生掌握下合理选用,病人不可自行选用。

中医药治疗感染性疾病(包括各种传染病及各种流感),总的治疗原则是"扶正祛邪",通过"扶正"达到"祛邪"的目的。"扶正"就是全面提高人体综合抗病能力,进而达到"祛邪"、消灭病原体、清除致病因素的作用。"扶正祛邪"是对人体及病原体两方面的作用。有些中药"祛邪"抗病毒作用并不明显,而以"扶正"为主,在提高人体综合抗病能力的同时,抑制异常的炎症反应、免疫反应,减轻病理生理变化,缓解症状,促进康复。这些中药用现代评价标准判断,常被认为无效。

奥司他韦、帕拉米韦等西药,直接作用于病原体,抑制病毒。与人体的综合抗病能力、机能状态、免疫反应及炎症反应,对改善病理生理变化,以及缓解主要症状等,并无直接作用。只有"祛邪"方面的作用,没有"扶正"方面的作用。

因此,对于重症病人,中医、西医结合,中药、西药合用,可以充分发挥两方面作用,既可抑制病毒,又可提高人体综合抗病能力,调节机能状态,缓解症状,提高疗效,降低病死率,促进康复。

三、关于预防用药

西药疫苗是通过特异性抗原-抗体反应,达到长期预防传染病之目的,可用于广大健康人群,特别是易感人群及高危人群,但不可用于治疗。

中药"预防",不是特异性抗原-抗体反应,"预防"作用较弱、时间较短,不能达到几个月、几年之久的长期保护;不宜长期大量用药,以防不良反应,也不宜在广大健康人群中广泛应用,或在易感人群、高危人群中广泛应用、长期应用;只适用于和病人或病原动物有密切接触,且有可能已受感染,处于潜伏期、前驱期者。它实际上是"预防性治疗",即在发病之前(或早期),提前治疗,与疫苗之"预防"不同,作用机制及效果不同,使用对象也不尽相同。因此,不主张盲目、大量、长期、广泛地应用中药"预防"流感。

哪种中药可用于"预防性治疗"？凡是治疗 SARS、流感（H1N1 或 H7N9）有效的中药，均可选用，但必须由有经验的医生选用，不可由非医药工作者自主选用。

四、尽最大努力，降低病死率

根据 15 日 13 时统计数据分析（61 例病人死亡 13 例），有两大特点。

第一，年老体弱者，死亡率高，13 例死者中 60 岁以上者 7 例（占 53％）。

第二，特效治疗过晚，疗效不佳，有的发病已 3～4 天，甚至 5～6 天，才接受特效治疗，已失去最佳治疗时机，死亡率高。

建议：①尽最大努力做到早期发现、早期诊断、早期治疗（特效治疗）、早期转诊。不要等出现高热、呼吸困难，甚至等到化验出结果后才给特效治疗、才转院，延误治疗时机，后果严重。时间就是生命！！！②疑似病例，尽快给予抗病毒药，不要等确诊后再给药，要分秒必争抢时间。③年老体弱、孕产妇、患普通感冒有体温升高者，即应给予抗病毒药，不要等确诊以后再用药，宁可早期误用（有益无害），不要晚期才用，坐失良机。

（2013 - 04 - 16）　87

上海喜讯，喜中有忧

上海市已 20 多日没有感染 H7N9 禽流感新增病例，于 5 月 7 日宣布防控工作终止"流感流行应急预案 Ⅲ 级响应"，改为常态化处理。上海市人口密集，流动人口多，控制传染源、切断传播途径、保护易感者等多方面问题多、难度大，极难控制疫情发展。现已取得重大进展，实属不易，乃一大喜讯。说明我国防控工作方向正确，措施有力，收效显著，获得国内外一致称赞——上海市的工作很出色，可喜可贺。当然此成绩的取得还与气候变化、传播方式及人群免疫力变化等多方面因素有关。疫情还没有完全控制，还不能放松警惕。

喜中有忧的是病死率居高不下，截至 5 月 6 日全国 129 例病人中死亡 31 例，病死率达 24％。上海市 5 月 11 日统计：33 例病人死亡 14 例，高达 42.4％。

中药抗击流感作用

早在 4 月 8 日我曾在《新药解燃眉之急》一文中提出疗效不理想，死亡率高，亟须提高疗效，降低死亡率等相关叙述。对病死率高的原因进行了初步分析，并提出一些建议。其后病死率稍有下降。4 月 19 日，习近平总书记多次批示强调，坚持把人民群众生命安全和身体健康放在第一位。疫情发生地区要把救治病人作为第一任务，努力减少死亡病例。经各级领导、各有关部门，特别是战斗在一线的医护人员的共同努力——不怕危险，不畏疲劳，日夜奋战，千方百计地救治病人，抢救危重病人，发扬了救死扶伤的革命人道主义。他们的工作应该得到充分肯定，应该推广学习。但是，由于病毒的"毒性"很强，病情凶险，难于救治；由于年老体弱有并发症的病人抵抗力太低、病情急转直下，难于逆流挽舟；由于有些病人发现晚，就诊不及时，确诊过晚，特效治疗过迟，已失去救治的最佳时期，回天乏术。另外的重要原因是国际公认有效的奥司他韦、帕拉米韦等西药，抗病毒有效，但存在一些欠缺：治疗作用的强度不够，早期（发病后 30 小时内）用药有效，中晚期用药效果不佳；只有抗病毒作用（祛邪），不能改善机体状态，提高抗病能力，缓解致命性症状，减轻或修复病变，改善预后等"扶正"作用。中药作用以"扶正"为主、"祛邪"（抗病毒作用）较差。危重病人病情严重，病死率高，根本原因是"正虚邪实"。救治危重病人的基本原则是"扶正祛邪"。因此，建议中医、西医结合，中药、西药并用，"扶正"以"祛邪"，调整机体状态与抗病毒双管齐下，有利于抢救危重病人、降低病死率。

建议：①全国各地防疫工作不能放松，仍需高度警惕。疫情尚未完全控制，还不能完全解除"警报"。②尚未脱险的病人，应该动员各方面力量，集中多种成功的经验，千方百计进行抢救。救人要紧，一切服从于治病救人。③建议及时总结经验。成功的经验、不成功的教训，特别是死亡病例分析应抓紧进行。应进一步总结治疗规律，寻求更有效的药物及综合治疗方案，及时加以推广应用。全面提高疗效、进一步降低病死率，仍是我们的艰巨任务，需要继续努力。

(2013 – 05 – 13)

"三氧化二砷"之辩

中国人的骄傲

对药物毒性有两种误解：①药物应该无毒；②有毒就应该禁用。事实上，所有中药、西药都有毒性，但只有毒性强、弱之分，没有有毒、无毒之分。以砒霜为例，合理使用是治病救人的好药，不合理使用就是杀人害命的毒药。何谓合理使用？①使用对象要合理，适应证要合理，用它治白血病是合理用药，给"武大郎"服用就是不合理使用；②使用剂量要合理，治疗量可以治病救人，大剂量用药达到中毒量甚至致死量，即为不合理用药；③使用方式要合理，有些毒性较强的药可外用，但不可内服或注射；④有毒药物经过合理的复方配伍（君臣佐使），或合理的生产工艺，或提取精制，甚至改造结构，均可达到减毒增效的作用，成为安全、低毒、治病救人的药物。

早在两千多年前，我国就已经对砒霜的药用价值及毒性有了一定认识。针对砒霜制剂治疗白血病的问题，在古人的经验基础上，近代科学家又进行了深入的研究，发现砒霜（三氧化二砷）及青黛、雄黄（二氧化二砷）组成的"青黄散"可以治疗白血病，其后进一步将砒霜精制成三氧化二砷制剂，又经一系列制剂学、药理毒理学及大量临床试验，证实对白血病确实有疗效。陈竺院士及其夫人陈赛娟院士等专家对其作用机制进行了高水平的研究并取得重大发现，得到国内外学术界的公认，使这个药在世界被推广使用。

此药与青蒿素有很多相同之处，都是在古人几千年实践的基础上，经过当代科学家的努力而研制成功的有效药物，从头到尾全都是中国人的贡献，不是仿制药，也不是在外国人工作基础上的后续工作。两者都是对多发病、危害严重的重症、"绝症"及难治病的创新药物,是当代高水平的创新研究成果。

争论它们是中药还是西药,意义不大。应该强调:它们是中西医药多领域、多学科团结合作的成果,是中国人对人类的重大贡献,是中国人的骄傲,应该向他们表示祝贺。

(2013-01-08)

答饶毅教授

饶教授对"中国人的骄傲"提出不同看法,回答如下:

(1)本文是对我国专家的杰出贡献表示祝贺,不是评功摆好、论功行赏,因而未将所有专家的贡献一一介绍,并非有意"埋没"哪位专家。

(2)谁是"发现砒霜治疗白血病的最大功臣"? 饶教授查阅大量文献,指出张亭栋教授在1972年用"癌灵"治疗白血病,第一篇论文发表在1973年,第二篇发表在1979年,"可以说到1979年张亭栋和不同的同事合作发表的论文,清晰地奠定了我们今天的认识,三氧化二砷可以治疗白血病,特别是急性早幼粒细胞白血病",充分肯定张亭栋是发现砒霜治疗白血病的"最大功臣"。

但是在20世纪60年代,我国血液病专家周霭祥教授就用青黄散(青黛、雄黄)治疗白血病,并报告青黄散治疗白血病获得完全缓解,长期存活达20年。其后国内有很多报道青黄散治疗白血病有效。古代医书《景岳全书》《世医得效方》及《奇效良方》中都记载有青黄散。此外,颜德馨教授1964年报道的《中药"55"治疗白血病疗效的初步观察》,治疗急性、慢性白血病26例,"55"方由雄黄等药组成,比张亭栋的第一篇报道早9年。说明发现砷制剂治疗白血病的"最大功臣"可能是周霭祥、颜德馨、张亭栋等很多专家组成的现代科学家群体。谁是"最大功臣"? 谁是第二、三、四"功臣"? 本人不是医史学家,知识有限,没有能力做出准确判断,误判将会引起"最大功臣"之争,甚至像青蒿素争论30年,影响学术界的团结。我只能提出,在古人的经验基础上,近代科学家进行了深入的研究,发现砒霜及青黄散可以治疗白血病,这里的"近代科学家"包括周、颜、张等所有"功臣",并未埋没张亭栋等专家。

(3)陈竺、陈赛娟等专家的贡献是什么? 文中明确提出:"陈竺院士及其夫人陈赛娟院士等专家对其作用机制进行了高水平的研究并取得重大发现,得到国内外学术界的公认,使这个药在世界被推广使用。"发现新药与研究其作用机制是两回事,不应混为一谈。发现砷制剂治疗白血病在前,周霭祥、颜德馨、张亭栋等专家是"功臣";而研究该药的作用机制在后,陈竺、陈赛娟、王振义等专家是"功臣"。界定清楚,并无张冠李戴,更未埋没任何专家的贡献。

我们仍然认为,砷制剂治疗白血病是中国专家对人类的杰出贡献,是中国人的骄傲,应该向他们祝贺,向他们学习。至于谁是"最大功臣",谁是第二、三、四"功臣",如能调查清楚,准确判定,论功行赏,当然是好事。但若情况复杂,难于准确判断,不必强求,不要再掀起争当"最大功臣"的争论,再争上 30 年。所幸这些专家没有争功者,没有争当"最大功臣"者,倒是我们旁观者争论不休。这些专家中任何一位专家评为"最大功臣"我都同意,只要是中国专家对人类做出杰出贡献,都应为之欢呼、祝贺。

最后,提出两点建议供参考:①饶教授提供的大量文献和历史情况,很有价值,但都是 1970 年以后的文献,没有 1950—1970 年的文献。这个时期是我国科技界、中医界学术研究比较活跃的时期,很多创新发展和重大成果的初始阶段产生在这个时期,有些第一个吃螃蟹的创始人及发明者,成长在这个时期。建议认真检索这个时期的文献,进一步调查清楚这个时期的学术动态,可能会有新发现、新认识,得出新的结论。②久居海外的华人及海归学者,对中文有些生疏,有时写文章出现"英式中文",倒装句,甚至词不达意。看别人的文章时,有时不能正确理解文中之意,甚至误解、反解其意,造成误会。建议在百忙中挤出一点时间,补补课,提高中文水平很有必要。

参考文献

[1] 颜德馨,余怀勤,陈舜儒.中药"55"治疗白血病疗效的初步观察[J].哈尔滨中医,1964(1):24-27.

[2] 颜德馨.中医对白血病的辨证论治[J].上海中医药杂志,1963(11):26-29.

[3] 颜德馨,陈舜儒.治疗白血病的临床体会[J].上海中医药杂志,1963(7):13-15.

[4] 蔡景高.论急性白血病的发热[J].江苏中医,1961(2):9-14.

[5] 王宪衍.近年来祖国医学对白血病的临床治疗概况[J].上海中医药杂志，
　　 1964(6)：21.

（2013 - 01 - 08）

答谢各位专家

在《科学网》上有很多好文章，可谓有思想、有观点、有内容，摆事实讲道理，有理有据，以理服人，拜读后受益匪浅。有些学者提出很好的意见和建议，十分感谢！限于时间和精力，不能一一作答，说明几个情况：

（1）李贻奎副研究员是我的助手，在科研、教学、事务性工作等方面对我帮助很大，但是不代表我起草文章及讲稿，所有文章都由我写成初稿，征求他的意见，进行修改，同意者联名发表，不同意者不必署名，多数情况下，我也不再发表。所有我亲自署名的文章有任何问题，均由我负全责，与他无关（但是未经本人同意，任何人盗用我的名字者，另当别论）。

（2）关于博文开放评论的意见很好，我每日上班，工作较忙，精力和时间有限，不能拜读所有评论，更不能一一作答，只好欢迎各位学者在博文中指教。

（3）本人对所有学者十分敬重，不分贵贱均用尊称，没有趋炎附势、阿谀奉承的习惯。

（4）在学术上有不同看法、有讨论、有争论很正常，但是不赞成用人身攻击代替学术之争，用恶语伤人、泼妇骂街代替摆事实讲道理，《科学网》是讲科学、讲文明的交流平台，应该在互相尊重、互相学习的基础上，畅所欲言，进行交流。

（5）关于三氧化二砷问题，可以各持己见，求同存异，本人不想将自己的看法强加于人，对所有有杰出贡献者表示祝贺。

故事：

沙俄在我国东北修铁路，与清政府签协约，规定"铁路两侧 10 里归俄管辖"。后来发生争议，清政府解释为"铁路两侧共 10 里（各 5 里）归俄国管辖"，沙俄则解释为"铁路两侧各 10 里（共 20 里）归俄国管辖"，一字之差，失地千里。如果"各""共"写清楚，何至"一字之差，谬之千里"？

（2013 - 01 - 10）

重读 48 年前文章的体会

20 世纪 60 年代,周霭祥教授用复方雄黄"青黄散"(由青黛、雄黄组成)治疗白血病。颜德馨教授用复方雄黄"55"方(由雄黄、牛黄等组成)治疗白血病,并于 1964 年 10 月发表《中药"55"治疗白血病疗效初步观察》一文,报道 26 例(单用"55"粉治疗急性白血病 4 例,慢性白血病 8 例,加用 6 - MP 治疗急性白血病 7 例,加用白消安(马利兰)治疗慢性白血病 7 例),结果证实该药对治疗白血病有效。1980 年,黄世林教授研制成复方黄黛片(在青黄散的基础上加用太子参、丹参),以后由陈赛娟院士等进行分子作用机制研究,阐明了其作用靶点,经国家食品药品监督管理总局批准,由中国医学科学院血液学研究所负责,在 7 家医院进行 Ⅱ、Ⅲ 期临床试验,于 2009 年 7 月 22 日获得新药证书,并由安徽省天康药业有限公司生产。

在颜德馨发表该篇文章 9 年后,张亭栋教授用复方砒霜"癌灵"(由砒霜、轻粉、蟾酥等药组成)治疗白血病有效,于 1973 年发表第一篇文章:《癌灵注射液治疗 6 例白血病初步临床观察》,其后连续发表多篇文章。1996 年,张鹏教授等首次报道用单味药砒霜提取的"三氧化二砷注射液"治疗白血病。1996 年,王振义、陈竺院士等进行三氧化二砷治疗白血病作用的分子机制研究,其后又有一些专家进行了临床前实验研究和 Ⅱ、Ⅲ 期临床试验。2008 年 9 月 22 日,国家食品药品监督管理总局批准"注射用三氧化二砷",并由北京双鹭药业公司生产。2010 年 10 月 25 日,国家食品药品监督管理总局批准"亚砷酸氯化钠注射液"由哈尔滨医大药业有限公司生产。

复方砷制剂(包括复方雄黄及复方砒霜)都是在古人经验基础上,通过近代科学家的不断努力,分别历时 48 年及 35 年获准生产、推广应用。这两药均为砷制剂,但是研究模式、发展途径不完全相同,对比两篇最早的论文,读后有些体会,讨论如下,供参考。

一、中药复方创新发展的两种模式

"中药现代化"模式:将古方、名方、研制方等有效中药复方及其制剂,经加减化裁、优选精制,提高疗效、安全性及药品质量,发展成新药,经国家相关部门批准生产、推广应用。其特点是将传统中药发展成现代中药,仍保留中药基本特征,仍是中药。复方雄黄最终研制成复方黄黛片,即是此种模式的成功范例。

"中药西化"模式:将有效中药复方及其制剂,精简为单方(单味药),再经分离、提纯、精制,提高安全性、有效性及药品质量,发展成新药,经国家相关部门批准生产,推广应用。其特点是将传统中药"西化"成化学药(西药),具备化学药的基本特征,失去中药特点,脱离中医药理论、性味归经、功能主治等基本特征,而成为化学药(西药)。复方砒霜研制成三氧化二砷注射液,即是此种模式的成功范例。

两种模式都是为了治病救人,都是社会的需要、病人的需要,都应肯定,"中药现代化"是主流,"中药西化"也不应否定、排斥。

二、中药复方研究的全方与拆方研究

中药研究三"步"曲:第一步是证实该方(或制剂)是否安全有效,可否用于临床;第二步是研究什么成分有效;第三步是研究为什么有效(作用机制)。

全方研究是第一步研究,确认该药是否安全有效。通过系统药理、毒理及初步临床观察,初步确定是否可用于临床,值得进一步研究,再进行后续研究。

拆方研究是第二、三步研究,研究其有效成分及作用机制。在全方研究之后再进行拆方,对各单味药、组分、成分进行研究。在研究有效成分的同时,对各单味药、组分、成分及不同配伍的药理作用及作用机制进行研究。

拆方研究后可能有四种结果:①说明全方各有效成分及作用机制,但不改变原方。②研究全方的有效成分及作用机制后,将各单味药或提取组分或成分,重组复方,成为精制中药复方制剂。③在大量研究基础上,简化方药及成分,形成新的小复方,药少力专,提高疗效。④在大量研究基础上,证实单味药或单一组分(成分)可发挥全方的治疗作用,将中药复方改造成单一的组分或成分,成为化学药(西药)。

两个复方砷制剂的研究模式及途径不完全相同,复方雄黄制剂由青黄散、"55"方及复方黄黛片经过全方研究,初步证实安全有效,可用于临床,再拆方研究明确其有效成分和作用机制,最终仍为复方(经过研究精制的复方),获得国

家食品药品监督管理总局批准生产。而复方砒霜制剂癌灵（癌灵一号）经全方研究，初步证实安全有效后，再经拆方研究，将复方简化为单方（砒霜），又精制为亚砷酸注射液（三氧化二砷注射液），明确其有效成分和作用机制，最终结果是将中药复方研制成单一成分的化学药，而获得批准生产。

两药殊途同归，说明中药复方的研究应该多样化，不能一刀切、一种模式、一种途径，应该具体情况具体分析。根据处方特点及临床用药的要求，选择最佳模式进行研究，是单一成分还是多种成分，是单方还是复方并非首选目标，能够治病救人才是最重要的关键，是中药研究的最终目标。

复方砒霜及复方雄黄研制成功为三氧化二砷注射液及复方黄黛片，获得国家食品药品监督管理总局批准，可推广应用，在治疗急慢性白血病方面做出了重大贡献，它体现了中医中药研究的几个重要原则：①"古为今用，洋为中用"，在选方用药上是古为今用，在研究方法上是洋为中用。②"取其精华，弃其糟粕"，中医中药既有精华，也有糟粕，不应原封不动、全盘接受，而应取其精华，继承发扬，将传统"毒药"研制成治病救人的好药。将复方砒霜"癌灵"的轻粉（氯化汞）、蟾酥去除，简化为单味药砒霜，再精制为三氧化二砷，也是取其精华、弃其糟粕的体现。汞的毒性较强，服后沉积于肾，很难排出；蟾酥对心脏有毒性作用。两药与砒霜配伍，增毒不增效，弃之为佳。③中西结合、医药结合、多学科配合，十分必要。中药研究（特别是中药复方研究），是复杂的系统工程，难度很大，不是哪一个学科、哪一位专家能够独立完成的，分工有不同，贡献有大小，无论排位在前还是在后，或是无名英雄，他们的贡献都应受到尊重，都值得我们学习。

在学术问题上有不同看法很正常，应该在互相尊重的基础上进行讨论，求同存异。不应把学术之争变为人身攻击。本人才疏学浅，从不敢狂妄自大、自以为是，把自己的看法强加于人，不过是补充点情况，谈点体会，未必正确，欢迎指教。

（2013-01-23）

饶毅教授找错对象

饶教授认为美国癌症基金会第七届圣捷尔吉癌症研究创新成就奖授予王

振义、陈竺两位院士有两个错误：其一是发现砒霜可以治白血病的"最大功臣"张亭栋教授应该获奖而未授奖；其二是不赞同获奖者"对作用机制进行了高水平的研究并取得重大发现"的评价，既非"最大功臣"，又非高水平工作，达不到"癌症研究创新成就奖"的水平，为何授奖？美国癌症基金会的评奖、授奖有"错误"，应该找他们讲道理，令其改正"错误"，重新评奖。然而奇怪的是，美国人犯"错误"，饶教授却向中国人发动攻击。我不是美国癌症基金会成员、评奖委员或推荐人，也不是任何组织、机构、奖项的评奖委员或推荐人。美国癌症基金会授奖给谁，与我没有任何关系，我是否"极力推崇"张教授，对评奖没有任何影响，不起任何作用。我不可能否定美国癌症基金会的评奖结果，也无权下令美国人承认"错误"，改正"错误"，重新评奖、授奖。美国人犯"错误"，攻击中国人，是找错了攻击对象，还是声东击西，另有玄机？

饶教授警告"工程院是知错就改，还是坚持'武大郎'开店，众人拭目以待"。中国工程院与美国癌症基金会授奖毫不相干，既不是授奖单位、评奖单位，也不是推荐单位，何错之有？美国人的"错误"要中国工程院负责？又找错了攻击对象。

如果有人未能当选院士，工程院就是"武大郎"开店，高人被拒之门外。那么有人未获得诺贝尔奖，是否也因为"武大郎"开店，高人被拒之门外？

中国工程院每次增选的候选院士有500多位，都是学术水平很高、贡献很大的杰出学者，当选者只有60位。不是他们水平不够，而是名额不够，对此深感惋惜和遗憾，只能"蓄芳待来年"。很多"院外之士"做出巨大贡献，远远超过"院内之士"，并不奇怪。我国人才济济，藏龙卧虎，天下人才岂能尽收于"院内"？院外奇士高人遍天下，是科技队伍不断发展壮大及科技事业兴旺发达的基础。

新春将至，祝福全国人民和海内外的专家学者们新春健康、幸福、快乐！在新的一年里取得新成就！

(2013－01－29)

感谢黄安年教授和朋友们的关心

有关砒霜与白血病的讨论，客观事实基本清楚，主观看法因人而异，不必强求一致,不能将自己的观点强加于人,可以停止争议,求同存异。感谢黄教授及朋友们的建议,自即日起不再参与这个问题的讨论。

祝各位专家、朋友们新春快乐!

(2013 - 01 - 31)

关于砒霜与白血病回答几个问题

我们已决定不再参与砒霜治疗白血病的讨论,近日有人要求我们明确回答几个问题,试答如下:

一、谁最先确认"砒霜注射液"、亚砷酸、三氧化二砷治疗白血病有效?

正确地讲,国内外至今没有真正的"砒霜注射液",只有亚砷酸注射液(或三氧化二砷注射液),因为"癌灵一号注射液""砒霜注射液""三氧化二砷注射液"及"亚砷酸注射液"等,都是用化学原料亚砷酸配制而成,没有任何一个是用中药砒霜配制而成,也没有一个是用中药砒霜提取精制而成。正确的名称是国家食品药品监督管理总局批准的"亚砷酸氯化钠注射液"及"注射用三氧化二砷",没有批准为"砒霜注射液"。正如川芎嗪是用人工合成的化学原料配制而成,不是用中药川芎提取制成,只能命名为"川芎嗪注射液"而不是"川芎注射液"。

那么是谁最先确认亚砷酸(三氧化二砷)注射能治疗白血病的? 是 150 多年前的 Lissauer(1865 年)用 Fowler 氏液治疗白血病有效。Fowler 氏液也是用化学原料亚砷酸配制而成(又称三氧化二砷注射液,有人误称为"砒霜注射液")的。波士顿市立医院曾在 1878 年、1931 年、1937 年报道 Fowler 氏液治疗白血病,其后国内外都有使用该药治疗白血病及银屑病(牛皮癣)的报道。1958年,哈尔滨医科大学临床内科教研室关继仁医生在黑龙江医刊(1958 年第 2 期)发表"白血病(49 例临床分析)",报道在 1950—1956 年治疗 49 例白血病,其中 7 例单用 Fowler 氏液治疗。另有王纫卿报道 3 例急性白血病性心包炎,其中 1 例用福乐液(Fowler 氏液)治疗有效(中华内科杂志,1960 年第 2 期,第182 页)。

严格地讲,张教授所有的研究工作都是研究亚砷酸的作用,而不是研究中药砒霜的作用。所有的注射剂都是用化学原料亚砷酸制成,是"亚砷酸(三氧化二砷)注射液",而不是中药"砒霜注射液"。例如:虎骨中含有大量的钙,用虎骨或虎骨提取精制的药片,可称之为"虎骨片",研究这种药片的作用,可视为研究虎骨的作用;但用化学原料钙制成的钙片,可以叫"钙片",不能叫"虎骨片",研究这种钙片的作用不等于是研究虎骨的作用。

最早发现 Fowler 氏液能治疗白血病并确定亚砷酸是有效物质的是 Lissauer(1865 年)。国内谁是最早用亚砷酸(Fowler 氏液)治疗白血病的尚不清楚。只查到哈尔滨医学院临床内科研究室的关继仁医生在 1950 年用亚砷酸(Fowler 氏液)治疗白血病,较张教授 1973 年首次报道用"癌灵一号"注射液治疗白血病并确定三氧化二砷是有效物质早 23 年。

二、谁最先制成亚砷酸(或三氧化二砷)注射液?

国内最先研制生产"亚砷酸注射液"的是张亭栋等专家,于 2008 年国家食品药品监督管理总局批准北京双鹭药业公司生产"注射用三氧化二砷",2010年又批准哈尔滨医大药业有限公司生产"亚砷酸氯化钠注射液"。

国外最先研制生产亚砷酸注射液(Fowler 氏液)的是 Fowler,早于1865 年。

三、亚砷酸(或三氧化二砷)是重大创新药吗?

"创新药"的标准是新成分、新结构、新疗效、新作用机制的新药,而"重大创新药"是临床应用有重大价值的"创新药"。依此标准,如果用中药砒霜提取精制而成的注射液属于老药新用,如同青蒿素是用中药青蒿提取精制而成,都有重大临床应用价值,都是重大创新药。但是,张教授的亚砷酸注射液不是新成分、新结构、新疗效,不是用中药砒霜提取精制而成,与 Fowler 氏液一样都是用化学原料亚砷酸配制而成。其化学成分、质量标准、治疗作用、适应证及作用机制都相同,而且 Fowler 氏液早于张教授的亚砷酸注射液百余年。国内在张教授同一单位工作的哈尔滨医大临床内科教研室的关继仁医生自 1950 年起已用它治疗白血病,因此亚砷酸(三氧化二砷)注射液,有可能是 Fowler 氏液的仿制药。

四、亚砷酸（三氧化二砷）注射液是来自民间验方，自主创新，还是仿制 Fowler 氏液？

张教授从民间医生那里获得的验方是砒霜等中草药的口服药，不是注射剂，也不是用化学原料亚砷酸，为何在未进行实验研究和临床治疗白血病之前，就大胆确定用亚砷酸（三氧化二砷）代替中药砒霜，用注射液代替口服药，制成癌灵一号注射液？说明在进行临床治疗白血病之前已经明确亚砷酸（三氧化二砷）是主要有效成分，而且可以注射，而不是临床治疗 6 例白血病之后才确认三氧化二砷是治疗白血病的有效物质。事实上，1973 年的 6 例白血病观察，用的是复方癌灵一号注射液，又都加用西药化疗药，无法确认哪一种药或哪一个成分是有效物质，无法排除其他中药、西药（特别是化疗药）的作用，不可能确定三氧化二砷是有效成分，而是在观察这 6 例之前早已知道三氧化二砷是有效成分。因此所有注射液（癌灵注射液、癌灵一号注射液、三氧化二砷注射液等）都是用亚砷酸做原料配制而成，没有一个是用中药砒霜或砒霜提取精制而成。这样做的根据是什么？必然是已经有人做过这方面研究，有一定基础，才可在临床前就确定用亚砷酸（三氧化二砷）代替中药砒霜，用注射剂代替口服药，可以安全用药。那么，根据是什么？

有个情况值得注意：张教授研制的三氧化二砷注射液与 Fowler 氏液几乎完全相同，都是用亚砷酸（三氧化二砷）为原料制成，都以亚砷酸含量为质量标准，都是注射剂，都用于治疗白血病。是巧合，还是后者仿制前者？Fowler 氏液在国际上已使用 150 多年，国内 1950 年后也有使用，就在张教授的工作单位，哈尔滨医学院临床内科教研室的关继仁医生 1958 年报道 49 例中，有 7 例在 1950 年后用此药治疗有效。国内外的治疗经验和研究结果，对张教授的影响应该很大，张教授研制的亚砷酸（三氧化二砷）注射液与 Fowler 氏液有密切关系，可能是 Fowler 氏液的仿制药，甚至是改名换姓的 Fowler 氏液。当时的真实情况如何，究竟是来自民间验方，是自己的首创研制药，还是 Fowler 氏液的仿制药，是个待解之谜，我们不敢武断，需要请医药界老专家、新药审评专家、信息专家及医史专家等多方面专家共同审定。我们只提供一些情况，试答所问，仅供参考。

99

「三氧化二砷」之辩

砷制剂治疗白血病发展的三个阶段：高峰、低谷、再生

一、配方

(1)癌灵一号注射液：亚砷酸(三氧化二砷)1g,轻粉(氯化汞) 0.01g,注射用氯化钠 8g,加水至 1000ml(亚砷酸 1mg/ml)。

(2)亚砷酸氯化钠注射液：亚砷酸(三氧化二砷)加氯化钠溶液。

(3)Fowler 氏液：亚砷酸(三氧化二砷)加碳酸氢钾溶液。

二、砷制剂治疗白血病发展

(1)高峰：Fowler 氏液,1865—1960 年,被广泛用于治疗白血病、哮喘等疾病。

(2)低谷：1960—1970 年,单用 Fowler 氏液有效,但不理想。更好的化疗药及放射治疗问世,并日益受到重视,Fowler 氏液逐渐陷入低谷。

(3)再生：1971 年后砷制剂治疗白血病再次受到重视,原因有三：

第一,砷制剂与化疗药合用,大幅提高疗效。

第二,从细胞分子水平阐明作用机制。

第三,张亭栋教授等人的工作介绍到国外,引起重视,并经国外专家证实有效。

从高峰到低谷的是 Fowler 氏液,再生的是亚砷酸注射液；前者为后者奠定了基础,后者是前者的改进与发展。所有参加这项工作的专家都做出了重大贡献,功不可没。

(2013－02－06)

与饶毅教授再商榷

三氧化二砷治疗白血病是我国科学家对人类的重大贡献,在国内外产生了重大影响。但是,有关张亭栋教授个人贡献的评价,尚有疑问,需要商榷。

（1）张教授的两大贡献：第一，首先确认三氧化二砷是"癌灵一号"注射液的有效成分；第二，首先确认三氧化二砷是治疗白血病的有效药。但未说明他是如何确定的。

张教授1979年临床报道55例白血病，单用"癌灵一号"者23例，用"癌灵一号"加其他中药及西药（化疗药）的32例，根据这些病例首先确认三氧化二砷是"癌灵一号"的有效成分，并对白血病有效。"癌灵一号"是多种药物组成的复方，又有半数以上病例加用其他中药及西药（化疗药），从多种药物治疗的效果中确定某一成分是有效成分，十分困难。必须做两方面研究工作：一是拆方比较药理学实验研究，设5个组。①癌灵一号组；②三氧化二砷组；③轻粉组；④其他中药组；⑤西药（化药）组。研究结果须证实①②两组疗效相当，其他三组无效或疗效甚微，而且其他中药、西药对三氧化二砷无协同增效作用，才能确认三氧化二砷是治疗白血病的有效成分。二是临床分组对照观察，也应设5组，如果做不到，至少应设两组。①癌灵一号组；②三氧化二砷组。结果必须是两组治疗白血病的疗效相同，甚至②组优于①组，才能确定三氧化二砷是有效成分，并对白血病有效。但是，从1973年至今已40年，尚未看到拆方比较药理学试验报道，亦未见到临床分组对照研究报道。没有可靠的研究报道和准确的数据，如何确定三氧化二砷是治疗白血病的有效成分？是主观的经验判断，还是客观的科学研究结果？是张教授首先确定，还是前人早已确认？有待进一步证实。

（2）既然张教授在1976年已经确认三氧化二砷是治疗白血病的有效药，为何仍用"癌灵一号"治疗白血病长达20多年，而不用三氧化二砷注射液？根据饶毅教授三次提供的详尽的有关文献资料，张教授在1973年、1974年、1979年、1981年、1984年、1988年、1991年、1992年、1996年及1998年发表的10篇文章，都是用"癌灵一号"治疗白血病的临床研究，没有一篇是用三氧化二砷治疗白血病的临床报道，为什么？直至1996年张鹏、王树叶和胡文虎等12人署名的文章，首次报道三氧化二砷注射液治疗急性早幼粒细胞白血病，但在文章署名中没有张亭栋及其研究组成员的名字。张亭栋、张鹏、关继仁等，均在哈尔滨医科大学第一临床医院工作，分属中医科及内科。

中医科：张亭栋教授等，1973—1998年发表10篇临床报道，都是用复方

"癌灵一号"治疗白血病,没有一篇用三氧化二砷治疗白血病的报道。

内科:关继仁等,1958 年报道用 Fowler 氏液治疗白血病;张鹏等,1996 年报道用三氧化二砷治疗急性早幼粒细胞白血病。

该院中医科与内科是如何分工合作的不清楚。从发表的文章可以看出,两科的研究工作各有侧重:中医科主要是对中药复方"癌灵一号"进行了大量的临床研究工作,而内科则对单味化学成分三氧化二砷注射液进行了重点研究。

张教授及中医科的专家们并未用三氧化二砷注射液治疗白血病,也未对它进行系统的实验研究与临床研究。张教授的两大贡献是根据复方"癌灵一号"全方治疗作用的主观分析和经验判断,而不是根据对三氧化二砷的实验研究或临床研究获得的科学研究结果和可靠数据。

究竟是谁首先确认三氧化二砷是治疗白血病的有效药物? 是张教授还是另有其人? 是"首先确认"还是前人早已确认? 张教授对复方"癌灵一号"的临床研究与贡献应该充分肯定,但是对于三氧化二砷并未进行直接研究,其两大贡献尚有疑问待解。

(3)饶教授三次提供的有关文献,相当详尽,但未见到以下重要文献:①至今未见到张亭栋教授"癌灵一号"的拆方比较,确认三氧化二砷是有效成分的实验报道。②至今未见到张亭栋教授"癌灵一号"的分组对照,确认三氧化二砷是有效成分的临床报道。③至今未见到张亭栋教授三氧化二砷注射液的药理学、毒理学研究报道。④至今未见到张亭栋教授用三氧化二砷注射液治疗白血病的临床报道。

根据目前已知情况,可以肯定三氧化二砷注射液治疗白血病是我国科学家对人类的重大贡献。但是,各位专家贡献的重要性、内容范围、性质等不尽相同。从不同学科、不同角度,可有不同看法,争论的重点是张亭栋教授的个人贡献,是首先做出的两大贡献,还是另有其人,抑或是早有前人做出这两大贡献? 仍有疑问,需要提供可靠的证据,才能做出正确结论。

依据饶毅教授三次提供的文献及已知情况,可以得出一个惊人的发现:

张亭栋教授没有对三氧化二砷进行过研究(包括药剂、药理毒理学及临床研究);只对复方"癌灵一号"的全方进行过长期的临床观察。他是如何首先确认三氧化二砷是治疗白血病的有效成分的?

例如：有人用中药复方青蒿鳖甲汤治疗疟疾，进行了长期研究，指出青蒿是君药，但未分离出青蒿素，也未对青蒿素进行实验和临床研究，有人认为他是发明青蒿素的关键贡献者，能否得到国内外学术界公认？青蒿鳖甲汤不等于青蒿素，研究青蒿鳖甲汤不能代替研究青蒿素，两者不应混为一谈。复方癌灵一号与三氧化二砷的关系也是如此，研究癌灵一号不等于研究三氧化二砷，也不能代替研究三氧化二砷，两者不应混为一谈。

(2013 - 02 - 12)

《药品管理法》与三氧化二砷（兼答所问）

《中华人民共和国药品管理法》（以下简称《药品管理法》）是保证大众用药安全、合理用药的基本保证，是药政、药检、药监、新药研制与审批，药品生产、流通、使用等各方面工作的法律基础，必须坚决贯彻执行，不能"各取所需"，随意曲解，更不准违反有关规定。

我曾参加中药新药审批办法及技术要求等法规的起草、修订等工作，也曾是历届新药审批委员，对药政法的有关规定略知一二（2003 年以后由于工作量大增，时间精力有限，已很少参加新药审评工作）。

关于张亭栋教授个人贡献的评价问题，希望看到四方面的文献资料或研究报道，其中"癌灵一号"的拆方对比药理学研究及临床研究，是为证实谁是"首先确认"提供科学证据，不是新药审批，更不是用今日的新药审评标准要求1973—1979 年的工作，与《药品管理法》无关。如果谁能在 2013 年提供有关证据、文献或研究报道，仍会得到承认，但是至今仍未看到有关证据。

关于三氧化二砷的药理毒理研究及临床研究的文献资料和研究报道，与新药审批有关，与《药品管理法》有关。这些研究工作已经完成，并通过审评，批准生产，但是这些工作不是张教授做的，是别人做的，"至今未见张教授这方面的研究报道"，是说明张教授并未参与三氧化二砷治疗白血病的研究工作，所有药物化学、制剂学、药理毒理及临床研究等工作都是别人做的，张教授没有参加，并非想要证实他的工作是否符合《药品管理法》，不要误解。

近来，有些专家从检索文献、查新工作或从古典医籍的考证，或介绍国外文

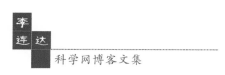

献综述等方面,提供大量有价值的文献资料及科学证据,对于谁"首先确认三氧化二砷治疗白血病",是首创性、原创性,还是仿制性工作,已有定论,继续争论已无意义。

对于张亭栋教授仅闻其名,不识其人,素无交往,更无个人恩怨。他在"癌灵一号"的研究工作中,有重要贡献,应该充分肯定,但是在三氧化二砷的研究中有多大贡献? 应该尊重事实,给予客观公正的科学评价。如果有人能够拿出更可靠的科学证据,我将全力支持他争取任何大奖。

(2013 - 02 - 14)

三问饶毅教授

一问:复方砷制剂"癌灵一号注射液"不是单一化学成分的"三氧化二砷注射液"。"癌灵一号"用的是化学原料亚砷酸,不是中药砒霜;两者不应混为一谈。应该明确张教授研究的是化学药亚砷酸,不是中药砒霜;研究的是"癌灵一号",不是"三氧化二砷注射液"。

二问:张亭栋教授从 1973 年至今已 40 年,只用"癌灵一号"治疗白血病,至今未见一篇用"三氧化二砷"治疗白血病的研究报道,为什么? 难道是"癌灵一号"的疗效优于"三氧化二砷"? 为何"三氧化二砷"获得国家批准生产,而"癌灵一号"没有批准生产? 为何国际承认的是"三氧化二砷"而不是"癌灵一号"?

三问:张教授对"癌灵一号"做了大量临床研究,观察了大量病例,功不可没。但是他对"三氧化二砷"未做研究,至今未见到他研究"三氧化二砷"治疗白血病的临床报道,也未见到相关基础研究报道。他从未研究"三氧化二砷"却成为研究"三氧化二砷"的"关键贡献者""最大功臣",能否得到学术界公认?

饶教授提到张亭栋不是院领导,"在中国工作,难以获得全部临床资料,特别是其他科室(如内科)的资料"。此论有误,张教授不能将内科病例总结在自己的临床报道中,真正原因是哈尔滨医科大学第一医院的中医科只用"癌灵一号"不用"三氧化二砷"治疗白血病,而内科只用"三氧化二砷"不用"癌灵一号"治疗白血病,两科资料无法合在一起总结,更不能将"三氧化二砷"的疗效算为"癌灵一号"的疗效。

因此,从整个研究过程来看:

张亭栋教授对"癌灵一号"的研究有重大贡献,是"最大功臣""关键贡献者",当之无愧,完全同意。

张亭栋教授对"三氧化二砷"及中药砒霜未做研究,要成为"最大功臣""关键贡献者",证据不足,需要提供令人信服的直接证据、科学证据,而不仅是主观推测,经验判断,或是各种各样的解释。

(2013 - 02 - 15)

尊重事实,尊重科学,推进学术讨论的健康发展

科学研究的特点是探索未知数,有不同看法、有争论很正常。应该在互相尊重、互相学习、友好团结的气氛中,畅所欲言,各抒己见,不要把学术争论变成人身攻击,把自己的观点强加于人,也不必强求统一看法。

关于砷制剂治疗白血病,我与任何方面、任何当事人都没有任何关系,只是为我国学者获奖感到高兴,写篇小文章表示对获奖者的祝贺。此前我从未看到过饶教授介绍张亭栋教授的文章,不了解有什么前因、后果、背景和故事,不明白为什么一篇祝贺获奖者的短文,没有伤害任何人,却受到如此猛烈的攻击,甚至医药界也受到攻击。这是一场与我无关、不想参加,但又不得不认真对待、被迫参加的争论。所幸这种带有"火药味"的争论很快上升为理性的学术讨论,双方都以摆事实、讲道理为主,尊重事实、尊重科学、尊重对方为原则,在良好的学术氛围中进行更深入、更全面的讨论。通过讨论增加了知识,提高了认识,建立了学术讨论健康的和谐氛围,颇有收获。

这次讨论有相同的看法,也有不同的观点,获得一致看法的是张教授在"癌灵一号"研究中有重大贡献,是"关键贡献者""最大功臣"。未能取得一致的看法是他未参加三氧化二砷和中药砒霜的研究,其贡献如何评价,证据不足,有待进一步证实。此外,亚砷酸与砒霜的关系,还有不同看法,例如:人工牛黄可代用天然牛黄,但不等于天然牛黄;人工麝香可代用天然麝香,但不等于天然麝香;化学原料亚砷酸可代用中药砒霜,但不等于中药砒霜。目前有关学术问题的情况与事实基本清楚,只是看法和评价不完全相同,继续争论下去意义不大。

同意饶教授的意见,有关此问题的讨论,求同存异,到此为止。其他学者如有兴趣,还可以继续讨论。

王进先生的几篇现场调查报告及有关人员访问,很有价值,值得认真阅读。

这次讨论(特别是后期的讨论)摆事实、讲道理,各抒己见,畅所欲言,在互相尊重、互相学习的良好氛围中进行,没有人身攻击、恶语伤人。在讨论中向饶教授及很多专家学习了很多宝贵知识,受益匪浅。今后还要向各位专家学习,为推进学术交流的健康发展而努力。

(2013-02-17)

药物安全性

劣质胶囊不宜称为"毒胶囊",不必恐慌

绝大部分西药及中药都有一定的毒性及不良反应,不能都称为"毒药"。只有毒性严重,危及生命或可能造成严重损伤者,或毒性超过治疗作用,或药物的主要成分是有毒物质时,才可定性为"毒药"或"剧毒药",如砒霜、氰化钾、吗啡、冰毒等。正如有人偷了一角钱,有偷窃行为,但不能定性为"盗窃犯",必须严重到一定程度才可定性为"盗窃犯"。

有关专家正确地指出:铬是人体生理需要的微量元素,正常成人每日需要0.05mg,最大耐受量为0.5mg;儿童每日需要量0.01mg,最大耐受量为0.2mg,只有超过最大耐受量才会发生中毒及不良反应。《中华人民共和国药典》(以下简称《药典》)规定药用胶囊铬的限量标准为2ppm。每千克空心胶囊约10000粒,含铬2mg,每日服用2500粒,铬含量0.5mg,才达到中毒量。如果劣质胶囊铬含量超标100倍,每日服用25粒,铬含量才达到0.5mg中毒量,而实际用量为每日6粒(铬含量约为0.125mg,为中毒量的1/4)。据《每日质量报告》对9家药厂生产的13个批次劣质胶囊检测结果,铬超标最多达90倍,一般不会引起铬中毒,广大群众及病人不必恐慌。但是,劣质胶囊铬含量如果超标100倍以上,甚至达到400倍,则是不安全的。建议药检部门检测劣质胶囊时,对于铬含量超标100倍以上的生产厂家、胶囊批号,以及使用这种胶囊做成制剂的药厂、药名及批号,均应公布于众,并对服用者进行体检,有异常者,应及时采取治疗措施,确保病人的安全。其他食品、保健食品及药品也有类似情况,应科学地进行报道,慎用"毒"字。例如:注水猪肉为"劣质肉",但不是"毒肉";抗癌西药多有严

重毒性及不良反应,但不是"毒药";有的中药制剂有效成分低于标准,或有害物质高于限量标准,均为"劣药",而不是"毒药"。用词不当会误导群众,甚至引起社会恐慌,对病人造成不良影响,应尽量避免。

我们坚决反对不法奸商唯利是图、伤天害理、坑害病人,用不合法、不合标准的原料及辅料,制造不合标准的"假冒伪劣"药品或其他产品。坚决打击一切违法行为,确保广大群众的用药安全。

(2012 - 04 - 26)

查处劣质胶囊,保护病人更重要

在中央领导的关心和督导下,通过各级主管部门、有关部门及广大医药工作者的共同努力,查处了大量劣质胶囊及其制剂,打击了不法奸商及其犯罪行为,更重要的是保护了病人。建议注意以下几点:

(1)及时发布官方信息,对于查处的劣质胶囊及其制剂(中药、西药及保健食品的胶囊剂),应公布其药名、批号、生产厂家,最好能注明铬超标的测量值及超标倍数,以及对生产、流通及使用部门应采取的措施及注意事项。

(2)卫生部已公布劣质胶囊剂的13种药品名单及生产药厂,广大群众应对自家现有的各种胶囊剂进行清理,凡属名单上的胶囊剂应立即退还医院或药店,并换取合格的同类药品,不要中断治疗,也不要使劣质胶囊剂再流入社会。

(3)凡是曾经服用名单上所列胶囊剂者:①长期持续服用3个月以上者;②服用量累计达到1000粒以上者;③出现可疑不良反应症状者。以上三种情况均应立即带药品到医院检查,有异常者应及时治疗。此外,应建立档案,进行追踪观察,定期复查,以防止近期或远期对病人造成"显性"或"隐性"的损害,确保病人的安全。

(4)一系列食品、药品事件,反映出监管系统、生产环节、流通领域以及使用部门的工作有待进一步加强;也反映出向群众进行科普知识宣传,特别是相关医药卫生知识,对于提高全民健康十分重要。无论是大众媒体或是专业的科普宣传部门,或是医药卫生工作者,都有责任做好这项工作。

大众媒体应及时、准确、科学地报道这一事件,特别是卫生部及有关部门发布的公告,正确地加以宣传、解释。切忌造成不必要的社会恐慌,不要使病人焦虑紧张、加重精神负担,不利于治疗康复。要时刻注意保护病人,消除一切不利于病人治疗、康复的各种因素。保护病人安全是最重要的。

(2012-04-28)

中药注射剂再评价与再研究十分重要

中药注射剂的特点是起效快、作用强,适用于急救及危重病人治疗,是传统中药的进步与发展,是治病救人的需要。我国正式批准生产的中药注射剂 141 种,其中 30 种自动停产,另有 11 种没有使用价值的品种可能被淘汰,今后将有 100 种中药注射剂合法地生产、使用。

近年中药注射剂使用人数大增,不良反应监测系统日益完善,使不良反应事件的报告例数增加,引起人们的误解。是否中药不良反应严重,中药注射剂应该全面禁用?事实并非如此,根据国家食品药品监督管理总局的报告:2009年及 2010 年我国药品不良反应事件分别为 638996 件(次)、692904 件(次),西药占 87%、86%,中药占 13%、14%,说明西药不良反应比中药严重,而在西药不良反应中注射剂占 61%、61%,中药不良反应中注射剂占 52%、50%。这些数据表明:①西药不良反应比中药严重。②中、西药的注射剂均比口服药风险大。因此我们主张:能用口服药解决问题者,尽量少用或不用注射剂。另外,应该加强研究,进一步提高注射剂的质量与安全性。

早在 2006 年鱼腥草注射剂被暂停生产使用后,我们就与药厂合作开始对鱼腥草注射剂进行"再研究"。其后,国家药监局连续发布 8 份有关政策、法规及技术要求等文件,进一步推进了中药注射剂的"再评价"工作,并已取得重大进展,但从总体来看,任务艰巨,进展缓慢。最近在国家食品药品监督管理总局及有关部门领导下,有更多学术团体、科研单位及生产企业合作进行更广泛、更大规模的"再评价"工作。100 种中药注射剂如有 50 个品种进行"再评价",每种要观察 3 万例病人,总共要观察 150 万例病人,而每种药物常由多家生产,每家产品需单做"再评价",若平均每种药物由 5 家药厂生产,则需观察 750 万例病人,每例科研经费约需 1000 元,总金额约需 75 亿元。同时要动员几百家医院、几千名医务工作者参加研究工作。规模之大、难度之高、投入之多,都是空前的。这项工作如能圆满成功,对中药注射剂乃至中医药事业的发展,将起到巨大的推进作用。但是如果考虑不周,科研设计或执行过程有缺欠,那么后果不堪设想,可能会功亏一篑,劳民伤财,劳而无功。有些药厂企业误认为只要做了"再评价"工作,就可以万事大吉,为推销药品提供新的宣传根据,而事实并非如此。如果"再评价"结果证实该药疗效显著、安全性好、质量优良,当然会成为推销产品的有力证据;但是若"再评价"结果证实该药疗效不确切,不优于其他药物,安全性及质量不佳,则为该药退出市场、被淘汰提供了有力的证据。当前大兵团作战全力集中于中药注射剂"再评价",而对"再研究"重视不够、考虑不多。中药注射剂"再评价"是在原料、处方、生产工艺、质量标准等方面没有改变的前提下进行大组病例观察,重新确认该药是否安全、有效、质量可控的。这项工作十分重要,但其缺点是药品本身没有任何改进提高,"再评价"之前存在的缺欠与不良反应,"再评价"之后依然如故,不能提高药品质量与安全性,适用于质量与安全性较好的中药注射剂。对于药品质量与安全性有缺欠,甚至已发生严重不良反应或致死性反应的中药注射剂,仅做"再评价"是不够的,必须进行"再研究",对原料、处方、生产工艺、质量标准等,进行改进、提高,使注射剂的安全性、药品质量有大幅提高,在确保病人用药安全的前提下,再进行"再评价"工作。"再研究"后的药品与"再研究"前的药品相比,其质量与安全性有明显改进与提高,才能最大限度地保证病人用药安全。

中药注射剂的改进、提高,"再评价"及"再研究",是一项复杂、艰巨的系统工程,需要严肃认真,埋头苦干,一切为了治病救人,确保广大病人的安全。

(2012 - 07 - 23)

谈槟榔与四磨汤

近有报道槟榔是一级致癌物。四磨汤含有槟榔,是否应该一律禁用?

一、槟榔是合法中药材

槟榔入药已有两千多年的历史,收载于《中华人民共和国药典》(以下简称《药典》)。《药典》中有 200 多个复方制剂含有槟榔。《药典》收载有毒中药材 83 种,其中大毒 10 种、有毒 42 种、小毒 31 种,均无槟榔。至今尚未发现药用槟榔及其复方制剂诱发癌症的临床报道。

二、咀嚼槟榔确可引起口腔癌

印度有 33％的人经常咀嚼槟榔,其口腔癌发生率为世界第一。巴布亚新几内亚有 60％的人经常咀嚼槟榔,其口腔癌发生率为世界第二。说明长期、大量咀嚼槟榔确可引起口腔癌。为什么"咀嚼槟榔"可引起口腔癌,而"药用槟榔"至今未见致癌的临床报道? 不能确定其致癌作用,可能有以下原因:

(1)原料及药用部位不同。"咀嚼槟榔"用槟榔幼果、果壳;"药用槟榔"则用成熟果仁。

(2)加工不同。"咀嚼槟榔"用石灰水浸制,加用香精、香料等辅料,有强碱性、刺激性,增加其毒性及致癌性,对口腔黏膜有严重的化学性损伤;"药用槟榔"经过炮制、提取、除杂等处理以减毒,对口腔黏膜无化学性损伤。

(3)食用方式不同。"咀嚼槟榔"在口中长时间咀嚼,对口腔黏膜有强而持久的机械性损伤及化学性损伤,双重的严重损伤常可引起黏膜下纤维化、白斑、扁平苔藓等癌前病变,进而恶变为口腔癌;"药用槟榔"是吞服,一饮而尽,不会对口腔局部造成机械性及化学性损伤,不会引起口腔黏膜的癌前病变及口腔癌。

(4)疗程不同。"咀嚼槟榔"长期食用,甚至终生食用;四磨汤疗程为 2～5日,不会引起蓄积中毒、慢性损害及癌前病变。

(5)用量不同。"咀嚼槟榔"用量很大,无剂量限制;"药用槟榔"有剂量限制,用量较小。《药典》规定槟榔每日限量为 3～10g,驱绦虫、姜片虫时,剂量为30～60g。中药四磨汤每日食入的槟榔为 2.25g,远低于安全限量。

(6)"咀嚼槟榔"无适应证、禁忌证等限制,男女老少、健康人与病人皆可食用;"药用槟榔"有适应证、禁忌证等限制,并非男女老少皆宜。合理用药可以趋利避害,发挥其治疗作用,避免其有害作用。

(7)"咀嚼槟榔"致口腔癌,是槟榔内在成分的作用,还是外加的辅料(石灰水、香精、香料等)起作用,还是两者相加的作用,尚不清楚。谁是"罪魁祸首"尚

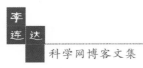
待进一步研究、证实。

三、奇怪的现象

一般规律是对食品安全的要求比对药品安全的要求更严格。"咀嚼槟榔"是食品,已证实可以引起口腔癌,却未遭禁用,在很多国家、地区可以合法生产、销售、食用,而我国宝岛台湾有"槟榔妹"专卖"咀嚼槟榔",成为推荐旅游景点之一。

有致癌作用的食用"咀嚼槟榔"可以合法食用,而尚未证实有致癌作用的"药用槟榔"却遭质疑,是一个很奇怪的现象。

四、有些西药、中药可以致癌,并非一律禁用

西药氯霉素、土霉素、氯仿、非那西丁、复方乙酰水杨酸片(APC)、索米痛片(去痛片)、环磷酰胺、氮芥、硫唑嘌呤、氨甲蝶呤、砷化物、己烯雌酚、黄体酮、利血平、保泰松、苯妥英、苯丙胺、苯巴比妥、焦油软膏、右旋糖酐铁等,均可致癌。大部分仍在临床广泛使用,并非一律禁用。

中药千里光、滑石、五倍子、八角茴香、桂皮等,有致癌成分。甘遂、三棱、巴豆、苏木等,可能有辅助致癌作用。这些中药(或食用调料)仍在使用,并非一律禁用。

有致癌作用的中药或西药,是否一律禁用,应具体情况具体分析。总的原则是权衡利弊。利大于弊者仍应使用,如抗癌药、急救药、疑难重症的特殊用药等,仍需使用,但应严格控制使用,控制适应证、非适应证、禁忌证、用法、用量、疗程、给药方式及注意事项。力求充分发挥治疗作用,防止不良反应,特别是致癌作用。切忌盲目、大量、长期、过度用药。而弊大于利者,应坚决禁用。

根据我国有关规定及实际情况,"药用槟榔"在合理使用情况下,仍是临床常用的有效中药。至今尚未见到口服"药用槟榔"致癌的临床报道,有关部门也未规定禁用槟榔及其制剂。因此,槟榔及其制剂在我国是合法药物,允许合理使用,并无禁用、限制使用的规定。当然应该合理用药;严禁盲目、长期、大量的不合理用药;应在药品说明书上注明处方、用量、功能、不良反应及注意事项等;不允许虚假宣传,夸大疗效,隐瞒不良反应,欺骗群众。

对于"咀嚼槟榔"的不良习惯,应当通过科普宣传,逐渐改变这种不利于健康的嗜好,防止口腔癌的发生。

五、应该进一步研究确保广大病人的安全用药

应该进一步研究槟榔的化学成分、药用价值,加强合理加工、质量控制、临床试验、合理用药、趋利避害等措施,确保广大病人的安全用药,十分重要。

此外,吸烟的致癌作用超过某些西药和绝大部分中药,目前只能"控烟",不能"禁烟"。酒精饮料、发霉食物(含黄曲霉素)、大气污染、水源污染、有害工作环境(如矿井、化工厂、医院、核电站、炼焦场等)都含有大量致癌物及致癌因素,应加强防护措施,避免或减少接触,防止受害致癌。

(2013－05－04)

关注中药安全性的几个问题

近来有些海外非政府组织,如学会、联合会、研究所等,发布消息或通告指出中药重金属、农药残留或有毒有害物质超标,引起国内外的广泛关注,甚至引起群众对中药的误解与恐慌。应注意几个问题:

(1)通报有问题的中药,是我国合法药厂生产的合法中药,还是境内外不法之徒盗用我国药厂及中药之名,非法生产的非法中药? 例如:香港通报的维 C 银翘片,查出两种违禁西药。经进一步检查,并非我国药厂生产的合法中药,而是有人盗用我国药厂名义生产的非法中药。张冠李戴,抹黑我国中药,很不应该。

(2)为了保护广大病人的用药安全,我国药政、药监、药检等主管部门,在全国建立了完整的、严密的监督管理体系,有一整套严格的政策、法规及技术标准,对中药含有的重金属、农药残留及各种有毒有害物质,有明确的限量标准。超标者为不合格药品,不准进入市场,不准使用。因此,判定任何中药的重金属、农药残留及有害物质是否超标,应以我国政府主管部门公布的中药标准、《中华人民共和国药典》的标准为依据,不应以国外的,甚至是食品标准或是学会、联合会等非政府组织自定的标准为依据。有些海外非政府组织公布的新闻

或通报,是不正确的,不符合我国中药的法定标准,不应误导群众。

(3)中药安全性关系到千千万万病人的切身利益,关系到群众的安危,必须重视,加强监督管理工作,严禁任何非法的或不合格的中药进入市场。监管工作应从市场监管扩大到生产过程的全程监管和出厂前的监管、检测,将任何不合格的药品封杀在药厂之内,不准出厂流入市场。

我国药政、药监、药检等主管部门已制定了完整的政策、法规及技术标准,不断加强和完善监管体系,在全国形成网络,确保全民的安全用药。但是由于我国有几千家药厂、几万种药品,地域辽阔,人口众多,特别是偏远地区、山区及农村,全面监管到位,十分困难。加上近年海外出现大量盗用我国药厂、药品的名义,非法生产的非法中药,在有些国家泛滥成灾。因此,我国的药监、药检,从城市到农村,甚至从国内到国外,进行全面监管,任务艰巨;不仅药政、药监、药检等主管部门要加强监管工作,也要获得医药、农林、工商管理等多个部门以及广大群众(特别是病人)的积极支持与配合;通过多方面、多层次努力,不断提高监管力度,提高中药安全性,确保广大群众用药安全。

关于中药、西药复方问题:

早在1990年前我曾提出"两不"原则,即"不提倡""不禁止",有选择、有控制地审批。原则是必须有足够的根据证实中药、西药复方优于单用中药或单用西药,必须没有配伍禁忌,不增加毒性及不良反应。中药、西药复方多为历史遗留的品种或早期批准的药品,近年已很少批准中药、西药复方的新药生产。

(2013 – 07 – 01)

最高检发布涉药刑事案件的解释,好得很!

2014年11月18日,中华人民共和国最高人民检察院发布的《"两高"关于办理危害药品安全刑事案件适用法律若干问题的解释》,对于保护人民大众的合法权益,特别是保护广大病人的安危,有重要意义,是"依法治国"、用法律保护人民权益的具体体现,好得很!

药品是治病救人的武器,而假冒伪劣药品是不法奸商、犯罪分子谋财害命的手段,其社会危害之严重和广泛,不容忽视。世界各国对这类案件惩处严厉,打击力度很大。十多年前美国有人夸大药物疗效,欺骗公众,被判刑 6 个月,罚款 30 万美元。时至今日,惩处更为严厉,打击力度更大。2014 年 4 月 8 日,日本最大药企"武田制药"隐瞒药品不良反应,危及病人安全,被罚款 60 亿美元,其合作伙伴礼来公司被罚款 30 亿美元(共计 90 亿美元)。还有的案件当事人被判刑入狱。相对而言,我国过去对涉药案件的打击力度不够,多以行政处分、小额罚款为主,只能起到隔靴搔痒的作用。因而屡禁不止,泛滥成灾,成为社会一大公害。

"两院"关于"危害药品安全的非法经营行为的定罪量刑标准",明确规定了这类案件的性质、危害性、定罪量刑标准等,对广大群众及病人的安危是最有力的法律保护。对一切不法奸商、犯罪分子是当头一棒,起到有力的震慑作用。我们完全拥护这项法律规定的颁布执行。但是有些具体问题尚须进一步解释。

(1)药品的概念:西药有原料药及成品制剂。中药有药材、饮片、提取物、成品制剂(中成药)。"假药""劣药"应以成品制剂为主,是否包括中药材、饮片、提取物及中药、西药的原料药? 中药材、饮片、提取物中,也有大量假药、劣药存在,是否包括在内? 若包括在内,则涉及范围更广,工作量将大大增加。需要进一步解释。

(2)"假药"是未经主管部门批准的非法"药品",既无效,又有害。"劣药"是经主管部门批准的合法药品,但质量不合标准,有效成分低或有害成分超标,疗效降低或不良反应增加。"假药"与"劣药"有些区别,在定罪量刑时"假药"应从严查处,"劣药"应具体情况具体分析,合理定罪量刑。

(3)"危害药品安全的非法经营行为"包括哪些内容?"非法经营行为"的主要内容是"假药、劣药"。但不限于此,还包括药厂生产、宣传、推销,市场流通,药房销售,医院使用等诸多环节的非法行为。例如:药材市场的假冒伪劣药材、饮片;药厂的偷工减料、用非药原料(工业原料)替代,或是混入有毒有害物质等;商业宣传中夸大治疗作用,隐瞒不良反应,欺骗公众,坑害病人等违法宣传;在销售流通过程中的非法牟利、权钱交易、唯利是图,以及医院的回扣推销、不合理用药等问题,都会"危害药品安全",危及病人安全,都应属于法律监督、查处范围之内。如能配套制订一些实施细则、更具体的规定,则更有利于贯彻执行。此外,医药有关主管部门及广大医药工作者的积极配合,全面清理、整顿"危害药品安全的非法经营行为"也是十分重要的。

(2014 - 11 - 20)

国外重大药害事件的教训

近来国外多次发生重大药害事件,性质恶劣,后果严重,触目惊心,应引以为戒。据澳大利亚《悉尼晨锋报》2014 年 12 月 8 日报道,辉瑞药厂生产的治疗帕金森病的药物 Cabaser,近 200 人服用后发生不良反应,形成毒瘾及性瘾。由于药厂隐瞒不良反应,未明示这类副作用,遭受害者索赔。本月辉瑞与 160 名受害者达成共识,尚待有关部门处理。

另一起更严重的药害事件是英格兰合成药物中心的制药企业生产的类固醇药物。2012 年生产 18000 瓶,销往美国 23 个州、76 家医疗机构,约 13000 人用药。由于药物污染,已有 750 人发生不良反应,半数以上是真菌性脑膜炎,已有 64 人死亡。据中国新闻网 12 月 17 日报道,美国检察官办公室发言人 17 日指出,马萨诸塞州的制药企业已有 14 人被捕,包括 2 名创办人。由于药物被污染,造成真菌性脑膜炎疫情大暴发。该药使用过期原料,未经妥善消毒处理,未检测药品质量,以确保药物未受污染,保证用药安全。更严重的是,药厂隐瞒不良反应,伪造记录。有数名受害者及家庭提起诉讼,指控罪名还包括欺诈、销售假药等。该药厂已申请破产,被吊销生产执照,并有 14 人被捕。还发现该药厂在 2002—2003 年曾因药品不良反应被投诉,2014 年 3 月又因眼科药的问题被投诉,继而又查出本案类固醇药物污染诱发的严重药害事件。

我国有些药厂不重视安全问题,甚至隐瞒不良反应,欺骗公众,坑害病人,应从国内外一系列重大药害事件中吸取教训、引以为戒。

大量药害事件表明,唯利是图,不重视药品的安全性、有效性及药品质量,甚至隐瞒药物的不良反应,是引起重大药害事件的主要原因。

不接受教训者,必将受到更严重的教训与惩罚。

(2014 - 12 - 30)

驳斥"中药成分中 90% 不适合人类使用"的谬论

2015 年 12 月 11 日《美国之音》报道:在由澳大利亚科廷大学、墨多克大学和阿德莱德大学联合进行的一项研究中,研究人员对常用的 26 种中药进行了成分检测,发现其中 90％不适合人类使用。这些药品中有一半含有非法物质,包括有毒金属、处方药、兴奋剂。同时还检测到含有砷、铅、万艾可、鼠药,甚至含有濒危物种的 DNA。然而,这些成分并没有列在产品的标签内。

一、这篇耸人听闻的报道中有些疑问

(1)报道的"常用的 26 种中药",是我国食品药品监督管理总局正式批准的合法中药,还是未经批准的假冒伪劣药? 是由我国生产并通过正常渠道进入澳大利亚的,还是由其他国家、地区非法伪造的假冒伪劣产品,并通过非法渠道进入该国的?

(2)这"26 种中药"是中成药(中药制剂),还是药材、饮片、原料药? 是合法的治疗药〔处方药或非处方药(OTC)〕,还是保健食品,甚至是未经批准的非法的假冒伪劣产品?

(3)"这些药品中有一半含有非法物质"。何谓"非法物质""合法物质"? 是哪个国家、哪个国际权威机构认定的? 有无公认的目录? 我国明确规定一些有毒有害物质,包括重金属、农药残留及某些化学成分,禁用或有"限量标准"。有些有毒成分就是有效成分,其含量在合理范围内,是合法的,如麻黄碱、三氧化二砷等。有些不法奸商擅自加入西药或珍稀濒危国家保护动物是不允许的,均列为假冒药,应进行查处,并严厉打击。

(4)"中药成分中 90％不适合人类使用"。"不适合人类使用"的定义、标准是什么? 是哪个国家、哪个国际权威机构认定的? 哪些成分"不适合人类使用"? 凡是有一定毒性的成分都不适合人类使用? 绝大多数西药(化学药)都有一定毒性,其不良反应发生率及严重程度都远远超过中药,特别是抗癌化疗药、抗艾滋病药及某些抗生素,毒副作用尤为严重。这些化学药都"不适合人类使用"? 都应该禁用? 各国生产饮用的白酒、红酒,既可急性中毒死亡,也可慢性中毒诱发肝硬化、高血压、冠心病,不适用于人类? 应该全人类禁酒?

所谓"中药成分中 90％不适合人类使用","90％"有什么根据? 我国有中药材 12800 多种,中成药(中药制剂)近万种,仅仅根据"26 种中药"的检测,而且未必是合法的中药治疗药,就下此结论,未免过于荒唐。

中药制剂的成分中,有些是原植物存在的有效成分,经大量实验研究及临床研究证实,在合理使用下是安全有效的。有些成分是有害的成分,则尽量排除,并制订严格的限量标准,超标者禁止生产、销售、使用。

(5)合法中药的根据。凡是由我国食品药品监督管理总局批准并发给药品生产许可证的企业生产的是合法中药制剂(中成药),达到国家认定的质量标准者为合格药品,只有既合法又合格的中药制剂才允许生产、销售、使用,而不合法或合法不合格的中药制剂,不准生产、销售、使用,违者将追究法律责任。澳大利亚报道的 26 种中药,可能是未经我国食品药品监督管理总局批准的国内生产的合格合法制剂,有些可能是以保健品的身份,而不是以治疗药(处方药)的合法身份进入该国,甚至有些是我国境外不法奸商制造的假冒伪劣产品,冒充我国生产的合格合法中药制剂,应该查清事实,正确判断。

二、认真总结经验教训,不断提高中药质量,大力推进中医药事业的健康发展

(1)要加强中药研究,提高水平,既要重视古人的经验,更要充分借鉴现代科学的理论、方法、手段,积极推进中药现代化,大力发展"现代中药",如青蒿素、三氧化二砷、黄芩苷、小檗碱(黄连素)、人参皂苷、丹皮酚、薯蓣皂苷、茶多酚等。

(2)在中药研制过程中,要加强原生药、药材、饮片、提取物、药物化学、药物代谢、生产工艺、质量标准以及安全性、有效性和作用机制等多方面的系统研究。应做到"取其精华,弃其糟粕",最大限度地保留有效成分,最大限度地清除有害成分,确保中药制剂(中成药)的安全性、有效性。

(3)提高中药新药的审批标准,加强市场监督管理,严厉打击非法药品、保健食品及一切假冒伪劣产品。凡是擅自加入化学药、珍稀濒危保护动物者;凡是夸大疗效,隐瞒不良反应,进行欺骗宣传者;凡是有毒有害物质超标者;凡是违反药品说明书及标签的有关规定以及隐瞒药品成分者;凡是非法走私到国外,或是用保健食品冒充治疗药并虚假宣传其治疗作用者,均应严加惩办。

(4)建议对各国中药市场进行调研。了解各国常用中药,有多少是我国批准、生产、销售的合法中成药? 有多少是非法的假冒伪劣产品? 有多少是用保健品冒充治疗药? 有多少是不符合法定质量标准的伪劣品? 各种中药不良反应发生率(或病例数)是多少? 我国主管部门应适时发布通告,指明哪些是禁用的,不合法、不符合标准的伪劣品,以确保各国用药者的安全。

(2015 - 12 - 14)

中药注射剂可用于某些传染病及感染性疾病

有人认为,中药注射剂不适用于传染病,缺少科学依据。为何西药注射剂可用于传染病,而中药注射剂不能用于传染病? 据说有两方面理由。

一、"中药注射剂疗效不确切,未经系统的科学研究"

凡是经过国家食品药品监督管理总局严格审评、批准生产,又经上市后临床再评价,进入 2017 年国家医保目录的 48 种中药注射剂,都是经过系统的临床前实验研究及Ⅰ、Ⅱ、Ⅲ期临床试验,甚至经过上市后临床再评价,证实安全、有效,对某些细菌、病毒所致的传染病及感染性疾病有确切治疗作用。例如:痰热清注射剂经过上市后临床再评价 30322 例(包括前瞻性研究 27597 例,回顾性研究 2743 例),证实对流感、手足口病等病毒性疾病及肺炎、慢性阻塞性肺疾病等细菌性疾病有效,且不良反应发生率为 0.27%,未发现严重不良反应。这项研究结果于 2016 年 6 月 29 日通过国家食品药品监督管理总局验收,于 2016 年 8 月 4 日公示。说明凡是合法生产的中药注射剂都是经过科学研究、疗效确切、能够治病救人的药物。而且该药除了抑制细菌病毒外,还具有调节免疫功能,抑制炎症反应、解热、缓解症状等多方面作用,即具有"扶正祛邪""标本兼治"的优点。而抗流感西药奥司他韦,只有"祛邪"(抗病毒)作用,没有"扶正"(调节免疫功能等)作用,且须在发病 3 日内用药有效,后期用药无确切疗效,其不良反应发生率高于 1%,可出现过敏反应、幻觉、自杀倾向等严重不良反应。美国一名儿童服奥司他韦后产生幻觉,爬窗要跳楼,幸被救下。日本厚生省甚至规定用药者的家中要门窗上锁,防止意外。

二、"中药注射剂不安全,不能用于传染病"

中药注射剂及西药注射剂都比口服药的不良反应严重,因此,不应盲目乱用中药注射剂或西药注射剂。我们的原则是"能用口服药解决问题的,不用注射剂;能用皮下、肌内注射的,不用静脉注射"。对于轻症传染病及感染性疾病应以口服药为主,对于危、急、重症及烈性传热病则以注射剂为主。

中药注射剂及西药注射剂的共同特点是起效快、作用强,适用于危、急、重症及抢救治疗,但是不良反应均比口服药严重,且西药注射剂的不良反应发生率及严重不良反应均高于中药注射剂。根据国际医学科学组织委员会规定,药品不良反应分级:不良反应发生率 0.01% ~ 0.1% 为"罕见",0.1% ~ 1% 为"偶见",1% ~ 10% 为"常见",>10% 为"十分常见"。多数中药注射剂属于"偶见"(0.1% ~ 1%),而多数西药注射剂属于"常见"甚至"十分常见",见下表。

注射剂不良反应发生率

药名	病例数(例)	不良反应发生率(%)	报道单位
清开灵注射剂	5800	0.086	中国中医科学院、国防大学医院
痰热清注射剂	30322	0.27	北医三院
炎琥宁注射剂	4432	0.18	重庆不良反应监测中心 广东不良反应监测中心
喜炎宁注射剂	3437	0.32	天津津南区咸水沽医院
	4023	0.174	中国中医科学院临床基础研究中心
热毒宁注射剂	3000	0.533	中国中医科学院临床基础研究中心
参脉注射剂	4079	0.12	广东不良反应监测中心
参芪扶正注射剂	30026	0.17	中国中医科学院临床基础研究中心
	11350	0.176	汕头市药检所
大株红景天注射剂	5872	0.4	中国中医科学院临床基础研究中心
康莱特注射剂	5000	0.46	邯郸市中心医院
丹红注射剂	10409	0.7	郑州大学
注射用丹酚酸盐	7300	2.4	中国中医科学院临床基础研究中心
血必净注射剂	3300	2.45	哈励逊国学和平医院
苦黄注射剂	2522	3.25	南昌市第九医院
万古霉素注射剂	1797	16.7 (肾毒性发生率8.54)	梁蓓蓓等报告
特考拉宁注射剂	1848	9.28 (肾毒性发生率3.15)	梁蓓蓓等报告

表中所列清开灵、痰热清、炎琥宁、喜炎平、热毒宁等 10 种中药注射剂的不良反应发生率在 0.08%～0.7%,属于"偶见"级。注射用丹酚酸盐、血必净、苦黄注射剂,不良反应发生率在 2.4%～3.25%,属于"常见"级。西药注射剂的不良反应发生率则多在"常见""十分常见"级,如万古霉素不良反应发生率达到 16.7%,肾毒性发生率为 8.54%;特考拉宁注射剂不良反应发生率达到 9.28%,肾毒性发生率为 3.15%。

　　根据大量实验研究及大组病例的临床观察(Ⅰ、Ⅱ、Ⅲ、Ⅳ期临床试验)可以确定:

　　(1)任何药物都是口服药比注射剂安全。

　　(2)多数中药注射剂比西药注射剂安全。

　　(3)中药注射剂、西药注射剂都具有起效快、作用强的特点,适用于急症、重症、急救治疗,是治病救人的需要,有不可替代性。

　　(4)中药注射剂、西药注射剂都应严格控制、合理用药,严禁盲目乱用。治病救人是首要目的,不应为了增加收入的商业目的而扩大适用范围,非适应证用药。

　　(5)中药注射剂、西药注射剂的安全性,都应进一步深入研究,提高注射剂的质量、安全性、有效性,都应进行上市后临床再评价。对中药注射剂及西药注射剂都应以实事求是的科学态度,合理评价,正确认识;都应强调合理用药,严禁盲目乱用;不应偏见排斥中药注射剂。

　　注:本文由李贶奎、王毅教授及何萍、孙娅楠、李峰杰等协助完成。

(2018－01－30)

121

药物安全性

中药与动物保护

关于熊胆汁(粉)研究进展及争议

（在首届中医药发展热点问题高峰论坛大会的发言,2012 年 5 月 12 日）

熊胆汁(粉)问题,不仅是一味药、一家企业的问题,它涉及整个动物药,甚至会影响到整个中药产业的发展,不是一个小问题,应该认真对待。

有关熊胆汁(粉)问题争论不休,焦点问题有 3 个：一是熊胆粉究竟有没有药用价值,能不能治病救人；二是有没有替代品可以替代熊胆制品；三是引流熊胆汁是不是很残忍、很痛苦。

第一个问题,我们的看法是肯定的,熊胆粉有重要的药用价值,是临床上很重要的一味药物,主要有 3 点根据：①有几千年临床用药的经验积累；②有近年临床应用的一些经验和具体案例,证明有效；③我们搜集了 800 多篇现代的科学研究报道和学术论文,其中包括 100 多篇基础研究、700 多篇临床研究报道,大量报道从基础到临床证明这味药是有效的,是不能否定的。

熊胆汁的有效成分有几十种,包括熊去氧胆酸、胆色素类、氨基酸类等各种元素。有关药理作用,包括利胆、溶胆石、降压、降脂、降糖、解毒、抗惊厥、抑菌等。有 783 篇临床报道,有人讲中医的临床报道是不可靠的,都是个案报道,这 783 篇报道,符合临床研究的基本要求。报道包括心、脑、肝胆疾病(乙肝、丙肝、肝纤维化)、传染病(病毒性传染病),特别是在"非典"流行的时候,初期由于没有特效药,死了不少人,后来用了中药,其中包括熊胆汁的制剂,很快取得了疗效,救了不少人。

后来在流感流行的时候,大家知道国际公认最有效的治疗流感的药物是奥司他韦，但是奥司他韦有两个问题，一是早期用药有效，中期用药效果不好，后期用药基本无效，所以它在临床使用上有一定的局限性。另外它有不良反应，已经有死亡报道。而熊胆汁制剂疗效比奥司他韦好，安全性比它高，药价比它低。这些例子说明熊胆汁在临床是有效的，特别是治疗疑难重症的疗效不容否定。

我国正式批准含有熊胆粉的中药制剂，有 243 个（包括 120 多种），如熊胆救心丸、熊胆排石片、痰热清注射液等。有人说熊胆粉只能做保健品、茶饮料，不能做处方药，这是不正确的。这些都是国家正式批准的有生产证书的药品。

第二个问题，能不能用什么替代熊胆制剂？考虑 3 个方面：

第一个方面是用植物药替代，有人说菊花、熊胆草可以。这些植物药完全替代熊胆粉，作用强度不够，达不到熊胆粉的治疗作用。

第二个方面是用熊去氧胆酸替代。它是熊胆粉里面的主要成分，但不是唯一成分，不能完全代替，理由有 3 条：①熊胆粉有几十种有效成分，而熊去氧胆酸仅仅是其中的一种成分，一种成分不可能代替几十种有效成分的作用；②在药理作用和临床疗效上，熊去氧胆酸适应证的范围比较窄，作用的强度不如熊胆粉；③从安全角度来看，服用熊去氧胆酸后有些病人出现恶心、呕吐、腹泻、心律失常。所以熊去氧胆酸不能完全代替熊胆粉（可以部分代替）。熊去氧胆酸主要生产厂家在德国，它的产品在我国市场上占到 90% 以上的份额。我国可以仿制生产，但是都比不过它。因此，如果用熊去氧胆酸全面代替熊胆粉，就意味着我国每年要拿出几十亿元交给外国。

第三个方面是考虑人工熊胆。这是沈阳药科大学的老校长姜教授用了几十年的时间研究的，应该说研究工作是高水平的，对这位专家我们是很尊重的。基础研究方面，药监局顺利过关，而且进行了 Ⅱ 期临床，观察了 500 多例，疗效不错。但是这个药至今没有批准生产，为什么？这个问题应该由药监局来回答，我不是药监局的官员，也没有参加审评，没有发言权。但是我想从学术角度提一点不成熟的看法。我们国家批准新药的一个主要要求，就是必须拿出足够的科学根据，证明研究的药安全有效、质量可控、有实用价值。人工熊胆要想获得批准，也要拿出足够的科学证据，证明人工熊胆与天然熊胆相比，疗效相当或者是优于天然熊胆，才能获得批准。人工熊胆的 Ⅱ 期临床有点问题，临床观察的是眼结膜炎、扁桃体炎、痔疮和高血压。除了高血压是大病种外,眼结膜炎、扁桃体炎和痔疮都是比较小的病,给点药都治得好,甚至不吃药,在家里歇几天也可以康复。而熊胆粉的主要优点是治疗疑难重症、大病要病,Ⅱ期临床对这些大病要病没有观察,观察的只是一些小病。人工熊胆代替天然熊胆的证据不足。熊胆的优点在于治疗疑难重症、危重病人,在临床上必须在这方面取得比较好的疗效,哪怕观察一两例重大疾病也可以。我们不能要求所有的重大疾病都观察,工作量太大,但是像心脏病、肝胆病的治疗,如能证明人工熊胆在重大疾病的治疗上可以代替天然熊胆,药监局大概就会批准生产。

因此,到今天为止还没有找到任何一种药可以全面取代熊胆粉(部分代替可以)。

第三个问题,就是引流熊胆汁是不是很痛苦、很残忍? 取熊胆汁有 3 个阶段:最早的第一阶段是杀熊取胆,早就被禁止了。第二阶段是用导管插入胆囊中引流。这个导管要固定在那儿,熊自己乱抓,固定不了,就要给熊穿铁马甲。这个很残忍,我们国家早已下令禁止了。现在是第三阶段的引流方法,是利用胆囊壁,切取一条胆囊壁的肌肉卷成引流导管,引流熊胆汁。在取胆汁的时候,用引流针(相当于一号针头)插进去,胆汁就被引流出来了。一头熊一天有 1500~1600 毫升的胆汁,一天引流 200 多毫升,引流完以后,熊的爬行、走动等都没有问题。

第三代的引流技术应该是属于无痛引流,在引流的过程中动物没有痛苦,没有挣扎、没有嚎叫、没有不正常的活动。但是,做这个引流管的时候要做手术,要在麻醉状态下做。所以有人比喻,就像女同志扎耳朵眼一样,扎的时候疼一下,以后戴耳环就没有任何痛苦。引流熊胆汁,并不像有些人想象的那么残忍、那么痛苦。

我们保护动物有两个条件:第一是野生动物;第二是濒危动物。例如:野生的老鼠,我们保护吗? 人工养熊三代以上,已是人工养殖动物,严格讲不是野生动物,而且我们大量繁殖到了几万头,也不完全是濒危动物。人工养熊是合法的、国家批准的,取胆汁也是国家批准的、合法的,第三代引流技术是国家批准的,而把熊胆汁作为药品来使用,也是国家批准的。所以各个环节都是国家批准的,是合法的;我国把熊定为二级保护动物,不是一级;二级保护动物允许在合理利用下来保护，不是一级动物，连一根毛都不能动。

下面这个问题，不完全是学术问题，但却是一个比较重要的问题。这次在国内引起轩然大波，带头的是"亚洲动物保护基金"，这个组织是英国人谢罗便臣在境外注册的一个民间组织。近年在我国出现大量国外的民间组织（非政府组织），这些组织在国外注册很容易，比我们国内开个豆腐店还容易。但是，他们注册以后，打的招牌很吓人，"国际""美洲""亚洲""欧洲"的"科学院""学会""联合会""商会""基金会"等招牌，自封为会长、主席、专家、教授，国际组织的特派员、驻华代表等。

最近我国民政部发了一个公告（2012年3月30日），谈到近来外国在我国的非政府组织（NGO）数量不断增加，光是美国就有1000多家，在我国注册的不到3％。我国规定，任何国家的民间组织（非政府组织），在中国必须在民政部门注册才是合法组织，才可以进行合法活动。但是到今天为止，在我国注册的不到3％，也就是说有97％的组织都是非法组织，在中国境内没有合法注册的组织所搞的活动是非法活动。

"亚洲动物保护基金"到现在为止，没有在我国民政部门注册，所以根据我国法律，它是非法组织，它所搞的大量活动属于非法活动。民政部还特别强调，某些在华的民间组织，从事违反中国法律、破坏我国政治稳定的，应坚决依法予以取缔。也就是说，非法组织、非法活动，而且违反了我国的政策及有关法规，影响了社会的稳定、和谐和社会秩序，应该予以取缔。"亚洲动物保护基金"是否符合这个条件？应引起关注。

这个组织从成立第一天，矛头就指向我国、指向我国政府。有人问，英国保护动物做得并不怎么好，花钱买一个狩猎证，便可以捕杀老虎、狮子、犀牛。这几名英国人不在英国保护动物，到我们中国来干什么？而且矛头一直是指向我国政府。在我国申办奥运会时，这个组织在国内外组织大量活动，反对中国办奥运会。当时全国人民都希望我们能承办奥运会，而他们给我们国家抹黑，反对我们举办奥运会。

还有一些问题，例如他们收养了200多头熊，死了很多，死亡率远远高于我们的养熊场。我们有些养熊场十几年、二十几年，一只都没有死过（非自然死亡），而他们是大量死亡。有多少是自然死亡？有多少是被猎杀？还有，他们给很多熊做绝育手术，使这些熊断子绝孙，不能繁殖。动物保护的目的，是要增加繁殖、增加动物数量，避免灭绝、绝种，而他们恰恰反其道而行，大量做绝育手术，使熊不能繁殖，只能减少，不能增加，这是保护动物吗？

"亚洲动物保护基金"的英国人谢罗便臣，煽动群众游行示威，在闹市区焚毁我国的商品，这不能不使我们想起八国联军侵略中国，无恶不作。谁给他的权力，在中国可以由一个英国人煽动游行示威，由一个英国人烧毁我国的商品？这是我们不能容忍的。另外，他组织的游行示威，公开打出标语"国家支持活熊取胆，我就反对国家"，这种行为带有政治性。国内外有些反华分子，利用一切借口、一切机会进行反华，因此这个问题不仅仅是一个熊胆汁的问题，也不仅仅是一味中药的问题，这里边有很复杂的背景。我们是中医药工作者，更关心的是保护中药，保护中医事业，保护我国人民群众享受中医药服务的权利。一切为了治病救人。

(2012 - 05 - 16)

驳斥"亚洲动物保护基金"的声明

(1)根据我国法律规定，外国人办的民间组织(非政府组织，NGO)，必须在我国民政部门注册才是合法组织，才允许在我国境内从事合法活动。任何其他组织机构无权代行民政部门职权、代行注册审批权。

(2)林业局可以批准其下属单位或直属的企业、事业单位同外国人合作，但不等于外国人的民间组织可以不在民政部门注册而成为我国境内的合法组织，不等于"亚洲动物保护基金"也是合法组织。

(3)外国人的民间组织，未经我国民政部门注册，却在我国十几个城市煽动群众，组织游行示威，在繁华市区公然焚毁我国商品(而且是经过国家主管部门正式批准，有生产证书的合法中药)，甚至公然打出"反对政府"的大幅标语，这是"合法组织"的"合法行为"吗？

(4)如果中国人在英国各大城市组织游行示威，当众焚毁英国商品，高呼反对英国政府的口号，试问英国人民会欢迎吗？而英国人在中国十几个城市组织游行示威，当众焚毁中国商品，高喊"反对政府"，我们岂能坐视不理?！八国联军侵略中国,烧杀抢掠,无恶不作,任何有血性的中国人岂能忘记? 今日之中国已不是一百年前任人侵略、任人欺凌的旧中国,岂能容忍外国人在中国领土上胡作非为?!

(5)奉劝某些中国人不要卖国求荣,不要给居心叵测的外国人做帮凶。要有民族气节。

(6)我们欢迎一切友好的外国朋友和组织机构进行友好的合作、交流,但是必须遵守我国法律,尊重我国政府及人民,不允许以任何借口攻击、丑化我国政府和人民,不允许干涉我国内政,扰乱社会治安,破坏社会的安定、和谐,不准搞反华活动。

(7)我国在保护野生濒危动物方面,有完善的政策、法规和技术标准,既保护野生濒危动物,同时也积极发展人工养殖,扩大种群数量,使之脱离濒危灭绝的危险。"消极保护"与"积极保护"相结合,才是真正有效的保护政策,才能确保野生濒危动物不会灭绝。

(2012－05－18)

对《野生动物保护法》的建议

《中华人民共和国野生动物保护法》(以下简称《野生动物保护法》)引起广泛关注和争论,对此提些建议,仅供参考。

一、对珍稀、濒危野生动物的保护,有 3 种模式

(1)各国多用"消极保护"的模式:严禁捕猎、伤害、利用、买卖野生动物,但不重视人工养殖,扩大种群、增殖动物数量。结果收效甚微,保护动物的数量在减少,灭绝的品种在逐年增加。

(2)我国"消极保护"与"积极保护"双管齐下的模式:对野生动物严格保护的同时,大量发展人工养殖,扩大种群、增殖动物数量,解除灭绝之忧,收效优于前者。但还存在一些问题,人工养殖的动物不准利用,加之经费严重不足,限制了人工养殖的发展。如人工养殖虎,不准利用,连自然死亡的尸骨堆在库房,也不准利用。人工养殖成本很高,经费严重不足,威武雄壮的"山大王",严重营养

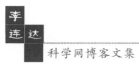

不良,被养成骨瘦如柴的"病猫"。人工繁殖的数量与质量受限,几十年来只增至 2000~3000 只,还不能解除灭种之忧。

(3)"消极保护""积极保护"及"合理利用"的三结合模式:如梅花鹿、绿孔雀都是珍稀濒危一级保护动物,由于允许合理利用,经费有保障,不仅自给自足,且可不断扩大养殖规模,增殖动物的质量与数量明显提高,目前已扩增到几十万头(只),完全可以满足多方面的合理利用,解除了灭种之忧。因此,我国三结合模式是保护野生动物的最佳选择,是利国利民、发展特种经济,提高经济水平的好政策,应该大力提倡、推广。

二、"以人为本",体现人道主义

在人类社会应该"以人为本",各项政策法规应该充分体现"人道主义"。自然界的动物、植物、矿物都应该直接或间接地为人类服务。保护野生动物十分重要,而保护人类的健康生存更为重要。人类应该与动物和谐相处、共同发展。在保护野生动物的基础上,科学合理地利用人工养殖动物为人类服务,也是必要的,特别是作为中药用于治病救人,是社会的需要,是保护人类健康的需要。

为了保护人类健康,治病救人,我国每年有几万人贡献出自己的肝、肾等器官。有几百万人大量献血给病人,舍己为人,无私奉献,随处可见,习以为常。为了治病救人,取人工养殖动物的鹿茸、鹿角、熊胆汁、麝香、蛇胆等,又有何不可?

三、野生与人工养殖动物应区别对待

《野生动物保护法》的对象是"野生动物",全部条文适用于"野生动物",不应与人工养殖动物混为一谈。例如:野生梅花鹿是珍稀、濒危、一级保护动物,只准保护,不准利用,不准猎杀、伤害、买卖及食用、药用,数量极少,有灭绝之忧。但是人工养殖梅花鹿,我国已增殖到几十万头,已非稀少、濒危动物。完全可以有目的、有选择、有控制地合理利用,既可造福于病人,又有利于特种经济的发展,用经济收入,扩大再生产,进一步扩大种群,增加数量,防止品种灭绝。其他如孔雀、熊、蛇等动物也有类似情况。

因此,野生动物应以保护为主,而人工养殖大量繁殖的动物则应保护与利用并重。两者并不矛盾,相辅相成。

国外多为"消极保护",以禁猎、禁杀、禁止利用为主。但效果欠佳,珍稀濒危动物仍然日渐减少,每年都有物种灭绝。我国则以"积极保护"为主,一方面对野生动物严格保护,另一方面则大力发展人工养殖,大规模地扩大种群,有效防止物种灭绝,收效显著。我国是两条腿走路,"消极保护"与"积极保护"并重,保护与利用兼顾,是利国利民、有利于保护野生动物的好政策。

希望在修改草案中能进一步说明野生与养殖的区别,与政策法规上的异同。

四、人工养殖动物合理利用的原则与监督管理

(1)合理利用的原则:①必须人工养殖技术成熟,具备保障增殖动物的健康及良好的生长发育的条件。②必须经过主管部门审查批准,发给批准证书。③根据技术水平、主客观条件及增殖动物的数量,有不同要求,全国增殖数量在1000头(只)以下者,应严格控制利用,达至 5000 头(只)以上者可适当放松控制,达到万(只)甚至几十万、几百万(只),如同养牛、养羊、养鸡、养鸭水平者,可以放宽甚至取消限制。

(2)合理利用的几个问题:①人工养殖大熊猫可否利用? 野生梅花鹿、绿孔雀都是珍稀濒危一级保护动物,现已得到大量人工养殖,不仅保护了野生动物,也可以合法合理地利用。任何珍稀濒危动物(包括一、二级保护动物,也包括大熊猫),如能人工养殖达到几十万、几百万头(只),甚至达到养牛、养羊、养鸡、养鸭的水平,合理合法地利用有何不可? 当前已不是技术问题,而是政策法规及导向问题。②动物表演是否应禁止? 各国马戏团都有虎、熊、大象等动物表演,有人认为是虐待动物,应该禁止,有一定道理。但是,各国杂技演员、拳击运动员,在训练时吃多少苦、受多少罪,表演时有多大危险? 是不是对人类的虐待? 是否应该取缔杂技表演和拳击运动比赛? 只讲"虎道主义""熊道主义",不讲"人道主义",似乎不妥。③熊胆汁引流是否残忍痛苦? 非医务人员对熊胆汁引流感到恐惧、残忍、痛苦。事实并非如此,这是一项很成熟、经常应用的医学技

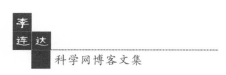

术,属于"无痛引流"。动物在引流过程中并无痛苦,可以正常进食。引流后活动正常,对动物的生长、生活并无太大影响。我在 2014 年动过一个大手术,插了 5 根引流管,每日引流大量胆汁、胰液、腹腔液体等,并无疼痛及不适等,对饮食起居没有太大影响。只是行走时不能跑跳,以防插管脱出。有些外国人用十几年前的个体农民、不正规的引流技术进行宣传,与现在的引流技术完全不同,误导公众,不可轻信。

本文讨论了野生动物与人工养殖动物的区别、"积极保护"与"消极保护"的区别、保护与利用的关系、"人道主义"与"熊道主义"的关系,观点未必正确,仅供参考。

(2016 – 01 – 19)

保护动物与实验动物的矛盾与正确认识

近年,保护动物受到广泛关注。由保护珍稀濒危野生动物到人工养殖动物以及所有动物。合理的保护动物是必要的,但是不合理、不正确的提法、做法,会带来不良后果。最近,美国农业部以违反美国《动物福利法案》对圣克鲁斯生物技术公司罚款 350 万美元,永久撤销其出售、购买、贸易进口的许可,并撤销使用动物操作的研究机构登记,实际上终止了该公司的研究工作。这对于医学研究,特别是抗体研究,是一个沉重打击。其深远影响及严重后果,尚须进一步研究。由于对此案的详细情况无充分了解,不宜妄加评论。但是这种处理是否合理,是否值得效仿、提倡? 应慎重对待。

我们的原则是:保护人类的生存与健康是首位的,保护动物不应凌驾于保护人类之上。"人道主义"是首位的,"兽道主义"不应该凌驾于"人道主义"之上。为了人类的生存与健康,不得不损害一些动物的福利及利益,如每日必须杀害大量食用动物(如猪、牛、羊、鸡、鸭、鹅、鱼、虾、蟹等);损害大量役用动物的福利(如牛、马、驴、大象、骆驼等);不得不损害甚至杀害大量实验动物(如鼠、兔、猫、犬、猴、猩猩等)。

有人反对用动物做实验,更反对用人做试验,有一定道理,但未必正确。任何新疗法、新药、新医疗器械的发明创造、推广应用,都必须经过三"步"曲。第一步,用大量动物(几百只到几千只)做试验,初步证实其安全性、有效性,经主管部门审查批准后进行第二步。第二步,用人做试验(每个新药研制要做Ⅰ、Ⅱ、Ⅲ期临床试验,少者几百人,多者几千人,疫苗研制则需几万甚至几十万人做试验),进一步证实安全有效后,经主管部门批准,发给新药或新器械生产证书后,进入第三步。第三步,合法地推广应用,广泛用于医疗预防。

这三"步"曲的原则是:牺牲部分动物的利益,保护受试人群的安全。再用部分受试人群的风险,保护所有用药者乃至全人类的安全。也就是用动物保护人类,用少数人保护多数人。这是医学发展的需要,是发展新疗法、新药物、新医疗器械的需要。

有人反对用动物做实验,更反对用人做试验,只能有两种结果。

(1)医学发展严重受阻,不可能再有更新、更好的新疗法、新药、新医疗器械出现。医疗预防水平将停滞不前,不再有提高、发展、创新。

(2)既要有新疗法、新药、新医疗器械产生,又不准用动物做实验。研制工作必须跳过第一步,直接进入第二步,用人体试验代替动物实验,把人当小白鼠用,这将给受试人群带来极大的风险及危害。只有日本731部队及德国纳粹这样做过,极其残忍、野蛮,其目的是杀人,而不是救人,应该禁止。

保护动物与保护人类的关系,应有正确、合理的认识。一方面应该重视保护动物,保护其合法福利,适宜的生存环境、饲养条件,合理的规章制度;不准虐待动物,增加其痛苦,甚至不合理地大批杀害动物。另一方面则是为了保护人类的生存与健康,有计划、有节制、有监督管理、有规章制度地合理进行动物实验以及人体试验。

(2016 - 06 - 11)

科普医学知识

《甄嬛传》里的中医药

《甄嬛传》深受观众喜爱,剧作家艺术水平及中药方面的造诣颇深,加上演员们的精彩表演,确是一部不可多得的好剧。其中有多处涉及中医药的情节,可作为茶余饭后的趣谈。

首先,这是一部精彩的电视剧,不是医学教育片或科普宣传片,不能用医学科学的标准过分苛求,不能要求每个方药、每个情节都符合医学的真实情况。千万不可"对号入座""如法炮制",不可根据剧中情节擅自用药,更不可轻信道听途说的偏方、验方,或是江湖骗子的秘方。无论中药、西药都有一定毒性,"是药三分毒",在医生指导下正确使用,可以治病救人,而盲目乱用,可以"杀人不见血",千万不可乱用。

剧中有关中医药情节,主要涉及三方面:

一、孕产方面

切脉诊断是否妊娠、月份大小,甚至预测"胎儿活不过一个月",以及判断胎儿性别是男是女等。事实上仅仅根据切脉很难做出准确诊断,必须"望、闻、问、切"四诊并用,"脉证合参"综合判断。根据妊娠早期的表现(喜酸食、厌油腻、恶心、常懒倦),特别是停经、滑脉等,综合判断,才能做出诊断。而判断"胎儿活不过一个月"十分困难,至于切脉测性别,没有科学根据,不可靠。

关于中药流产:主要是芳香开窍药(如麝香及多种香窜药)、活血破瘀药、破气攻下药,药性猛烈,毒性较强,多为误用中药的意外流产,作为医疗性人工流产,成功率不高,危险较大,古人不得已而用之,当今不可轻率使用。即使是安胎药也应在医生指导下正确使用,孕妇不可自己盲目用药。

关于中药避孕药、绝育药:古籍有记载,民间有流传,特别是中华人民共和国成立前的青楼中曾有流传,但是中华人民共和国成立后有些专家四处搜寻验方、偏方、秘方,并进行研究,至今没有研究成功安全有效的中药避孕药及绝育药,剧中情节不必认真。

二、关于长生不老药及性功能药

历代帝王迷信炼丹术长生不老,在国内外搜寻长生不老药,不过是妄想,且因炼丹多为重金属及矿物药,毒性较大,久服慢性中毒致死者并不少见。当代研究"延缓衰老药",可以改善某些衰老症状及生理指标,但距离"长生不老""返老还童"甚远,学术界公认,提高生活质量比延长寿命更重要。有关"壮阳药""春药",民间流传很广,历史及古典医籍中也有记载。古代宫廷中帝王、后妃荒淫无度,用药者不少。我国主管部门至今不曾批准一个"春药",也很少批准专用于性功能的"壮阳药"。常用这类药对人体有害,宜慎用。

三、毒药

剧中有急性中毒、慢性中毒。急性中毒者多用药酒,酒能助溶,促进吸收,增强毒性,加速中毒死亡。剧中死者都有"七窍出血",事实上急性中毒的临终表现主要是深度昏迷、呼吸抑制及心跳停止,不同毒药可有不同表现,并非千篇一律都有"七窍出血"。慢性中毒者有身体衰弱,五脏六腑衰竭,以及多种中毒症状,直至死亡,也可出现不育、绝育、流产、死胎等剧中情节。我国对于各类剧毒药均有严格控制,不准随意生产、销售及使用。但是一般中药、西药也都有一定毒性,用之不当都可中毒,切不可擅自使用。

《甄嬛传》中有关中医药情节,都有一定根据,不是凭空编造,但有一定的艺术加工、夸大渲染,与真实情况有一定差距,不宜过分苛求,不能用学院式标准逐项审查,更不可把它作为医学教材学习模仿,盲目乱用。

(2012 - 05 - 09)

科普医学知识

保健食品能抗癌吗？

我国食品药品监督管理总局在有关政策法规中明确规定，"保健食品"是食品的一种特殊类型，不是"药品"，不能替代药品治疗任何疾病，也不准宣传其"治疗作用"。因此，"保健食品"不能治疗癌症，也不能治疗其他疾病。保健食品可以调节某些生理功能，改善生理状态、不能纠正病理状态，治疗疾病。有些保健食品可用于某些病人（包括癌症病人），起到一定的"扶正作用"（辅助作用），提高生存质量，改善营养状态及生理功能，但无抗癌作用，不能杀灭癌细胞，不能替代抗癌药，不应夸大其作用。

有些科普宣传某些食品有"防病治病"作用，应正确宣传、正确理解，不可误导群众。例如：芹菜中的芹菜碱有降血压作用。这些食品除含有营养物质外，还含有某些活性物质，具有某些药理作用。但是，这些药理作用有明确的"量效关系"，食入量必须达到"有效量"，才能发挥药理作用或"防病治病"作用。例如：长期食用芹菜，且每日达到几十斤，才能达到有效量，发挥降血压作用；金针菇、苦瓜、葡萄及葡萄酒等食品，也必须长期食用，且每日达足够量，才能达到"有效量"，发挥一定的药理作用。事实上，这是做不到的，也是不可能的。因此，科普宣传必须实事求是，讲清道理，不可夸大宣传，误导群众，造成不良后果。

我们提倡多吃青菜、水果、粗粮，特别是某些含有特殊成分的食品，有利于提高健康水平，也有利于促进某些病人的康复。但在宣传时要注意科学性，有理、有节、有度。同时应该注意划清几个界限：中医和江湖骗子不应混为一谈；中药与假冒伪劣药品不应混为一谈；食品、保健食品与药品，三者有严格区别，不应混为一谈；食品的营养与药品的治疗作用不应混为一谈。

(2012－05－14)

"打通任督二脉""点穴"及其他"神功""绝技"

近日"打通任督二脉"成了大家关注的焦点。"任督二脉"是中医"经络"学说的一部分,何谓"经络(经脉)"尚有争论。通俗地讲:"经"是以神经体液为主的传导系统;"脉"是以血管为主的循环及运输系统;"络"以小血管及微循环为主。古人没有精确观测手段,将神经、体液、血管等传导、运输及循环系统统称为"经络"或"经脉",有时"经络"专指传导系统,有时专指循环运输系统。"任脉"是身前中央的经脉;"督脉"是背部中央的经脉,是各经脉中最重要的两条经脉。"经脉"不通是指传导、运输或循环功能障碍而引起疾病,通经活络、疏通"经脉",可使人体的传导、运输或循环功能恢复正常,使疾病痊愈。"通经活络"的治疗方法有4类:①气功;②推拿按摩;③针灸;④中药。甘肃省报道的通过气功训练而"打通任督二脉",是中医治疗"经脉不通"常用的疗法,并无神秘,不宜夸大宣传、误导群众。媒体报道应注意科学、准确、通俗,不要故弄玄虚,新闻炒作,夸大渲染。武侠小说中的夸大渲染、艺术加工,将"打通任督二脉"写得神乎其神,并不可信,不过是满足读者的猎奇心理,在中医理论的基础上编造而成,想多神有多神,正如西方科幻小说是在科学的基础上夸大编造一样,都不可全信。

此外,"点穴"也被神秘化。中医疗法中确有"点穴"治疗方法,是在某些穴位上以指点压,达到治疗目的,并不像小说中描写的一指点下,就能使人僵住不动,甚至死亡,再点穴道又可起死回生、活动自如。那不过是艺术夸张而已。人体有些要害部位,遭到重击可以致命,不属于医学范畴,属武术搏击范畴,所以在比赛时规定不准攻击要害部位。

武侠小说的"点穴",打通"任督二脉","神功""绝技",以及"宝典""秘籍"等,都是作家发挥想象力,编造而成的故事,都不可信以为真。但是,合理的中医疗法不可一概否定。开展气功学习、推广,有利于提高群众健康水平,是件好事,但是在宣传上要注意科学性,不可神秘化。

(2012-05-25)

李连达院士就"打通'任督二脉'治癌症"在线访谈、补充回答

(1)tom问:中医产生的时候还没有科学,因此从时间上算,中医是爷爷,科学是孙子。但令人不解的是,中医为什么非说自己科学?这不等于把爷爷非得

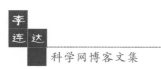

称作孙子吗？中医的好坏应该与科不科学区分开来,中医和科学完全是两码事。2012 - 05 - 30 10:07

答:中医是几千年人类与疾病斗争的经验积累,是经验医学,属古代科学,不是现代科学。争论中医是否科学毫无意义,重要的是能否治病救人。

(2)SprMorn 问:请问中医中有什么可以用来平时健身的? 气功? 还有其他的吗? 2012 - 05 - 30 10:06

答:强身健体的方式方法很多,例如气功、太极拳、武术、体操、扭秧歌,适当的散步、爬山、游泳等,选择适合自己的一切有益活动,适量、适度都可达到强身健体的目的。

(3)lhlinux 问:两位专家,我相信中医和气功有效,但是看到反中医者的质疑,同样疑惑为什么就没有能得到国际承认的统计数据来证明这一点? 是没有人做这个工作还是中医和气功治疗的特点导致没法做? 2012 - 05 - 30 10:06

答:有关中医、中药、针灸、气功的研究,国内外有大量学者进行了多方面的研究,有些已达到国际水平,拿出大量科学数据,得到学术界承认。但由于中医学术体系的特殊性及人文特点,尚有较大距离,因此中医药的现代化、标准化、国际化,是今后发展的方向。

(4)wolfgange 问:李老师好!《黄帝内经》曰:腹为阴,阴中之阳,肝也;腹为阴,阴中之至阴,脾也。中医的脾是胰吗? 器官多为月字旁,比如肝、胰、脾、肺、胆。胃、肾下边为月,它们之间的区别是什么呢? 2012 - 05 - 30 10:04

答:中医的脏腑与西医不完全相同,中医的脏腑包括双重含义,其解剖学含义与西医相同(个别的有误差),而在功能学的含义上则不相同。例如:中医的"心"在解剖学上是指循环系统的心脏,"心主血脉",而在功能学上则指"脑",如"心者君主之官""心主神明""三心二意",都是指"脑"。中医所说的"脾"是指消化系统,"脾虚"是消化系统功能减弱。

(5)jianxli 问:"打通任督二脉"能治癌的理论有临床实验的数据吗? 2012 - 05 - 30 10:09

答:"打通任督二脉"治癌,尚无足够的实验根据及临床根据。但是气功训练有利于提高机体抵抗力,改善生存质量,减轻某些症状,应在医生指导下,有选择地作为辅助措施用于癌症病人,但不能代替抗癌治疗。

（6）JoeyXu 问：有什么最简单的方法能让普通人立刻感觉到经脉的存在？2012－05－30 10：26

答：感觉到经脉的存在比较容易。例如：手背上的静脉血管，针刺合谷穴有酸麻胀的感觉向上传导，都是经络存在的证据。但若要证明任督二脉如古书上图谱相同的走行，则没有准确的方法可以证实。

（7）colorfulll 问：癌症发生原理是一种科学方法盲区内现象，比较有把握的认为，科学不可能解决癌症发生原理！科学的致命问题仍然是方法论问题！2012－05－30 10：23

答：您的看法有一定道理，这方面知之甚少，向您学习。

（8）GDHBWQ 问：请问可以视为中医、西医 PK（对决）吗？这对李院士来说尤其关键。这个过程的表现可能和中医是否科学相关联，对工程院也有不少的影响。小心！不能提出实证的东西，您最好不要去背书。2012－05－30 10：27

答：中医与西医是中国医学不可分割的两大组成部分。应该取长补短，优势互补，互相团结合作，互相尊重，互相学习。不应该互相对立，互相排斥，互相比高低。

在学术上有不同看法、有争论是正常现象，但应摆事实、讲道理，以理服人。不应恶语伤人，拉帮结伙打群架，以骂服人。这次网上交流不是中医和西医之间的 PK，而是一次极好的学习机会。向大家学习（包括有相同或相反观点的学者），大家都是我的良师益友。

（9）tcmsuccessor 问：近年来，络病学说大行其道，似乎将络脉等同于西医血管。二位老师，你们认为络病学说与经络学说有无关联，提出这一学说是否只是西医血管概念的移植？2012－05－30 10：41

答：络病学说是另一个中医理论，与经络学说有关。"脉"之细小者为"络"，一般认为"络"与细小血管微循环有关，而"络病"另有特定含义，是在全身或局部，以"络"为主的病证。有关问题可请教吴以岭院士。

（10）jsq 问：李院士，现在到医院看病，医生总会开一些中药，您认为这是必需的吗？国外不会这样开药吧？2012－05－30 10：41

答：医生治疗疾病有多种方法：①药物疗法，以中药或西药为主；②非药物疗法,包括针灸、按摩、正骨、气功等。医生根据病情需要选择合理的治疗方法。不合理用药,甚至盲目用药,有害无益,应该禁止。

(11)pvc 问:传统的中医理论究竟有没有其科学内涵?感觉"阴阳五行说"虽然有一定的理论基础,但这种理论作用的过程说不清楚。2012－05－30 10:36

答:传统中医理论包括两大部分。①哲学指导思想,是将古代的哲学思想借用于中医学术体系,用于指导中医治病救人。例如:阴阳学说(对立的统一,古代的矛盾论)、五行学说(古老的辩证唯物观)、天人合一(人与自然的相互影响与和谐统一)等。②医学理论,脏腑、经络、辨证施治、理法方药等,是具体治病救人的理论。限于古人没有生化、生理、病理、药理等科学手段。因而中医理论是在经验医学的基础上归纳、综合而成,比较宏观、笼统,不够精确,不能用今天的科学水平要求几千年前的古人。

(12)jsq 问:李院士,我们在一般医院里开的中药是否都经过了现代医学的实证研究? 2012－05－30 10:49

答:医院里开的中药制剂(中成药)都是经过现代研究(包括实验研究及临床Ⅰ、Ⅱ、Ⅲ期临床研究共几十项研究),经过国家审查批准,发给生产证书,才允许销售使用;而开方煎药,所用饮片,多达几千种,大部分经过系统研究,有些研究不够,由有经验的中医师掌握使用。

(13)kexuenuli 问:不管是在古希腊,还是在古罗马,都有神经理论的灵气说(animism)。神经灵气(aura)经由神经系统通至全身而支配人体各部位的感觉和运动。古代经络也叫灵枢,经气经由经络系统通至全身支配着生命的活动,中国古代经络理论的经气说同古代神经理论的灵气说有着相同的本质。然而,灵气说逐渐地为西方科学所抛弃。至今,中医通过针灸针仍能接触到经气,然而,因种种原因,中医已逐渐被边缘化。混沌是一个物理概念,它不同于混乱和无规则,不是简单的无序,而是不具备周期性和其他明显特征的有序态,它表现为局部、片段的有序,而整体不具备有序的特征。正是有了神经突触可塑性(穴位的导通与复位)这种微观的生理特性,才能使人们由混沌态转变到有序态,使片段的生物电连接成为整体的回路,产生了超常的生理功能,在常态(混沌态)和气功态(有序态)之间相互转化,具有相对的稳定性(久不行气时,调控机能也会能消失)。在由混沌态转变到有序态的过程,就是气化的过程。而气功是气化过程完成后所产生的超常的气化功能,导通的经络回路是气功的生理基础,故《黄帝内经》中有"生气通天论"。这是一个开放的平衡状态,并且通过共振效应和外界交换电磁能量,古人称之为"天人合一"。在不同的种族、不同的年代都有这种现象发生,其中,有的得道以后,创立了宗教。2012-05-30 10:48

答:您的看法有一定道理,从另一个角度论述经络、真气及有关理论,值得进一步研究。

(14)tianyizhang6 问:请问两位老师两个问题。第一,西药有严格的临床数据,但对于某些复杂疾病,可能需要一套疗法,西医里有没有被严格审核的疗法? 第二,如果西医具有对疗法进行评价的体系,那么是否也适用于中医的疗法? (我问这两个问题的出发点是:中药的有效性相对容易核实,但中医疗法,例如任督二脉,恐怕有些难以核实。)2012-05-30 10:46

答:我们既要充分考虑中医药的特殊性,又要充分运用现代科学的理论、方法、手段研究中医中药。大量西医用的评价方法指标已用于中医药研究,同意您的看法。

(15)tcmsuccessor 问:蒙医、藏医等民族医理论中也有经络和穴位的说法,在中医看来似乎较为粗略、不太系统。请问李院士,中医理论能否接受民族医学的某些观点? 2012-05-30 10:53

答:广义的中医是指中国的传统医学,包括各民族医学。各民族医学的理论中有些与狭义的中医(汉医)相同,但又有些具有各民族特点的理论、经验与方法,与汉医不尽相同。近年在互相学习的基础上,有些互相融合,有些则发挥各自的特点与优势。长期共存,共同发展,应是我国医学发展的方向。

(16)godofsc 问:古人讲,如人饮水,冷暖自知。中医发展千年,其中成功治愈疾病的例子不胜枚举。但当代很多学者,以其没有现在所谓的科学基础,就称其为不合理,是否草率? 至于"打通任督二脉",似乎道家修仙之法中也多有提及,实践者也不在少数。请问二位老师,对科学精神是如何看待的? 又如何看待此次讨论中学者及民众的表现呢? 2012-05-30 10:51

答:同意您的看法。科学精神应为实事求是,认识客观规律,并利用它为人

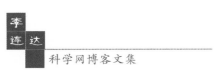

类服务。中医药能否治病救人、为人类健康服务,是判断其是否科学的主要根据。至于什么是科学,什么是符合科学的标准,有很多高论,本人知识有限,不敢妄加评论。

说明:

(1)这里是各位专家提问的继续回答,有些已在前面回答过,不再重复回答。

(2)此次网上交流受益匪浅,向各位专家学习。

多谢!

(2012-05-31)

瘫痪者的福音,还有难关待攻克

由工伤事故、运动意外,特别是地震灾难造成脊髓损伤瘫痪(甚至截瘫),是最难治疗的外伤性疾病,常致终身瘫痪,给病人、家属及社会带来沉重的负担。英、美、日、韩等国用小鼠、大鼠、犬、猴等多种动物进行了大量实验研究,而我国在唐山大地震后有大量脊髓损伤的瘫痪病人,也进行了大量实验研究和临床观察,都取得了重大进展。

最近,《科学》杂志(2012-6-5)发表一篇研究报道,用药物、电刺激及辅助机械训练使瘫痪小鼠恢复走跳,引起广泛关注,给瘫痪病人带来福音。但是还有很多难关需要攻克。

迄今世界其他各国及我国在治疗脊髓损伤的研究中,所取得的进展,都是在"不完全性脊髓损伤"的动物实验中取得的,而对"完全性横断性脊髓损伤"尚无重大突破和实质性进展。脊髓像是由千万条铜丝组成的电线,如果部分铜丝被损害,进行维修以保持其导电功能,比较容易,若全部铜丝均被切断,要恢复电线的导电功能就十分困难。脊髓由成千上万条神经纤维及神经细胞(下运动神经原——前角运动细胞)组成。只有部分损伤时采取各种治疗措施较易收效,而"完全性横断性脊髓损伤",破坏了全部神经纤维和大部分神经细胞,虽采用多种治疗措施也难收效。目前主要治疗原则是:①发挥未受损伤的脊髓组织的代偿作用,代偿已受损伤神经组织的作用。②保护已受损但未死亡的神经组织,防止进一步恶化,促进病变修复和功能恢复。③已受严重损伤完全断裂的神经纤维和死亡的神经细胞,使其再生,这是最困难的。近年,干细胞移植等再生医学的发展,为神经细胞及纤维的再生带来希望,也为脊髓损伤的治疗带来新的希望。④电刺激、针灸、按摩、辅助机械及康复训练等,促进瘫痪肢体或肌群逐渐恢复运动功能。但是迄今为止,包括最近《科学》杂志的研究报道,都是在"不完全性脊髓损伤"的研究中取得的重大进展,而对于"完全性横断性脊髓损伤"所致的截瘫,研究进展较慢,尚无重大突破,距离临床应用尚远,还有大量难关需要攻克。

(2012 - 06 - 08)

回答几个问题

问:用你做人体试验,同意吗?

答:凡是有益于人类健康的人体试验我都同意,需要老年人做人体试验者,我第一个报名参加。我国很多医药卫生工作者在研究疫苗、新药、新资源食品及保健食品时,第一个人体试验者是自己,只有首先用自己做人体试验证实安全后,才用别人做临床试验。这是"家常便饭",并非少见。

问:你吃转基因食品吗?

答:我的原则是,凡是国家正式批准的合法食品,无论是不是转基因食品,都吃;未经国家正式批准的不合法食品,无论是不是转基因食品,都不吃。

问:你与这项试验的中美专家有何关系?

答:我与这些专家既不认识,也无交往。我是儿科医生,对于保护儿童健康的研究十分关心,积极支持。

问:为什么有些人反对你的看法?

答:绝大多数反对者不是医药工作者,大部分是匿名攻击,重点是反对用人做试验(特别是用中国儿童做试验),有关此问题请参阅"用美国人做试验如何"。我再次声明,我的看法只针对这项临床试验,不涉及转基因食物的理论与应用、优点与缺点、支持与反对等问题。在学术问题上有不同的看法,有争论很正常,应该摆事实、讲道理,以理服人,不要把学术问题搞成政治问题,不要过分新闻炒作。

(2012 - 09 - 10)

科普医学知识

关心受试儿童及其家长

黄金大米临床试验问题引起广泛关注，真实情况尚不十分清楚，甚至是否用过黄金大米，是否经过主管部门批准，是否经过伦理委员会批准等重要问题，其说不一，真假难辨。在这种情况下，不可能做出准确评价和得出科学的结论，需要在查清事实后重新评价。此外，有一个问题需要尽快处理好——这项试验中 25 名受试儿童是否安全？大家很关心，特别是受试儿童的家长及有关人员尤为关心。近来有些家长和群众到江口镇中心小学和地方政府等处质问，如果有人乘机煽动，激化矛盾，甚至挑起游行示威，制造群体事件，将会扰乱社会稳定，后果严重。

我作为一名儿科医生和中医药工作者，最关心的是人群健康，特别是儿童健康。对这项临床试验受试儿童的安全问题，提出一些不成熟的看法供参考。

转基因食物对人体健康有风险是公认的，任何受试者都会有风险，但是食用后对人体的不良影响，特别是远期影响，几十年后，甚至第二、三代的影响，至今只是理论、想象、主观猜测的不良后果，至今尚无一篇临床报道证实食用后有多少人产生不良后果。我国转基因食物豆油、菜籽油、调和油等在市场销售多年，有成千上万的富人与穷人长期食用，至今尚未发现有人产生不良后果，也无临床报道。截至 2010 年，世界有 59 个国家批准转基因作物可用于食物和饲料，美国批准 12 种转基因作物可进行商业生产，新西兰批准 55 种转基因作物进入市场，包括水稻、小麦、大豆、油菜、玉米、土豆等，均经食品标准局的安全评价证实安全可食用。

在这些国家有大量人群食用，但奇怪的是至今没有一篇临床报道有多少人受害，也未提出一例食用转基因食物后产生不良后果的报道。说明食入转基因食物后对人体的损害，至今尚无实例确证，停留在理论推测、主观想象上。转基因食物对人体的远期影响，几十年后，甚至第二、三代的影响，无法确证，既不能肯定，也不能否定，所有中药、西药、杂交食物及转基因食物，都存在这个问题，都是目前无法确定的风险，而且药物的风险远甚于转基因食物。

根据各单位披露的事实，初步认为 25 名受试儿童食用煮熟的黄金大米后，对健康不会产生严重不良影响,基本是安全的(举个不恰当的例子,在理论上人们吃饭有被噎死的"风险",但绝大多数人吃饭是安全的,不必因噎废食)。具体理由如下:

(1)根据《美国临床营养杂志》发表的论文"黄金大米中的β-胡萝卜素与油胶囊中的β-胡萝卜素对儿童补充维生素A同样有效",提到曾用美国成年人进行试验,然后在中国用小学生进行试验。在美国用美国人做试验在先,有一定基础后才在中国用中国儿童做试验,而不是只在中国用中国人做试验。

(2)黄金大米是煮熟后食用,经高温处理蛋白质变性,食入后又经胃蛋白酶、胃酸及肠中胰蛋白酶消化吸收后,其化学成分与普通大米基本相同,只是β-胡萝卜素含量高一些,无有害物质,米中原有的基因结构与功能已遭破坏,因而基因对人体的有害影响已不存在。正如活鸭子会跑会咬人,煮熟后的鸭子不会飞更不会咬人,煮熟后的黄金大米已失去基因的结构与功能对人体的影响。

(3)受试儿童只在试验第16日吃一次煮熟的黄金大米,并非每日食用连续35日,不是长期大量食用,不可能产生急性中毒或慢性蓄积中毒,也不可能产生基因的有害影响,因而受试儿童应该是安全的(但是不涉及种植转基因水稻对生态环境的影响,不涉及转基因大米能否成为合法食物进入市场,更不涉及其他转基因食物)。事实上,这些孩子在试验期未发现不良反应,试验后一年多也无不良反应的报道。至于几十年后,甚至第二、三代是否有影响,这种风险不能排除,但无实证。

为了对受试儿童的健康负责,对其家属及广大群众负责,建议如下:

(1)尽快对这项试验的全过程,特别是关键问题查清,做出实事求是的评价与正确的结论。目前有些情况尚不完全清楚,有些已被披露的情况还可能有变化,需要全部事实清楚后,才能做出最后判断。

(2)建议有关部门及试验负责单位,主动关心受试儿童,定期做身体检查,并长期追踪其健康状态,对其家长详细解释此试验对于受试儿童基本是安全的。消除紧张恐慌情绪,安定民心。要切实保护儿童的安全及合法权益。

(3)为了进一步了解食用黄金大米的安全性,本人愿意参加黄金大米人体试验。并将儿童试验只吃一餐,改为长期大剂量食用,每日三餐,连续两年或更

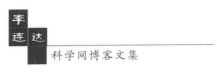
久,以进一步了解其不良反应,拿出可靠的人体试验证据。当然一例太少,需要更多敢于"以身试米"的志愿者参加。

(2012 - 09 - 15)

吃药、吸烟、饮酒与黄金大米哪个风险更大?
(兼答文克玲、蒋继平教授)

关于转基因食物的是与非、肯定与否定,能否成为商品推广应用等问题,本人知识有限,没有发言权,不介入,不表态。但是有些问题求教于有关专家。①种植转基因植物和培育转基因动物,对生态环境及物种的影响与对人体的直接影响不应混为一谈;②将基因直接转入人体细胞、胚胎或注射于体内,与食入煮熟的转基因食物,不应混为一谈。黄金大米蒸煮后,高温使蛋白质变性,食入后经胃肠道的消化、酶解等一系列处理后,基因的结构与功能已被破坏,失去了对人体的影响。它与普通大米煮熟后食入的化学成分基本相同,都没有有害成分,只是 β -胡萝卜素含量高一些,既不会引起化学性中毒,也不会有基因引起的有害影响。因此,食入煮熟的黄金大米,其风险远低于农药污染的大米、蔬菜及水果,也低于吃药、吸烟、饮酒。

西药"反应停"造成 10000 多名新生儿畸形,死亡 5000 多例,震惊世界;中药关木通造成几百人肾损伤;吸烟可引起肺癌、呼吸系统等多种疾病,孕妇吸烟可影响胎儿发育甚至流产,有大量临床根据,铁证如山;长期大量饮酒可引起冠心病、中风、肝纤维化,甚至急性死亡,也有大量临床报道,铁证如山。可见它们的风险均比食入煮熟的黄金大米更严重。

关于黄金大米临床试验问题,至今情况不明,是非难辨,对整个事件无法做出准确判断。但是对于受试儿童的安全问题,应该有个交代。如果未吃黄金大米,就不存在安全问题,如果确已食用黄金大米,有何风险? 儿童是否安全? 应该有个初步判断和解释。新闻炒作,"空战"不止,不能解决全部问题,必须进行深入、严谨的人体试验才能得出可靠的科学结论。因此我自愿参加食入煮熟的黄金大米的人体试验,并愿长期大量食用(一日三餐,连服两年或更久),以充分验证其风险及可能的不良反应。

文克玲教授表示愿意参加黄金大米的人体试验,为保护儿童健康,敢于承担风险,做出贡献,对此深表敬佩和感谢!蒋继平教授指出专用于儿童的食物或药物,用中老年人做人体试验不合理,此论正确。但是,针对黄金大米人体试验,有些特殊情况需要特殊考虑,一般人体试验不主张用儿童做试验承担风险。属于儿童专用食品做营养试验或药品做有效性试验,用等效剂量风险不大,较为安全,可以慎重选用儿童做此试验;但安全性试验,为了充分显示其毒性及不良反应,需要长期大剂量用药(或食物),风险较大,不宜用儿童做人体安全性试验,可用成人代替。

　　老年人由于各种生理功能衰退,新陈代谢及解毒排泄功能减弱,更易显示毒副作用,获得可靠结果。当然,这对于老年受试者风险更大,必须自愿承担风险,愿为儿童健康做出奉献者才可自愿参加(当然要经过主管部门及伦理委员会批准,填写"知情同意书"等必要程序,才可慎重地进行临床安全性试验)。

　　在学术问题上有不同看法,有争论很正常,相同或相反的学术观点,只要摆事实、讲道理,以实事求是的科学态度进行讨论,都应受到尊重和欢迎(泼妇骂街者例外)。对文克玲、蒋继平教授的指教表示感谢。

(2012 - 09 - 18)

谈"上火"

　　考大学名落孙山后"上火";评职称落选"上火";吃错药"上火";感冒高热"上火";丢钱包"上火",警察找到钱包送回来"降火"。何谓"上火"?为何"上火"?如何处理"上火"?

一、"上火"的含义

　　中医认为,"火性上炎"简称为"上火"。由多种原因引起的生理功能异常或病理生理变化,出现具有"火""热"特点的"热证"(类似症候群),民间俗称为"上火"。"上火"与现代医学所称的"炎症"有相似之处。"炎症"是一类基本病理变化,而"上火"既是病机又是证候。

二、"上火"的原因

多种原因可以引起"上火"。

(1)精神因素:最为常见。七情六欲均可引起"上火",高考、期考、评奖、评职称、经商失利、情场失意、官场丢官、升官发财遇阻、彩票不中、赌博输钱、诸事不顺、吵架、暴怒、紧张、忧虑等,皆可"上火"。

(2)环境因素:生活、生产及工作环境恶劣,噪声干扰,大气污染,通风不良,天气燥热多风,等等,也易"上火"。

(3)食物因素:肥甘厚腻、暴饮暴食,三日一小宴、五日一大宴,"热性"食物(如辛辣、刺激食品)、温补食物(如狗肉、羊肉等),特别是饮酒无度、饮高浓度烈性酒,以及吸烟等,均可"上火"。

(4)乱用保健食品、滋补品及药品:人参、鹿茸、附子、肉桂等药性偏温、偏热,盲目乱用,轻者"上火",重者发生严重不良反应。补肾壮阳的补药,三鞭酒等保健饮料,用之不当,均可"上火"。

(5)体质因素:古云"瘦人多火,肥人多痰",阳实体质,性格暴躁、易怒等均易"上火"。

(6)疾病:有些疾病可引起"上火",又有"实火""虚火"之分。"实火",属阳证、实证,多为感染性疾病或传染病,"外邪"入里"化热""化火",出现高热等热象,与现代医学之"炎症"相似。"虚火",属虚证,"阴虚阳亢""阴虚内热",多为非感染性疾病,精神因素,内分泌或免疫功能失调,自主神经功能紊乱(交感神经兴奋)等,如高血压、甲状腺功能亢进、更年期症候群等,多表现为血压升高、心率加快、面色潮红等,自觉发热,但体温不高。

三、"上火"的症候

局部表现:常见口干舌燥、舌苔黄厚、口舌生疮(口腔炎)、口臭牙痛,鼻衄,耳鸣,面红耳赤等。

全身表现:食欲不振、嗳气腹胀、头晕心悸、心跳加快、血压上升、焦躁不安、情绪激动、尿少色黄、大便秘结,重者可发生心、脑血管意外。

四、"上火"分类

(1)健康人"上火":常为轻度"上火",生理功能异常,属一过性功能性改变,适当调理即可恢复,一般不需用药。

(2)亚健康人"上火":中度"上火",常为病理生理功能异常,症状较多,缠绵不愈,恢复较慢,有的需要适当选用一些保健品或药品。

(3)疾病之"上火":常为重度"上火",属"阳热实证"之"实火"或"阴虚内热"之"虚火",是疾病的一部分症候,可急剧恶化,也可迁延日久成为慢性病,不仅有功能性异常,也常有器质性病变。疾病之"上火"是原发病的重要组成部分。

五、正确认识和处理"上火"

健康者及亚健康者的轻度或中度"上火",多为功能性改变,不必过虑,不需乱用补品或药品。此时,以非药物疗法为主,调节精神状态及正常的生活方式多能自愈。《黄帝内经》中记载"恬淡虚无、精神内守,病安从来"。首先,经常保持乐观、淡定、宽容之心态,不争名、不争利,不要私欲、贪欲过重,避免紧张、焦虑、思虑过度,坦然面对一切挫折、失败等,调整精神状态最重要。其次是合理、规律、健康的生活方式,起居有时,劳逸结合,适当运动,饮食有节,禁烟戒酒,多吃蔬菜水果,多喝水,可适量饮用清凉茶或饮料。此外,改善自然环境、生活及工作环境也很重要。

一般情况下,不提倡大量食用滋补品、保健品;更不要盲目、长期、大量服用药品。对于口、舌、耳、鼻等局部症状,可到基层医疗单位,适当处理即可,多可自愈。对于全身症状或较重症状,应到医院去认真检查,明确诊断,及时治疗,特别要警惕被"上火"现象掩盖的原发疾病,无论是神经系统、内分泌系统、免疫系统或是心、脑、肝、肺、肾等重要器官的疾病,都应早诊早治。对"实火"应以清热泻火为主,如黄芩清上焦热(呼吸病为主),黄连清中焦热(消化系统为主),黄柏清下焦热(泌尿生殖病为主),栀子清三焦热(可用于多部位、多器官的热证)等。对"虚火"则以"滋阴降火"为主,如熟地黄滋阴养血、生地黄凉血清热等。应由医生辨证施治,切不可自作主张,自行处理,或找江湖骗子乱用药。

(2013-06-19)

评"美国塔夫茨大学就黄金大米人体试验致歉"！

近日美国塔夫茨大学就黄金大米试验致歉,有 3 个特点:

(1)强调"美国塔夫茨大学调查表明,虽然黄金大米研究的数据通过验证,也并未发现健康及安全隐患",是从科学角度对该试验予以肯定。认为研究数据是可信的,结果是安全的,并未从科学意义上否定或质疑这项试验。

(2)强调"研究本身未完全遵循该校伦理审查委员会的规定和美国的联邦法规"。是从政策法规的角度肯定"美国塔夫茨大学"是正确的。是在具体工作中"未完全遵循"这些规定和法规,而发生问题。

(3)强调是研究者个人的错误,因而处罚了汤光文教授。而对于其领导机构(塔夫茨大学)有何责任只字未提。

美国塔夫茨大学致歉的第二、三条,与我国各界多数人的看法相同。但第一条不同,我国内部的看法也不相同。我国一般群众多数倾向于反对,转基因学界则分为肯定与否定两大派。医学及食品科学界多数专家保持沉默,有少数人从科学角度对此试验做出肯定评价,而对此试验公开表态全盘否定者,尚未发现。在学术问题上有不同看法,有争论很正常。但是有几个重要事实,应慎重考虑:

(1)黄金大米是富含维生素 A 原的食品,不是药品、毒物,与我国长期食用的转基因豆油相似;至今未发现对人体有任何危害,未见任何临床报道证实其不良反应。

(2)黄金大米试验结果证实:提高了受试者体内维生素 A 原,有利于防治维生素 A 缺乏症,有利于儿童健康。至今尚未发现受试者有任何不良反应。

从科学角度进行实事求是的评价:没有可靠的证据能够否定这项研究工作的科学性、合理性和防治维生素 A 缺乏症的意义。有人推测,黄金大米可能对食用者第二、三代的健康有影响,应该禁用。也有人推测飞机有掉下来的危险,应该禁飞?!

主观推测不能代替客观证据。行政性、程序性的缺漏、错误,不能否定这项研究工作的科学价值和保护儿童健康的贡献。

（3）这项试验事先得到有关单位领导的批准立项。中、美合作协议经有关领导批准、签字、盖章,并经有关单位伦理委员会审查通过。在试验前没有任何单位、任何领导对这项试验的科学性、合理性及合法性提出异议,提出修改或停止试验的指示。不是科研人员目无领导自作主张的胡作非为。

（4）黄金大米试验用我国 25 名儿童做试验,引起公愤,可以理解。我国有 10 种中药申请进入美国,必须在美国用 2 万～3 万美国人做人体试验。这不是拿美国人当小白鼠用,也不是种族歧视,企图消灭美国人。凡是新药、新食品、新方法都必须经过足够数量的人体试验,确证安全有效后,才可以推广使用。这是科学发展的需要,是提高人类健康水平、有利于社会的需要。今后随着国际科技合作的增加,将会有更多国家(包括我国)、更多民族参与人体试验(当然必须尊重各国的政策法规,根据科研需要,根据双方达成的协议,严肃认真、合法合规地进行人体试验)。

（5）在黄金大米试验过程中,存在一些行政法规及程序性缺漏和错误,应认真总结经验教训,进一步健全有关政策法规及科技管理工作,特别是伦理审查的法定单位、级别、监督、执行、有效期,以及对受试者的保护与合法权益等,应有更明确、详尽的规定。

（2013－09－24）

"人海战术"是与非

某人提出青蒿素获得诺贝尔奖是"人海战术"做出来的,"这种研究过程是不可复制的"。此论需要商榷。

在科技领域有"单兵作战""小团队作战"及"大兵团作战"3 种类型,应具体情况具体分析,不可一概而论。在诺贝尔奖获奖者中,多数为个人或小组研究成果,但也有一些是多学科合作的大兵团作战(人海战术)的结果。例如:精准医疗、转化医学、基因组学、系统生物学、抗癌药研究以及军事科学、工程技术等研究,几乎都是世界性的大合作、大兵团作战(人海战术),不是个别学者或小组研究所能胜任。

我们不赞成不分青红皂白,任何研究项目都搞全国性的群众运动,一哄而上、大轰大嗡、虚张声势;也不赞成不问具体情况,一律否认多学科合作的重要性、必要性。应该具体情况具体分析。有些项目适合个人或小组研究,有些则适合多学科合作,需要发挥集体优势,协作攻关。

把选择性的项目科学有目的、有组织、有计划地组合,团结合作,大兵团作战,一律斥为"人海战术",未必恰当。认为青蒿素研究成果"不可复制",是否过于武断?

个人研究、小组研究及多学科合作研究,是科技研究的 3 种模式,应该根据具体情况,正确选择,不能一刀切。我们既不应将个人研究斥为"突出个人""个人英雄主义""个人名利思想",也不应随意将合作研究贬为"人海战术"。我们既不赞成"宁为鸡头,不为凤尾",也不提倡随帮唱曲、滥竽充数。

科技工作的模式需要多样化,每位参加者的角色也应多样化。

(2015 – 10 – 09)

疫苗是个宝,管好用好最重要

疫苗是预防传染病,防止大规模流行的有力武器,堪称一宝。由于疫苗的应用,我国已消灭天花、小儿麻痹等传染病,对伤寒、百日咳、白喉、霍乱、乙型脑炎、乙型肝炎等传染病,也收到显著效果,发病率及病死率大幅度下降。疫苗对人类的贡献不容忽视。

(1)此次疫苗事件(山东疫苗案),轰动全国,震惊世界,对此事件应有正确认识。此次事件,有违法违规之处,涉及面广,影响很大。因此,严肃认真的调查,依法处理十分必要。

(2)此事件涉及的疫苗都是"合法""合格"产品,都是国家食品药品监督管理总局严格审评、批准、生产、应用的产品,是"合法产品"。在出厂时,其安全性、有效性及质量都符合国家标准,是"合格产品",而不是非法生产的假冒伪劣产品、有毒有害产品。两者有重要区别。

(3)此事件问题出在储存、运输环节上。疫苗及有些药物,要求低温储存、冷链运输(低温运输),有些还要求避光。由于储存、运输条件不符合要求,可使疫苗失效,使部分失效或完全失效,取决于温度及时间。温度过高、时间过长,可致完全失效,接种疫苗后不能达到预防传染病之目的。

(4)由于储存、运输不当所造成的疫苗失效,因内包装是无菌、密封的,不会因污染致病菌而腐败变质产生有毒物质,从理论上讲,不会引起不良反应。与肉类食品不同,肉类食品也需冷藏库、冷藏车。如因储存、运输不合要求,可因污染致病菌,发生腐败变质,甚至产生毒素及有害物质,可引起食物中毒、胃肠炎及各种不良反应。

因此,本案之疫苗应为"无效、无毒"产品,使用者不必恐慌。为慎重起见,所有接种过这批疫苗者,都应注意观察,如有不适,应立即就医诊疗。

(5)对有关违规违法人员追究责任是必要的。有以下3种情况者,应从严从重处理。①非法生产"不合法""不合格"之假冒伪劣疫苗,且数量大、影响大者。②"不合法""不合格"疫苗含有毒有害物质,引起大量严重不良反应,甚至造成死亡、伤残者。③在烈性传染病大流行前,已预测有可能在本地、本市、本省或更大范围发生大规模流行,为防止大规模流行而紧急进行人群预防接种疫苗。若所用疫苗为失效疫苗,不能发挥应有作用,未能控制疫情,甚至造成大规模流行,后果严重者。凡属以上3种情况,性质恶劣、后果严重者,均应依法从严从重惩处。

(6)此次事件涉及的疫苗是合法的"无效、无毒疫苗",未造成人群伤残等严重后果,似乎不属于上述3种情况。在依法惩处时,应"以事实为依据,以法律为准绳",依法惩处,既不宜"从严从重惩处",也不宜"从轻从宽处理",而应实事求是,该如何惩处就如何惩处。

它与天津爆炸案、长江翻船案等事件的伤亡惨重,较为悬殊。因此,逮捕多少人并不重要,重要的是总结教训,改进工作,防微杜渐,防止类似事件重复发生。疫苗事件不是孤立的特有事件,在其他药品、食品及各种商品中,都有类似的问题,都应引以为戒,认真检查,改进工作,完善监管工作,防止类似事件的重复发生。

(7)新闻媒体报道应遵循"客观、真实、公正"原则,不要过分热衷于大搞新闻炒作,搞得惊天动地、人心惶惶、社会恐慌,应该做正确解释及科普宣传,稳定人心,稳定社会情绪,特别是对疫苗应有正确认识。就总体情况看,我国制造的各种疫苗质量是好的,是安全有效的,不比外国"洋药"差。

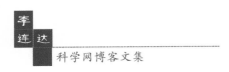

我国疫苗近30年来在预防传染病方面做出了重大贡献,功不可没,不可因此事件而否定我国在预防传染病及疫苗研制生产方面所取得的巨大成绩,也不要使广大群众对疫苗产生恐惧心理,谈疫苗而色变。

(2016 - 03 - 25)

关于疫苗案答王英安、郑小康等专家问

有关山东疫苗案的一些问题,此前已有讨论,不再赘述。但是有些朋友提出,如果我同意给自己注射此案的疫苗,才能取信于民,解除大众的疑虑和恐慌。才能使公众相信此疫苗是无毒的。

本人郑重声明:十分愿意以身试药,接种涉案疫苗。

作为医生,以身试药乃家常便饭,并非罕见。神农尝百草,就是两千多年前的范例。从古至今,特别是当代的医生,在研究新药时,给别人应用之前,首先用于自己,证实安全有效,才可用于他人。当然新药研制还有一系列实验研究、动物毒理学研究等,但是进行Ⅰ、Ⅱ、Ⅲ期临床试验前,常常是医生先在自己身上试验,证实安全有效后,才可用别人做临床试验,经大组病例证实安全有效,再经主管部门批准后,才可用于广大病人。

我以身试药,已非首次。因此,我很愿意再试用此案疫苗。如果能为安定民心做出一点微不足道的小贡献,是我的荣幸,更是我应尽的责任。

昨日晚间新闻报道,国务院批准组织山东疫苗案部门联合调查组、工作督查组,并在调查组下设专家委员会。说明了党中央、国务院对此案及人民群众的安全与健康的重视。

建议:①希望调查组及其下设的专家委员会能有疫苗专家、预防医学专家及临床医生参加。②在深入调查、广泛听取各方面意见时,希望能够重视医药界的意见及世界卫生组织的意见。③在食品、药品领域长期存在的一些问题、难题,希望能够以此案为突破口,举一反三、标本兼治地得到全面解决。④党中央、国务院对食品、药品安全问题曾有一系列重要指示,希望能够全面落实,坚决贯彻执行。⑤在处理此案时,应依法严惩犯罪分子,同时应考虑社会影响,解除群众的误解、恐惧与不安,稳定社会情绪,消除负面影响。

任何事件的发生与处理，亡羊补牢很重要，而防患于未然更重要。医药卫生界的全面治理、改革、改善与提高，是一项关系国计民生的大问题，也是复杂、艰难的系统工程，需要多方面的合作与不懈的努力。

(2016 - 03 - 29)

何谓"肾透支""他好我也好"？

某电视广告提到"肾透支"，服药后"他好我也好"，是什么意思？这个广告涉及中医"肾"的含义。"肾透支"是什么病？用药后为什么会"他好我也好"？该药是什么药？

一、中医对"脏腑"的认识

两千年前限于科技水平，缺少现代的科技手段，不可能对五脏六腑认识得很全面、准确，大体上分为两个方面：①解剖学概念，基本正确。②生理学概念，误差较大。例如：中医对"心"的认识，认为"心主血脉""如环无端"，是循环系统的心脏，是解剖学概念，与现代医学的认识相符。但又认为"心者君主之官"，是统率全身之"君"，应该是大脑的功能。"心主神明"，主精神、意识、思维、七情六欲等多种大脑功能。几千年来人们常讲：要"一心一意"，不要"三心二意"，要"善心""关心""爱心""良心"，不要"贪心""偏心""坏心"。要"红心"，不要"黑心"等。这些"心"都是源于中医对"心"的认识，把脑的功能放在了"心"上，张冠李戴，显然是不正确的。但是我们不能用现代科学苛求古人，也不必追究这些"心"是"科学"还是"伪科学"，是否应该禁用这些名词、概念。

其他"脏腑"也有类似情况，例如中医的"脾"在生理功能上主要是指消化系统，中医的"肝"主要是指神经精神系统，中医的"肺"主要是指呼吸系统。不再一一介绍。

二、中医对"肾"的认识

在解剖学概念上，认为肾是泌尿系统的肾脏，与现代医学的认识相符。但在生理学概念上，对其功能的认识则较为复杂，包含了六大系统生理功能，涉及几十种病证。

(1)"肾为先天之本。"胎儿的生长发育,先天性疾病、遗传性疾病等,均与"肾"有关系。先天不足、先天缺欠均与父母或子代"肾虚"有关。

(2)"肾主水。"人体内的水、津、液,摄入、运输、排出,均由"肾"所主,与现代医学泌尿系统的肾脏相符。

(3)"肾主命门。"与内分泌、免疫功能有关。

(4)"肾主骨。"骨质疏松、软骨症等骨关节疾病,责之于肾,常需"补肾壮骨"治之。

(5)"肾开窍于耳。"先天性耳聋、老年性耳聋及多种耳疾病,与肾虚有关。常用"补肾开窍"治之。

(6)"肾藏精""肾主生育"。与性功能、生育功能有关。肾虚之阳痿、遗精、早泄、性无能、不孕不育等,均为肾虚之多样化表现。这是广大群众最熟悉的常识,一提"肾虚"就会理解为性功能障碍,也是中医临床最常见的病证。但是如前所述,"肾虚"包含六大系统的几十种病证,并非专指性功能障碍而言。

三、对广告的理解

电视广告提到"肾透支",不是医学术语,更非中医名词。"透支"是金融界用语。"肾透支"暗指"肾虚阳痿"、性功能障碍及一系列症状(如遗精、早泄、阳痿不举、性无能等)。用的是"补肾"药,有壮阳、止遗、提高性功能、改善性生活等作用,因而用药后"他好我也好",夫妻都好。

为何在广告中不直接宣传该药是"补肾"药,有壮阳、止遗、改善性功能等作用,而用含蓄其词、旁敲侧击、可以意会不可言传的广告语?甚至借用金融术语,编造出一个"肾透支"的新名词。这与我国传统文化及某些行政法规有关。几千年来国人羞于谈"性",更不会在大庭广众之下公开谈"性",认为是低级、庸俗、下流,也不能公开宣传与"性"有关的药物。过去"补肾壮阳"药的广告,只能偷偷贴在厕所和见不得人的地方,认为补肾壮阳药是"淫药""春药",是娼妓、嫖客专用品,不能登大雅之堂,不能公开宣传,更不能在电视等媒体上宣传。因此,药商及广告人便绞尽脑汁,推出这个电视广告,打擦边球,既宣传了补肾壮阳药,又避免违规违法。

近年"万艾可"畅销,在全世界公开宣传其适应证是勃起障碍(相当于中医的肾虚阳痿证),在国内媒体上也不受限制地大肆宣传。那么中药补肾药,是否还要羞羞答答,不能公开宣传? 正确的宣传、解释,而不是低俗、色情的宣传,是否应该解禁? 似应考虑。

四、关于"节淫欲"

古人认为,"淫欲无度"会"精竭人亡",主张节淫欲,"房事"不宜过度。但是各国、各民族及每个人的生理特点、传统文化及习俗不同,"过度""适度"没有统一的标准。总之,性生活适度有益,过度有害。

性生活过度的危害,不仅是体力消耗,更重要的是精神、精力的消耗,由于激情、兴奋、紧张,处于应激状态,肾上腺功能亢进,儿茶酚胺类物质增加,会产生心率加快、血压上升、心脏负荷加重等一系列生理变化,对于年老体弱,有心脑血管疾病、慢性病及潜在性疾病者,可在"房事"之中或之后,病情加重或突然死亡。因此,对于某类人群,适当节欲是必要的。即使是健康者也应适度,不宜过度。如何掌控? 因人而异,以房事后次日精力旺盛,没有身心疲惫或其他不适为宜。

(2016－04－20)

《中国公民科学素质基准》与"阴阳五行"之争

科技部、中宣部于2016年4月18日公布《中国公民科学素质基准》,提出26条基准、132个基准点。其中提到,"阴阳五行、天人合一、格物致知等中国古代朴素的唯物论和整体系统的方法论,并具有现实意义",引起广泛争论。有些学者认为,"阴阳五行""天人合一"是封建迷信、伪科学,不应列入《中国公民科学素质基准》。

"阴阳五行""天人合一"等学说,是古人在长期大量实践中,将感性认识上升到理性认识,经过归纳、分析、综合、高度概括而成为古代朴素的"认识论"哲学思想。它包含有朴素的、原始的"矛盾论""辩证法""唯物论"等哲学思想,是古代社会科学的重要组成部分。"阴阳五行""天人合一"等学说,被用于传统医

科普医学知识

学,与医学实践相结合,便成为中医理论的一部分,被用于宗教便成为宗教理论的一部分,被广泛用于各个领域便成为各个领域的哲学思想的一部分。当然也被一些江湖术士、骗子歪曲利用成为封建迷信的"理论"。但不能因此就全盘否定"阴阳五行"学说,误认为它是封建迷信、伪科学。正如现代科学某些理论被江湖骗子用作欺世害人的手段一样,如遗传学被希特勒歪曲而用作消灭犹太人的理论根据,人口论被歪曲而用作战争的理论根据,也不能因此就认为现代科学的某些理论都是"伪科学"。

"阴阳五行""天人合一"等学说,是我国古代认识论、哲学思想的一部分。

"阴阳"学说是古代的、原始的、朴素的"矛盾论"。

"五行"学说是古代的、原始的、朴素的"辩证法""唯物论"。

"天人合一"学说是古人对人与自然关系的"认识论",人类与自然界和谐相处的理论。例如:"天人感应"是自然界变化对人体的影响,特别是对人体生理病理变化的影响。

(2016 - 04 - 26)

冰镇哈密瓜怎么速效毙命?!

历史剧《辛追传奇》是在马王堆考古发掘的基础上,由编剧、导演充分发挥想象力编导出的曲折、离奇的历史剧。其艺术性及历史真实性如何,本人既不是文艺评论家,更不是史学家,没有发言权。但是演员的精彩表演,剧情的曲折离奇,作为茶余饭后的消遣,病中的精神疗养,颇受欢迎。

作为医生,对剧中一个情节不敢苟同。剧中女主人辛追有"胃寒证",食入冰镇水果会引起不适反应,甚至会导致胃病加重,这符合医学规律。但是,皇帝明知她胃寒,却故意赐予冰镇哈密瓜,代替赐死毒物,辛追食后立即毙命。此情节完全违背医学常识:①哈密瓜不是毒物;②哈密瓜冰镇冷藏后也不会产生有毒物质,更不是速效、强效致死毒物;③"胃寒"者不应食用生冷食品,否则会引起胃部不适,甚至加重胃病,但不会致死,更不会速效致死;④此错误情节,可能会误导群众,认为哈密瓜是有毒食品,冷藏后会加重毒性,甚至成为致死性毒物,将会影响哈密瓜的种植、销售、食用及经济效益,甚为不妥。希望今后在影视剧中,涉及疾病、医药、治疗,特别是毒药问题,最好请有关医药及法医人员把把关,既要考虑科学性、真实性,也要考虑到社会影响(正、反两方面的影响)。

(2017－03－27)

电影《心理罪》及"吸血鬼"的医学错误

电影《心理罪》剧情曲折、紧张、火爆,演技精彩,作为茶余饭后的消遣,可算是现代版"聊斋"。片中出现两种罪犯:

一、"吸血鬼"

"吸血鬼"是血液病病人需要定期吸别人的血,以补充自己的血维持生命。这是古今中外常见的"吸血鬼"故事的情节,但是犯有医学常识的错误。任何疾病(特别是血液病)的贫血,只能通过静脉输血才能直接补充血量,而且必须血型相同,而不可能吸食任何血型的人血,或者吸食伤口出血。经口吸血后,经胃酸、胃酶分解破坏,再经肠液多种酶解,已没有完整的血液有形成分,更不可能让完整的红细胞、白细胞、血小板,穿过肠壁直接进入血循环,不能达到直接补充血液之目的。

有些吸血动物或昆虫,吸血后经消化、吸收,只能补充营养及造血原料,而不能直接补充血液。

二、医药研究人员

片中出现一位专家,为了研究治疗卟啉病的药物,杀人取血做研究,这更为荒唐。即使需要用人血做研究,也无须杀人取血,而可以在无损害的前提下取血,健康人每次可取血400毫升。骨髓或干细胞移植,也无须杀人取骨髓或干细胞。

无论是吸血补充血液,或是杀人取血做研究,都是缺乏医学常识的胡编乱造,比"聊斋"更荒唐。

当然,电影不是科教片,不必苛求,可视为现代版"聊斋"。

(2017－10－16)

正确认识、合理使用中药注射剂

近来有些学者主张"中药注射剂不适用于 14 岁以下儿童""有其他药可用者不得使用中药注射剂",甚至有人主张全面封杀中药注射剂。药物是治病救人的"武器",应兴应废取决于能否治病救人,应以实事求是的科学态度对待中药及中药注射剂。

一、药品不良反应发生率

(1)根据 2016 年国家药品不良反应检测年度报告,药品不良反应/事件涉及化学药品和生物制品共占 83.1%,中药占 16.9%。化学药品不良反应/事件报告中,注射制剂占 64.9%,生物制品 90% 以上为注射给药,中药不良反应/事件注射给药占 53.8%。"反应停"就发生严重畸形万余例,死亡 5000 多例,而存活者生不如死。

(2)迄今尚未发现哪个中药注射剂不良反应超过抗癌化疗药及某些抗生素。很多中药注射剂、西药注射剂合用时,发生不良反应都算在中药头上,而合用的西药不良反应远高于中药注射剂,但从不考虑西药问题。

二、有的专家提出"中药注射剂不适用于 14 岁以下儿童",没有科学根据

(1)没有科学证据能够证明儿童对中药注射剂的不良反应比西药注射剂更严重。

(2)没有科学证据能够证明儿童对中药注射剂或西药注射剂的不良反应比其他年龄段更严重。

(3)药物"不良反应人数(或人次数)"不等于"不良反应发生率",不能准确反映药品不良反应的严重性。例如:甲药,100 人用药,1 人发生不良反应,其不良反应发生率为 1%;乙药给 10000 人用药,10 人发生不良反应,其不良反应发生率为 0.1%。说明不良反应人数(或人次数)与用药人数有关,而与不良反应的严重程度没有平行关系。有些报告用不良反应人数(或人次数)说明药品不良反应的严重性,这不准确、不科学,容易产生错觉和误导。

（4）14 岁以下儿童免疫功能差，抵抗力低，感染性疾病及传染病发病率高，且起病急、发展快、症候凶险，需要速效、强效药进行紧急治疗。而中药注射剂或西药注射剂具有起效快、作用强，适用于危、急、重症治疗等优点。因此儿童更适用注射剂。儿童传染病及感染性疾病发病率高，用药人数多，不良反应的人数多，很正常，但不等于不良反应发生率高、不良反应更严重。这也不能成为儿童不适用中药注射剂的理由。

过去曾有专家提出"儿童不适用中药片剂"，今又有人提出"儿童不适用中药注射剂"。试问中药何种剂型才适用于儿童？只有"草根树皮一锅汤"及丸、散、膏、丹才适用于儿童？

（5）有的专家认为，中药注射剂不是中药，已成为西药，此论需要商榷。中医中药不应停留在两千年前的水平，因循守旧、故步自封，中医中药也要与时俱进，不断发展创新。中药注射剂是根据治病救人的需要，实现中药现代化、科学化、标准化的一种新发展，由不成熟逐渐走向成熟，不应将它扼杀在误导与偏见中。中药注射剂是中药或是西药并不重要，重要的是它能否治病救人。只要安全有效、能够治病救人，都是"好药"，都应肯定、支持、发展。对中药注射剂的正确认识、合理对策应该是发展、改进、提高，而不是歧视、排斥、封杀。

三、有的专家提出"有其他药可用者不得使用中药注射剂"，这个提法不够准确

（1）有面包不准吃馒头？有西药注射剂不准用中药注射剂？有青霉素不准用其他抗生素，也不准用中药注射剂？

（2）正确的提法应该是："有相同治疗作用的口服药，不用注射剂（包括中药注射剂及西药注射剂）。"对于"急症、重症、难治病或有特殊情况、特殊需要者，可选用注射剂（中药注射剂或西药注射剂）"；而对于轻症、慢性病、没有特殊情况、无特殊需要者，不宜用中药注射剂或西药注射剂。

建议：

（1）我们不主张盲目发展，乱用中药注射剂，也不同意歧视甚至全面封杀中药注射剂。应该以实事求是的科学态度，根据治病救人的需要，正确认识中药注射剂，强调合理用药。

（2）应该加强研究，提高中药注射剂的安全性、有效性及质量可控性。特别

是上市后临床再评价研究,其安全性再评价比有效性再评价更为重要。

(3)对于过去已批准生产的中药注射剂及西药注射剂都应进行一次复查,既不要"妄杀无辜",也不要蒙混过关。凡是能够治病救人,起效快、作用强,适用于急症、重症者,应该保留并改进提高。凡是疗效不佳、安全性不高,又有口服药可用者,可予淘汰。

(4)重视中医药,大力推进中医药事业的健康发展,是国家的政策、人民的需要,是治病救人、保护人民健康的需要。中药注射剂是治病救人的重要武器之一,有优点,也有一定问题。应该正确认识,合理解决,不应歧视、偏见。

(5)在涉及人民健康、医学、医药等问题时,应该"以人为本",以治病救人的医学原则为主,而不应该用经济原则取代医学原则,不要生搬硬套西药的条条框框,不要用芭蕾舞的标准要求京剧。既要尊重中医中药的特殊性,又要推动中药的现代化、科学化、标准化,向国际靠拢,而最主要的标准是安全有效,能够治病救人。

(2017－12－29)

杂 谈

"控烟"治标,"禁烟"治本

38 年前我在"吸烟对健康的危害"〔科学实验,1975(12):28〕一文中宣传吸烟之害,提倡戒烟,收效甚微,很多烟民不相信吸烟有害。自从《世界卫生组织烟草控制框架公约》公布后,全世界掀起控烟高潮,我国也参加了这项公约。"控烟"措施主要包括 3 个方面:①大力宣传吸烟之害,在烟盒上印"吸烟有害健康"的警示性文字,并印上恐怖图画,同时禁止在大众媒体上做销售广告。②限制吸烟场所,不准在医院、学校、办公室、影剧院等公共场所吸烟。③限制售烟方式,例如英国的"藏烟令"规定商店售烟,不准摆在明处,只准摆在角落里,同时规定不准卖给未成年人等。但是对烟草生产、加工、产量销量、利税以及吸烟者人数、吸烟量等并无限制。有些国家一方面大张旗鼓地宣传"控烟",另一方面大力发展烟草生产、销售及利税,成为言行不一、愚弄群众的表演。在"控烟措施"方面,我国居于各国之尾,倒数第一,但是"控烟效果"我国与排在前列的欧美等国相比,是否也排在最后? 有待证实。

世界各国有大量实验研究及人群研究,充分证实吸烟者与不吸烟者相比,肺癌发生率及心、肺、脑疾病的发生率相差几倍至几十倍,但是至今未看到各国"控烟"之前与"控烟"之后的比较研究。首先,"控烟"多年之后吸烟者下降多少? 据欧美等国介绍,每年下降约 1%,而人口增加超过 1%,结果是烟民不减,反而逐年增加。其次,"控烟"之后,肺癌及心、脑、肺疾病的发病率下降多少? 烟草产量、销量、利润、税收下降多少? 烟草企业减少多少? 至今未见令人信服的科学证据,特别是大量人群"控烟"前后比较研究的证据。

"禁烟"是禁止烟草生产、加工、销售及吸用,从根本上解决吸烟之害,是"治本"之策,但是"禁烟"阻力重重,困难很大。首先是我国有烟民 3 亿~3.5 亿,戒烟者不到半数,大部分烟民不肯戒烟,成为"禁烟"的主要阻力。其次是"既得利益者"烟草企业的老板、暴利获得者,也包括财政、税收及地方政府的决策者,难舍巨额利税这块肥肉。为了避免全面"禁烟"给各方面带来巨大影响,建议:①当前仍应以"控烟"为主,大力加强"控烟"措施,尽量减少吸烟之害。②抓紧制定"禁烟"的政策、法规、技术标准及执行措施,包括烟草种植户、工厂工人、相关组织机构及企业的转业、转行。有计划、有组织地使"控烟"上升到"禁烟",在条件成熟时再全面开展"禁烟",彻底解决吸烟之害,保障广大人群的健康。

(2012 – 05 – 30)

向王震洪教授致歉

5 月 31 日在线访谈"打通'任督二脉'治癌症",我收到 50 多个问题,要在 1 小时内在线回答,尽最大努力只回答了一部分,其余问题在当日下午"补充回答",但是遗漏了你的提问,没有及时正面回答,深表歉意。

中医理论认为,经络通五脏六腑、四肢百骸,无处不在。任脉重点在胸腹部内脏,包括心、肺、肝、肾、脾,特别是女性生殖系统;督脉为诸阳经之汇,与脑脊髓相应,所以任督二脉可通脑、心及所有内脏。

现代医学的理解:经络(经脉)与神经、体液、血管等有关,分布于各内脏器官、躯干四肢,无处不在,也包括脑、心等重要内脏。

以上看法,未必准确,仅供参考,欢迎指正。

(2012 – 06 – 01)

回避制度的形式与重要性

在评定职称、职务、级别及荣誉称号时,在评选重点研究室、技术平台、科研项目、科研经费及各种奖励时,在数不清的评定、评选、评估、评比活动中,严格执行回避制度是保障公正、公平、公开"三公原则"的重要措施。

当前执行回避制度有 4 种形式：①评审委员与参评对象有利害关系者，坚决回避，不参加评审会。②应回避的评委仍然到会参加评审，在审到相关项目时，临时离开会场，回避 10 分钟，然后回来继续参加其他项目的评审。③应回避的评委参加全部评审会，只是对有关项目不表态。④"不回避"，认为以专家身份参加评审，没有必要回避，甚至公开支持保护有关联的参评对象，为之鼓吹争论，反驳不同意见，全程保驾护航。不但对亲朋好友、利益相关的参评项目公开庇护、支持，甚至对评委本人、本研究室、本单位的重大科研项目保护过关，评委兼参评对象，"裁判员"兼"运动员"，自己的项目自己审。更有甚者，审评会变成内部瓜分会，主要审评委员们互相支持，首先将重大科研项目及巨额经费进行内部分配，然后再评审其他项目，这种情况并不罕见。

以上 4 种形式，只有第一种是真正回避，有利于"三公原则"的贯彻执行。第二、三种形式，不过是走过场作秀，不起多大作用。而第四种，则是完全拒绝回避制度，是"以权谋私""以权代法""权高于法"的表现，是诱发公关活动、关系网、保护伞等不正当活动的重要原因，是破坏"三公原则"，引起广大群众强烈不满的原因之一。

在社会很多领域，特别是在法院、在科技领域，在很多审评、审判工作中，坚决执行回避制度，保护"三公原则"的贯彻落实，其重要性不言而喻。

(2012 - 09 - 04)

坚决打击违法广告欺骗宣传

最近 8 个部门联合行动，整治虚假违法医药广告。说明主管部门的重视与决心，也说明问题的严重，危害之大。一般的虚假违法广告骗人钱财，而医药领域的违法广告，性质更为恶劣，后果更为严重，具有谋财害命的性质，不仅是骗人钱财。有的延误治疗时机，使病情恶化乃至不治；有的引起中毒，甚至致癌、致畸。

医药领域的虚假违法广告涉及医疗、药品、器械及保健食品等方面。有的是假医假药，江湖骗子冒充医生，制售假冒伪劣药品；也有真医真药、合法的医生或药品，做虚假宣传、违法广告，夸大疗效，隐瞒不良反应，欺骗群众，具有更大的欺骗性,群众更易上当受骗。

违法广告、欺骗宣传的形式多种多样:有的假借病人、专家或科研机构的名义进行宣传;有的以新闻报道、新闻发布会形式进行大规模广告宣传;有的在大众媒体上宣传处方药;有的夸大疗效,无中生有的"包治百病";有的隐瞒药物毒性及不良反应,大肆宣传"安全无毒""无不良反应"。花样百出,坑害病人及广大群众,后果十分严重。虽然有关部门大力整治查处,但是屡禁不止。最近 8 个主管部门联合整治,十分必要。建议如下:

(1)违法广告性质恶劣、后果严重,应加大打击力度,仅靠批评、教育、罚款,是不够的。性质恶劣、屡教不改者应吊销产品生产许可证,甚至企业经营许可证,严重者应移交法院处理,并永远不准再从事医药卫生工作。

(2)医药违法广告涉及面广、情况复杂,查处难度很大,不是一两个主管部门力所能及,应该多部门协同作战,互相配合,从根本上加以治理,短期突击与长期治理相结合,防止死灰复燃。

(3)注意保护检举揭发者。有些不法奸商和违法企业,对检举揭发者进行打击报复,利用各种手段进行迫害,使广大群众、病人及医药工作者恐受其害,不敢检举揭发。这也是虚假违法广告泛滥成灾、屡禁不止的重要原因之一。因此,保护检举揭发者,制止打击报复,十分重要。

(2013－05－03)

"院士退休"之我见

一、院士退休的问题

中国科学院及中国工程院(以下简称"两院")的《院士章程》中明文规定:院士是"国家设立的科学技术方面的最高学术称号,为终身荣誉",既是荣誉称号,如何退休? 既是终身荣誉,如何改为"任期制",还要有年龄限制?

我国有多种多样的荣誉称号,如"国医大师"是终身荣誉,没有年龄限制,不可能 60 岁以前是"国医大师",60 岁以后不再是"国医大师",也不可能任期制、退休制,今天是"国医大师",3 年后任期已满,退休了,不再是"国医大师"了。

其他如文学大师、艺术大师、工艺大师、劳动模范、道德模范、战斗英雄等荣誉称号，也不可能任期制、退休制或有年龄限制。

荣誉称号不同于职务、工作岗位。无论是省长、部长、校长、院长、所长、主任等行政领导或技术领导，或是一般工作人员、工人、服务员，凡是有编制的职务，均应退休制、任期制，并有年龄限制。但农民、个体，商户、小商贩等，没有编制者，不存在退休制、任期制及年龄限制，不可能 60 岁以上的农民不准种地。

院士是荣誉称号，不存在退休问题，但是院士担任的职务则应有年龄限制、任期制、退休制，且应与非院士的广大科技工作者、在编人员一视同仁，不享有任何特权及特殊优待，退休年龄、任期时间、退休条件等也应与其他科技人员相同。必须明确，院士作为荣誉称号，不存在退休问题，但是院士所担任的职务，如校长、院长、课题组长等，则应有年龄限制、任期制和退休制。两者不应混为一谈。

二、院士特权及特殊待遇问题

社会流传，院士享有特权和特殊待遇，特别是"省部级待遇"。但是在"两院"及有关部门的政策、法规及章程中，从未见到任何明文规定，院士享有任何特权或任何特殊待遇，更无"省部级待遇"之规定。为何在社会上会有各种各样的传言？

（1）根据一些社会现象和媒体报道，道听途说，以讹传讹，逐渐形成一套似是而非的推测，把院士想象成享有特权、特殊待遇的特权群体。

（2）有些省市地方政府、大学、科研机构，尊重科学、尊重人才，招贤纳士，招聘院士，提供优厚待遇，给院士几百万，甚至上千万，产生了巨大的轰动效应。大造声势、大肆宣传者多，真正落实者极少。真实情况是借院士之名，向上级申请巨额经费，全部用于当地大学或科研单位，买设备、建研究室、开展科研工作，对于提高当地科技水平、促进科技事业发展有帮助。但是，这些经费，院士分文不取，也无支配权，对院士没有什么帮助。尽管如此，只要对当地科技事业的发展有利，有些院士还是愿意"助人为乐"，接受聘任。

（3）极少数院士，利用院士的荣誉称号（更多的是利用担任的职务、职权），以权谋私，垄断大量科研项目及经费，掠夺别人的科研成果，拉帮结伙，为本人、

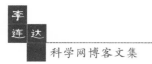
本单位或亲朋好友牟取私利,甚至用学霸作风打压后起之秀,排斥其他科研团队,严重干扰了科技工作的健康发展。这不是国家给院士的特权,而是社会上不正之风在科技界的反映。这种不正之风应该坚决制止。

必须强调,院士只是荣誉称号,没有任何特权,不享有任何特殊待遇,更没有"省部级待遇",不应与任何不正当的权益挂钩。

关于院士的体制、机制及各种各样的问题,应该不断改进、完善。是否应该取消"两院",废除院士制? 本人不敢苟同,也不敢妄加评论,希望高人指教。

(2013 - 11 - 18)

对"烟草院士"之愚见

一、控烟与禁烟之选择

"吸烟"有百害而无一利,尽人皆知,对吸烟者本人、周围人群及社会都有很大危害,与"吸毒"无本质区别,只有程度的区别。为什么世界各国都在虚张声势地搞"控烟",而控烟效果并不理想,不能解决根本问题? 试问控烟以来各国的烟草产量、销量、盈利及上缴国税等,下降了多少? 试问控烟以来各国的烟民减少了多少,吸烟引起的肺癌及各种疾病发生率下降了多少,死亡人数及致死率下降了多少?

既然"控烟"不解决根本问题,理应"禁烟",下令停止烟草生产、销售,并逐步禁止吸烟,以确保人民群众的健康。但是,不能"禁烟"的阻力来自何方? 来自广大烟民、烟草企业,而最重要的是来自财政部、税务总局、经济计划等有关国家收入的各部门,以及各有关领导等。尽人皆知,烟草税收相当于石油工业的总税收,是国家财政收入的一个重要组成部分,是任何一个国家财经决策者们难以割舍的一块肥肉。反对"禁烟"者们是从国家利益出发,从国家经济建设出发,并非出于恶意,不是"坏人",无可指责。但是他们忽略了吸烟对人群的危害、对社会的危害。

用人民的健康换财政收入的增加,是否正确? 是否是明智之举? 本人不敢妄加评论。但有一点可以肯定:吸烟之害不能彻底解决,是国家行为、组织行为,不是哪一个人的个人行为,也不应由哪一位科学家负责,不应将责任推给个人,使之成为替罪羊。

二、"烟草院士"的功过是非

近来,"烟草院士"已成众矢之的、大众"公敌",非杀头不足以平民愤。对此有些未必正确的看法,供参考。

(1)"烟草院士"的研究方向、目的、任务,是组织的指示,领导的决定,并非个人擅自做主的决定。"下级服从上级"是一贯原则,因此,如果科研方向、目的有问题,应由上级组织、领导负主要责任,而不应由他一人承担全部责任。

(2)"降毒减害"作用,包括两个内容:①"降毒",是降低卷烟中有毒有害物质。②"减害",是减轻吸烟对人体的危害。"烟草院士"的大量研究,已达到"降毒"作用,部分降低了卷烟中有毒有害物质,这一点应予以肯定,这也是很多国家科学家追求的目的。但是他是化学家,不是毒理专家,更不是临床专家,他未能证实"降毒"卷烟对人体能否减轻损害,甚至会不会加重损害。能否"减害"需要做大量毒理研究,特别是大量人群对比研究,才能获得可靠的科学证据。目前只有经验判断、推论,不能确定"降毒"能否"减害"。

因此,对"烟草院士"的工作,应该以实事求是的科学态度,分清功过是非,正确地给予评价。他对烟草"降毒"的贡献要予以肯定。目前的工作不能确认"降毒"能否"减害",他是有一定贡献的学者,还是"为虎作伥"的坏人?"控烟"不力,"禁烟"不能,烟草之害不能根除,应由他一人负责,还是应由谁负责?

我与这位院士素不相识,没有任何交往,不过是希望对学者多一点爱护、多一些尊重。在学术上有不同看法很正常,可以讨论或辩论,但不宜上纲上线,用政治手段或行政手段处理。

愚见多谬误,欢迎指正。

(2013 - 12 - 24)

动机是好的，做法有错误

（评幼儿园不合理用药）

近日，有媒体报道西安市两家幼儿园用"病毒灵"预防流感，引起家长不满和社会关注。对此类事件应该查清事实，慎重处理。

（1）动机是好的，目的是预防流感，保护幼儿健康。

我国医药卫生工作强调"预防为主"。中医界强调"治未病""上工不治已病治未病"，也是"预防为主"的思想。"预防为主"是采取科学、合理的综合措施，达到预防疾病（特别是传染病），保护人群健康之目的，诸如环境卫生、个人卫生、科学的生活制度、合理的营养饮食，以及某些传染病的免疫预防（如流感疫苗、乙肝疫苗等），通过多方面的预防措施，达到保护人群健康的目的。

但"预防为主"不是盲目、不合理用药。有人宣传药物（中药或西药）有治疗作用就有预防作用，可以代替免疫预防。流感流行期提倡用清热解毒中药或抗病毒西药，如奥司他韦（达菲）或吗啉胍（病毒灵）来预防流感，认为这些药能治流感就能预防流感，可以起到流感疫苗的作用。这是一种误解，治疗药物不是免疫制剂，有治疗作用不一定有预防作用，至今尚无严格的大组人群对照研究能够确证这些中药、西药可以代替流感疫苗，具有肯定的预防作用。

流感流行高峰期，病死率较高，引起一些人的恐慌，特别是独生子女的家长，以及高危人群集中的幼儿园，唯恐自己的孩子受传染，更怕幼儿园暴发流行，大量幼儿集体发病。因此，有些幼儿园或家长听信传言，误认为这些中药、西药可以预防流感，而自行选用。流感流行高峰期，这种不合理用药不是个别现象，不是仅这两家幼儿园在用，可能涉及全国很多幼儿园，带有普遍性。因此，处理这类问题应该从全局考虑，多听取医药专家意见，准确定性、慎重处理。

（2）做法有错误，主要有4个方面：①托幼机构出于预防传染病、增加营养、提高健康水平等目的，需要给孩子集体用药时，必须获得当地卫生局、防疫部门及有关主管部门的批准，并在有关部门指导下进行。未经批准，擅自决定群体用药是不合法的。②托幼机构不论出于什么目的，要给孩子们用药或采取某些特殊措施，必须征得家长同意，说明目的、意义、优缺点以及可能出现的各种意外情况。③选药不当,属不合理用药。为了预防流感,应在有关部门指导下,选用流感疫苗,而用"病毒灵"不能达到预防流感的目的,为不合理用药。④合法合格(有执业证书)的医生,有处方权,可以使用处方药及非处方药。如果用药不当,有错误,属于不合理用药、医疗过失。但是不合法、不合格、没有执业资格证书的医务人员(如护士)或非医务人员(如幼教老师、幼儿园园长等),没有处方权,无权使用处方药。擅自使用处方药,则属非法行医。当然在合格医生指导下,协助组织工作是允许的,如果用药不当,应由医生负主要责任。

(3)家长们最关心孩子们的安全问题。据媒体报道,这些孩子连续用药3年,有的报道是连续用药五六年,如果情况属实,确实十分严重,孩子们的安全令人忧虑。但实际情况并非如此,每年春秋两季各用药2~3日,每日1次,半片或1片药(每年实际用药4~6次,总量2~6片)。每次用药的疗程很短(2~3日),用量不大,而该药经肝脏代谢,24小时内随尿排出。因此,大部分用药者不会在单次用药后发生急性严重毒副作用,也不会在间断用药3年后发生严重的慢性蓄积性毒副作用。该药在临床已用50多年,尚无严重毒副作用的报道。因此,家长们不必过分焦虑、紧张。目前,有关部门已对所有用药者进行全面检查,如有孩子查出问题,也会及时给予正确处理。应安慰家长不必过分担心。

(4)西安市卫生局(现为西安市卫生健康委员会)组织多方面专家进行鉴定的做法符合有关规定,是正确的、合法的。专家鉴定提出4点意见:①"病毒灵"是合法的处方药。②预防性用药效果不明显。③不良反应可引起出汗、食欲不振、低血糖等。④短期用药、合理剂量,引起蓄积毒副作用的可能性较小。4点医学鉴定意见也是正确的。有关部门在做大量善后工作,对全体用药者进行体检及处理,确保孩子们的健康。应该广泛听取专家们的意见,满足家长们的合理要求,做好解释和安慰工作。

(5)我国儿童医疗保健工作亟待加强。当前儿科医生严重不足,各儿童医院超负荷、超强度工作,已经到了极限,到了难以想象的程度。

我国托幼机构(托儿所、幼儿园)数量少、质量差、费用高,难以满足社会需求。多数托幼机构养不起合格的医生,由幼教老师、保育员、护士或不合格的"医生"(无执业证书者)代替,他们缺乏足够的育儿知识,特别是医药卫生知识和预防传染病的知识。用治疗药代替免疫制剂预防传染病的不合理用药时有发生,并非个别现象。因此,加强托幼组织的建设,加强监督管理,配备必要的医生或保健人员,加强培训,提高医药卫生及保健知识(特别是传染病预防知识),确保婴幼儿健康是十分必要的。

此外,应注意不要过分新闻炒作,防止小道消息,造谣生事,激化矛盾,增加家长们的紧张、恐慌。不要在全国搞得风声鹤唳、人心惶惶,甚至诱发社会群体事件。

(2014 - 03 - 17)

正确认识"提高幼儿园出勤率"的意义与重要性

有关幼儿园不合理用药的新闻报道,几乎千篇一律都认为"提高幼儿园出勤率"是罪魁祸首。认为幼儿园为了增加收入,减少因幼儿缺勤而退还家长保教费、住宿费,幼教老师为了多得奖金,而热衷于用"病毒灵"提高幼儿的出勤率。有的记者调查得很详细:"孩子1个月全勤,奖老师25元""幼儿当月在园天数不足法定工作日一半时,按保教费、住宿费额的50%退还""学校的动机,为了不退保教费,提高出勤率"。为了金钱而"提高出勤率",为了"提高出勤率"而用"病毒灵",因而事件的罪魁祸首是"提高出勤率"。这种看法值得商榷。

(1)幼儿园出勤率的高低,是幼儿园工作质量高低、预防传染病、保护幼儿健康工作好坏的重要判断指标。出勤率高就意味着幼儿园内无传染病流行,绝大多数幼儿的健康状况良好,这不仅是对幼儿园的最高要求,也是家长们最关心的。特别是在流感、手足口病流行期,幼儿园出勤率的高低,是园内有无传染病流行的敏感指标,对于及时采取预防保健措施有重要指导意义。因此,我们应该鼓励、倡导采取一切科学合理的措施,预防传染病,提高幼儿出勤率,降低因病缺勤率,这是十分重要的。不应误解、曲解,甚至否定幼儿出勤率的重要性。

(2)我们反对用不科学、不合理的措施"提高出勤率"。无论是不合理用药,用治疗性药物代替免疫制剂,或是用奖金提高工作人员喂药的积极性,都是不正确的。由于"病毒灵"不能代替免疫制剂预防传染病,不可能"提高出勤率",因而既不可能增加幼儿园收入、减少退还保教费,也不可能增加幼教老师的奖金,反而会给幼儿及家长们带来不应有的风险和损失。

（3）我们应该肯定:用科学合理的措施提高幼儿园出勤率是正确的,应该提倡和鼓励。但是用不合理、不科学的方法,既不能预防传染病、提高幼儿健康水平,也不能"提高出勤率",应该严加制止。

在有关部门处理这类事件及媒体报道时,应该查清事实,分清是非。正确的应该肯定,错误的应该纠正,正确理解一些关键问题,特别是医药专业问题,不要误解、误导群众。对全国各地有类似情况的幼儿园,要从全局出发,统筹考虑;要准确定性,掌握政策界限,慎重处理。

请注意:在泼洗澡水时,不要将孩子一起泼出去。

(2014－03－27)

不应有的错误
（评中央人民广播电台的一件新闻报道）

（1）2014年5月14日,中央人民广播电台报道"2013年国家不良反应监测年度报告",并做了评论,指出"合格的药品不需要不良反应监测,药品的不良反应是医疗错误和医疗事故,发生不良反应的药品就是假药和劣药,不能再使用"。短短几句话就有4处原则性错误,在全国医药界和广大群众中会产生严重的影响。①如果"合格的药品不需要不良反应监测",那么国家食品药品监督管理总局将严重失职。②如果"药品的不良反应是医疗错误和医疗事故",那么全国大多数医生都将进法院受审。③如果"发生不良反应的药品就是假药和劣药",那么全国绝大多数中药、西药都将成为"假药""劣药"。④如果"发生不良反应的药品不能再使用",那么绝大多数药物均应禁用,全国病人将无药可用。

药品不良反应的定义:"药品不良反应是指合格的药品在正常用法用量下出现的与用药目的无关的有害反应。药品不良反应是药品固有特性所引起的。任何药品都有可能引起不良反应。"

通俗地讲,药品不良反应就是:①合法的药品(经国家主管部门正式批准生产的药品)。②合格的药品(符合法定质量标准的药品)。③合理使用的药品(符合药品说明书的法定适应证、用法、用量等,不存在长期、大量、不合理用药)。

在符合①②③条件的情况下,出现与治疗无关的(对人体有害的)作用,即为不良反应。国家食品药品监督管理总局监测不良反应的主要对象就是合法、合格、合理使用的药品,并非"合格的药物不需要监督"、不良反应"是医疗错误和医疗事故",也不是"发生不良反应的药品就是假药和劣药",更不是"发生不良反应的药品不能再使用"。

中央人民广播电台是国内外很有影响力的权威媒体,竟然出现如此严重的错误,将危害全国医药界及广大群众的正确认识及合理用药,制造混乱,恶化医患关系,后果不堪设想。希望电台尽快更正,挽回不良影响,并希望各媒体报道医药界(特别是涉及专业技术问题)时,一定要慎重,切不可自以为是、信口雌黄。

(2)今年药品不良反应监测到的数据高于往年,为什么? 2009年全国药品不良反应638996件,2010年692904件,2011年852799件,2012年120万件,2013年131.7万件,有逐年上升趋势。是否我国的药品一年不如一年,不良反应日益严重? 事实并非如此,可能与三方面原因有关:①国家投入增加,就诊病人数增加,用药量增加,发生药品不良反应的概率相应增加。②随着国家及各地药监系统的建设与完善,不良反应上报率增加,漏报、瞒报者减少,是监测工作不断改善的结果。③目前监测数据为例数(例次数),不是发生率。我们只知道全国有多少人发生药品不良反应,而不知道药品不良反应发生率是多少,不能准确反映出每种药品的安全性水平。例如某种药品应用人数越多,发生不良反应者也越多,并不说明该药毒性强、不良反应严重。因此,对于这组数据不要误读、误解。

(3)在2013年发生的131.7万件药品不良反应中,有78.4%是由医疗机构上报的,说明广大医务人员对药品不良反应十分重视,早发现、早上报、早处理,以确保病人安全。但是,由药厂上报者仅占1.4%,说明有些药厂对药品不良反应重视不够,消极被动,甚至漏报、瞒报。日本武田制药因隐瞒药品不良反应而被罚款60亿美元,应引以为戒,不可重蹈覆辙。

(4)在各类不良反应事件中,化学药的抗生素类、中药的注射剂类,都是高发区,强调合理用药是关键。盲目用药、长期大剂量不合理用药,以及中药注射剂的混合用药都是诱发或加重不良反应的主要原因,应加强监督,注意改进。

由于国家的重视,投入的增加,医药工作者的共同努力,监管系统的逐渐完善,我国药品总体的情况是好的。药品的质量和数量不断增加,药品的安全性及有效性也在日益提高。但是由于情况复杂,涉及面广,难度大,存在的问题也不少,有些问题还比较严重。进一步加强新药研发,提高药品质量,特别是安全性、有效性,加强监督管理,最大限度地满足防病治病的需求,任重而道远,还需各方面团结合作,继续努力。

(2014 - 05 - 22)

牛肉面之谜

我国举重运动员张文秀涉嫌服用兴奋剂,引起社会关注和争论。过去我国运动员曾因服感冒药及含有麻黄的中成药,尿检阳性,含冤难申的教训至今难忘。牛肉面是罪魁祸首?纸上谈兵不解决问题,"实践是检验真理的唯一标准"。

建议:①立即对机场及有关饭店的牛肉面抽样检测,验证是否含有泽伦诺。②请几位健康志愿者,食用一碗牛肉面后,24 小时、48 小时查尿,验证是否阳性,可以迅速得出确切可靠的结论。③进一步扩大搜索范围,张文秀用过而其他运动员未用过的可疑食品,饮料、中药、西药等,进行检查,排除一切可疑因素。

但愿张文秀不要蒙冤。

(2014 - 10 - 08)

十八届四中全会,划时代的里程碑!

十八届四中全会首次提出依法治国,依法改革,依法防腐,全面推进依法治国的一系列重大决策,是我国有史以来划时代的新发展,万民欢庆,翘首以待。两年来,有 50 多名省部级官员被查,6 名中央委员及候补委员被查。老虎、苍蝇、蚊子、臭虫、蟑螂,这些祸国殃民的败类,被扫进了历史的垃圾堆。我国在政治、经济、文化、军事、教育、科技、卫生等各个领域取得重大进展。十八届四中全会后又将有一系列重大决策出台,我国将步入一个崭新的历史发展时期。在我们欢庆已取得的重大进展时,还须警惕那些贪官污吏、不法奸商、恐暴破坏分子阳奉阴违,抵制、反对、破坏,进行垂死挣扎。我们不仅需要打虎英雄、包青天,还需要千千万万的拍蝇、灭蚊、消灭臭虫和蟑螂的广大群众积极参与,来一次"除四害"爱国卫生大扫除。

(2014 - 10 - 21)

罂粟壳与鸦片

《中华人民共和国药典》(2010年版一部)规定:罂粟壳为罂粟科植物 Papaver somniferum L. 的干燥成熟果壳。酸、涩、平;有毒。归肺、大肠、肾经。具有敛肺、涩肠、止痛的功效,用于久咳、久泻、脱肛、脘腹疼痛。用量为 3~6 克。易成瘾,不宜常服;孕妇及儿童禁用;运动员慎用。

在火锅及食品辅料中非法加入罂粟壳,已引起广泛关注。罂粟壳是合法中药,在医生严格控制下,合理使用,对某些疾病有一定治疗作用。但是盲目、长期、大量使用,对人体有害。它是"药",不是"保健食品",更不是"普通食品",因此禁用于火锅、调料及各种食品、保健食品中。

当人们关心罂粟壳时,忽略了两个重要问题:

(1)种植罂粟是为了生产鸦片及精制毒品,而不是为了得到罂粟壳,更不是为了观赏其娇艳美丽。因此,国家规定严禁非法种植罂粟。近年有大量罂粟壳上市,说明有人大量非法种植罂粟,用于制毒、贩毒,应追查毒源,铲除种植地,并进行坚决打击。

(2)在大量罂粟壳上市时,必有相应量的鸦片生产、流通、扩散,应追查毒品去向,坚决制止制毒、贩毒,防止扩散。

我们禁止食用罂粟壳是必要的,但更重要的是追查、铲除毒源,并追查毒品去向,坚决制止生产、贩毒、扩大流通等犯罪活动。

(2014 - 11 - 04)

坚决拥护"依法治国"（附两点建议）

"依法治国"是国泰民安、国富民强、长治久安、强国兴邦的重大决策。坚决拥护，并提出两点建议供参考。

（1）"依法治国"是绝对正确的国策。但是，再好的国策也需要人来执行，由谁来执行，是个重要问题。如果由一些"包青天式"的执法者来"依法治国"，将成为我国划时代大发展的强有力武器。但是，若由一些"和绅式"的执法者来"依法治国"，就会歪曲、破坏各有关法律，成为祸国殃民的可怕武器。近年有几百名省部级高官及法院院长、法庭庭长、主审法官等高级"执法者"相继落网，受到严惩。这些人在查出问题之前，都是有权有势的"依法治国"的执法者。但在查出问题后，才暴露出他们对国家、对人民的危害有多严重！打着"法治"的旗号祸国殃民，更为可怕。

因此，在"依法治国"的同时，必须重视执法者及执法队伍的清理、整顿、补充、提高，从体制与机制上进行改革。提高司法队伍的内部监督及社会监督、群众监督，如人大、政协、有关群众团体的监督。要建立切实可行的规章制度，确保执法者及司法队伍的高水平、高素质、高职业道德，成为一支坚强有力、贯彻执行"依法治国"的可靠队伍。提高司法公正、公信力，增加打击坏人、保护好人的司法队伍。

（2）近来提出审判案件的终身负责制。凡是误审、错判，造成冤假错案者，要对主审及有关人员、有关单位追究责任，包括行政或刑事责任。这项规定有利于保障法官们的责任心，防止误审错判，防止冤假错案，有利于提高司法公正，提高司法公信力，有利于保障社会安定与和谐，是项好政策。但是也可能带来一些副作用，对于一些冤假错案、错判长期徒刑或死刑的冤案，进行平反、昭雪、改判，将会带来很大阻力，更为困难。对冤假错案的平反、昭雪，就意味着要追究主审法官、其他有关人员及有关法院的责任，将给当事的法院及上级法院，甚至整个司法系统带来很大的负面影响。因此，主审法官坚决抵制、反对，利用各种借口拒绝再审、平反、昭雪；而当事法院及上级法院、法官，出于各种考虑，官官相护，上级维护下级的权威性……从下到上、从主审法官到相关人员、相关单位都程度不等地对冤假错案的再审、平反问题，抱着消极态度，能否定就否定，能拖就拖。内蒙古有位见义勇为青年被错判为杀人犯，并在两个月后执行死刑。在真凶被捕、真相大白后，理应立即平反、昭雪。但是，家属连续申诉 9 年，一直压着不办、不审、不平反，更不追究责任，直至最近高院才同意再审此案。这是一起非常典型、令人发指的冤案，是司法不公、草菅人命又知错不改的冤案。这类冤案并非个别的，今年连续揭露多起冤假错案，关押十几年，甚至被执行死刑的冤案，平反、昭雪的过程都是阻力重重，各种各样的抵制、压制，甚至不正当手段，隐瞒案情，知错不改。因此，必须采取切实可行的有力措施，既要进行判案终身负责制，又要坚持纠正错判、不肯改正、压制冤案错案的平反等错误做法。

(2014 - 11 - 04)

壮烈殉职的白衣战士永垂不朽！

在每次烈性传染病大流行时，都有一批白衣战士壮烈殉职。在我国"非典"流行初期，有些医务人员感染牺牲，一批烈士倒下去，又一批白衣战士冲上去，出现前仆后继、争先恐后的悲壮局面。

世界卫生组织 11 月 14 日宣布：在埃博拉流行中，已有 14413 人受感染，其中医务人员 570 人。死亡 5177 人，其中医务人员 324 人。

医务人员在十分危险的环境中，不怕困难、不怕牺牲，忘我地工作。医务人员感染比例及死亡比例之高都是空前的，损失惨重！我国为了救助各国各疫区的人民，已派出多批医疗队。几百名白衣战士带着国家的嘱托、疫区群众的渴望，奔赴艰难危险的第一线，他们是当之无愧的伟大的白衣战士，是最可爱的勇士！

祝福所有战斗在疫区的白衣战士都能为人类的健康做出伟大的贡献！都能平安凯旋！

(2014 - 11 - 18)

为冤案平反而欢呼

一起错杀无辜的冤案，历经 18 年艰难、曲折、痛苦的申冤路，终于平反、昭雪，值得庆幸、欢呼！但是死者不能复活，令人心碎。

党的十八大以来纠正了 23 起重大冤假错案，说明我国公检法系统有能力纠正自己的错误，有决心维护司法公正。但也说明司法系统存在严重问题，有些昏官、贪官滥用手中权力，制造冤假错案，使无辜群众蒙冤受害。而平反纠错的过程又是如此艰难、漫长，冷漠、无助，阻力重重。

习近平总书记指示，"执法不严、司法不公，一个重要原因是少数干警缺乏应有的职业良知""政法机关的职业良知，最重要的就是执法为民"。执法为民是司法公正的基础，是取信于民，获得人民拥护、爱戴的基础，而这些昏官、贪官恰恰忘了"执法为民"这个最重要、最基本的原则。

习近平总书记指示要进行司法改革，清理整顿司法队伍，极为重要。这是加强司法公正的基础。此外，对全国冤假错案进行一次全面、深入的复查，认真纠正冤假错案，还公道于受害者，也是十分必要的。

此案平反，起决定性作用的是一位记者，而不是那些该起作用而未起作用的公检法人员，令人遗憾。这位刚直不阿，敢于站出来讲真话，敢于仗义执言，敢于冲破重重阻力、压力、风险，而无所畏惧，敢于坚持到底的记者，对这位不是"包公"、胜似"包公"的好人，表示衷心的敬意。但是，并非所有冤假错案都能幸运地遇到这种好人，也并非所有冤假错案都能平反，所有受害者都能得到昭雪。对于这样的好人应该鼓励、支持，向他学习，希望能涌现更多这样的好人。而对于那些滥用职权制造冤假错案的昏官、贪官，则应追究法律责任，绳之以法。不要官官相护，大事化小、小事化了，不要为了维护官员的尊严而文过饰非，不顾群众的合法权益。

冤案终于平反，值得欢呼！

逝者难以重生，令人心碎。

迟来的公正，含泪欢呼！

仗义执言，应为楷模！

"多"与"少"的辩证关系

新年将至,各部门、机构都在做年度总结,经常出现"多"与"少"的矛盾。例如:很多医院都以就诊人(次)数越来越多、收入越来越高为业绩突出、成就显著的标志。如果医院是商业机构,当然是就诊人(次)数增多、收入提高最好,说明广大医务人员辛勤劳动、努力创收;说明医院的声誉提高,医疗水平提高;说明领导有方,促进了医院的发展,应予表扬。但是,医院是防病治病的机构,病人越来越少是防治工作突出的结果,是所有医务人员的共同愿望;是预防为主、群防群治、医改成功的标志;是广大医务人员追求的最高目标。然而,病人少,收入少,医院补偿机制不健全,收支不平衡,医院不能发展提高,甚至濒临倒闭。有两种解决方式:① 增加国家及社会投入,提高防病治病水平,希望病人减少,从病人身上赚钱越来越少。②补偿机制不完善,医院仍需自负盈亏,自己养自己,创收、增加收入仍是首要任务。必须是病人越多越好,从病人身上赚的钱越多越好。对医院各种数据的"多"与"少",站在不同立场,持不同观点,有不同目的要求,会有不同的甚至相反的解读。

又如:国家食品药品监督管理总局每年公布查处医药系统违法违纪案件,假冒伪劣药品,夸大药品治疗作用,隐瞒药品不良反应,违法宣传的案件,在药品生产、流通、使用各环节上的违法案件等,多达数千件,甚至数以万计。查处案件多,说明主管部门及工作人员恪尽职守、努力工作,为打击各种违法犯罪行为做出重大贡献,政绩突出,业绩显著。但从另一个角度看,我们希望违法违纪案件越少越好,而不是查处得越多越好。新年将至,祝愿好事越来越多,坏事越来越少。

(2014 - 12 - 30)

有关《中华人民共和国食品安全法》(修订草案)(二次审议稿)的建议

"民以食为天",食品安全关系到亿万人民的安全与健康,修订完善"食品安全法"具有重要意义。近年来,我国在食品安全方面做了大量工作,取得了很好的效果。但是,食品安全涉及问题多、情况复杂,监管尤为困难。一些唯利是图的奸商、不法分子以及各色各样的骗子,违规违法,甚至发生食品安全的群体事件,屡禁不止。制定一部符合国情、符合实际情况的食品安全法十分必要。

《中华人民共和国食品安全法》(修订草案)(二次审议稿),内容系统、全面,针对性强,可行性好,是一部保障食品安全及公众健康的法规。农绍庄教授对此审议稿做了详细的批改,提出很多宝贵意见,使之更加准确、完善,更加符合国情及现实情况,对于提高食品安全性具有重要意义。

补充一点建议供参考:

(1)本审议稿内容详尽、规定合理。文字上还需适当修饰,使之更加严谨、准确。

(2)第三十七条,涉及"保健食品"允许"药食两用"之品加入保健食品。原文基本准确,不需修改。原卫生部曾公布药食两用名单,包括山楂、大枣等近百种,既是食品,又是药品,加入保健食品者按食品处理,加入药品者按药材处理。

食品、保健食品及药品,三者有明显区别。①食品:只有营养作用,不准宣传保健功能及治疗作用。不需特殊审批。②保健食品:由食品及药食两用食品制成,可以调节生理功能(生理功能减弱或紊乱),但是不能治疗病理状态。因此,不准宣传治疗作用,不能代替药物。只允许宣传保健功能。必须完成几十项研究,经主管部门审批,发给生产证书,才可生产。③药品:有治疗作用,主要用于防病治病,有功能、主治、适应证、禁忌证。允许在专业报刊上刊登广告,但不能代替食品长期大量服用。须完成几十项研究工作,经主管部门审查批准,才可生产销售。

(3)关于食品安全的监管问题。食品安全的监管工作量大,难度大,需要大量人力、物力、财力、时间,仅仅依靠监督、监管、检测、工商等专业主管部门的力量不够,需要发动群众监督、社会监督。鼓励检举、揭发,且应防止不法奸商对检举者进行打击报复,应有切实措施,确保检举揭发者不受到伤害。

(4)对假冒伪劣食品、有毒有害的食品,以及生产者、经营者违规违法行为,应加大打击力度。要防止以罚代法,用罚款代替行政或刑事处罚。罚款太少,只能起到隔靴搔痒的作用,缺乏震慑力,是食品违法事件屡禁不止的主要原因之一。因此,加强打击力度,是保障食品安全的一个重要手段。

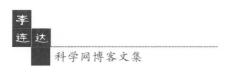
（5）有关食品、保健食品、药品的商业宣传，多存在虚假、浮夸、欺骗等内容。整顿、查处这些虚假广告、欺骗宣传，应有更详尽、更严厉的法律措施。

（2015 - 01 - 12）

钟南山等研究板蓝根取得新进展

板蓝根经几千年来大量临床实践，证实对感染性疾病疗效确切。但能否抗病毒？有人提出质疑。钟南山院士及其研究团队，多单位、多学科、多位专家合作，进行了深入系统的研究，并取得重大进展。

（1）大量临床及实验研究证实：板蓝根具有多成分、多靶点、多途径的抗病毒作用。①临床研究证实对季节性流感有效。②实验研究证实板蓝根总提物、大分子多糖、小分子糖肽，具有抗病毒作用。③发现板蓝根木质素类成分可抑制病毒复制、繁殖。④证实板蓝根有机酸、靛玉红等成分具有清除内毒素及过氧自由基等作用。

临床与实验结合，多单位、多学科合作的研究，证实板蓝根确有抗菌、抗病毒、抗感染等多方面作用，为进一步临床推广应用奠定了可靠的基础。

（2）板蓝根抗病毒成分首次成功人工合成。该研究团队中的澳门科技大学朱荃教授分离出新的抗病毒成分，首次人工合成吲哚类化合物成功。全面研究其抗病毒作用机制，对中药现代化、国际化具有重要意义，为研制新的抗病毒药开拓了创新之路。

（3）人工合成的板蓝根抗病毒有效成分，是中药还是西药？该成分来自中药板蓝根，是几千年大量实践的结晶，体现了"取其精华，弃其糟粕"的一贯原则，是中药的产物，在中医药理论指导下研制而成，具有中药的特点。因此，它是中药，是现代化精制的中药。

该成分已可人工合成，按学术界公认的原则，植物或植物提取物入药仍属中药。但人工合成，特别是改造结构的有效成分、化学纯品，应属合成药、化学药（西药）。

该药具有双重属性，具有中药及西药的特点，因此既可认为是现代化精制的中药制剂，也可认为是新发现、新合成的创新性化学药（西药）。笔者拙见，把它视为中药或西药并不重要，重要的是它能治病救人，它推进了中药现代化、国际化，推进了中医药事业的健康发展，为人类抗病毒性疾病提供了新的有效武器。

预祝该项研究工作在新的一年里，取得新进展。

钟南山研究团队：板蓝根抗病毒成分首被人工合成

来源：二局科学道德办公室 发表时间：2015 - 02 - 13

羊城晚报讯　报道：经过 4 年的联合攻关，由钟南山院士研究团队牵头的"粤澳呼吸道病原体联合研究中心"宣布，一种新的抗病毒成分从板蓝根中分离得到，并成功实现人工合成，有望开发出一种抗病毒一类新药。日前，钟南山与广药白云山集团就白云山板蓝根颗粒抗病毒成分继续研发一类新药达成合作意向。

据介绍，2010 年由广州医科大学广州呼吸疾病研究所、广药白云山集团和澳门科技大学联合成立了"粤澳呼吸道病原体联合研究中心"，以粤澳长期合作机制继续滚动推动板蓝根的基础和临床研究。联合研究团队引入了国际先进的"循证医学"和"系统生物学"概念，实施了临床循证和基础研究并行的策略，最终研究发现白云山板蓝根抗病毒作用充分体现了传统中药多靶点、多途径协同的特点。

近日，由澳门科技大学朱荟教授课题组从板蓝根中分离一种新的抗病毒成分，并授权给呼吸疾病国家重点实验室胡文辉博士课题组成功进行了人工合成吲哚类化合物。钟南山表示，全面探索板蓝根抗病毒作用机制，对中药现代化、国际化，意义深远。

"这说明白云山板蓝根颗粒中抗病毒成分具有进一步研发新药的潜力。"广药白云山集团董事长李楚源表示，"抗病毒新药研究是集团'十二五'规划重大专项，由钟南山院士率领国际团队开展白云山板蓝根等一系列课题研究，不但有利于用科技将白云山板蓝根打造为中药抗病毒的主力军，而且也大大促进了'大南药'产学研合作，有利于大南药的振兴和发展。"

据悉，板蓝根全国生产厂家众多，而广州白云山和记黄埔中药有限公司生产的白云山板蓝根颗粒占据同类市场的 50％以上。

181

(2015 - 02 - 22)

对"院士退休"的理解

有关"院士退休"的规定将颁布执行。有些具体规定及问题尚不十分清楚。

(1)"院士"是荣誉称号,不存在退休及年龄限制的问题。正如劳动模范、战斗英雄、艺术大师、国医大师等,都不存在退休及年龄限制,也没有80岁以上的"资深劳动模范""资深战斗英雄""资深艺术大师""资深国医大师"等称号。

(2)院士所承担的行政职务或技术职务,应该有退休制度或退休年龄及退休条件等规定。所有获得荣誉称号者(包括院士、劳动模范、战斗英雄、各种大师等)与未获得荣誉称号者,都是劳动者,都享有同等的权利与义务,所承担的各种行政职务(市长、县长、乡长等,部长、局长、司长、处长、科长等,校长、院长、所长、主任等,经理、厂长等)及技术职务(教育界的教授、副教授、讲师等,医药卫生界的主任医师、副主任医师、主治医师、住院医师等,科技界的研究员、副研究员、工程师、技术员等),都应遵照国家统一规定,执行相同的退休制度、退休年龄。目前我国规定60岁退休,有荣誉称号及没有荣誉称号者,都是劳动者,都应60岁退休。

荣誉称号不是特权,有荣誉称号者不是特权阶级,不享有任何特权,在退休制度及退休年龄等问题上,不需有特殊规定。

(3)退休的目的及意义何在?我们应正确理解退休制度与退休年龄等有关规定的真正目的与意义。我国宪法规定劳动者有劳动的权利,也有退休的权利。因此,退休制度的建立是依宪法治国的体现,是对劳动者合法权益的保护,是保护人权、公民权及广大劳动者权益的体现。退休年龄的规定是在我国人体生理条件、劳动能力等多种自然因素及社会因素综合评估的基础上,对老年劳动者的关怀、爱护及保护,也是落实宪法规定对老年、儿童及妇女合法权益的保护。

因此,退休制度及退休年龄等规定,真正的目的是依宪治国,对劳动者合法权益的保护,是对人权、公民权的保护。

院士及各种荣誉称号,不是贪污腐败的根源。因此,不应把荣誉称号获得者作为特权阶级或贪腐重点对象,加以特殊限制,制订特殊规定。似不必专门制订"院士退休制度""劳动模范退休制度"、各种大师的退休制度。

年龄也不是贪污腐败的根源,并非70岁以上的院士才有贪腐,70岁以下者无贪腐。35～100岁的院士都可能自愿或不自愿地存在等级化、特权化、利益化问题,是否将院士退休年龄定为35岁?因此,退休年龄的规定,主要目的不是防腐倡廉,而是对老年劳动者的关怀、爱护与保护。

总之,社会上各行各业、各类人群,普遍存在的等级化、特权化、利益化,是滋生贪污腐败的温床,是反腐倡廉的重点。但是,这"三化"不是院士特有的问题,也不是各种荣誉称号获得者特有的问题,更不是 70 岁以上者特有的问题。因此,不应把院士及各种荣誉称号获得者的退休制度及退休年龄片面理解为反腐倡廉的手段或目的。

必须强调:院士退休制度及退休年龄的规定,首要目的是对劳动者合法权利的保护,特别是对老年劳动者的保护,是依宪治国的体现。

当然,所有退休或未退休的院士,都应注意防止等级化、特权化及利益化等不良社会影响。院士就是(也只能是)一个荣誉称号,没有任何特权,没有任何附加的不应有的利益。但是,院士有大量附加的原职以外的社会义务及责任,不仅要完成自己原有的任务,还要完成大量原职以外的社会任务。

我拥护院士退休制度的执行,但希望对退休制度的主要目的及意义有正确的理解与合理的解释。

(2015 - 03 - 24)

精准医疗与辨证施治

今年初,美国总统奥巴马宣布启动"精准医疗计划",投入 2.15 亿美元。我国闻风而动,成立"国家精准医疗战略专家委员会",2015 年下半年将启动"中国精准医疗计划",2030 年前投入 600 亿元。"精准医疗"将成为席卷世界的医学发展新高潮。

我国中医学的辨证施治与"精准医疗"不谋而合,都以个性化医疗为主,强调个体差异及个性化医疗,同病异治、异病同治。二者的指导思想相同,而方法手段及精准程度不同。

一、二者的指导思想相同

(1)二者都强调个体差异是个性化医疗的基础。辨证施治强调个体差异,每个人(或病人)的阴阳气血、脏腑经络、体质不同,病因、病机、发展转归不同,因而需要个性化治疗,因人而异,因病而异,因证而异,因时而异;不能一刀切,一个方子包治所有病人。

精准医疗也强调个体差异,每个人(或病人)的基因组、蛋白质组、代谢组学等内在因素及外在影响不同,因而需要个性化治疗;不能一刀切,一把钥匙开万把锁。

(2)二者都强调个性化医疗。同病异治、异病同治,是个性化医疗的基本规律。辨证施治强调同病异治,是因为同一疾病在不同人体上,可有不同的"证",因而需要有不同的治法。反之,异病同治是因为不同疾病可有相同的"证",需要异病同治。其实质是"同证同治""异证异治"。"证"是辨证施治、个体化医疗的基础。精准医疗也强调同病异治,是因为相同疾病的不同个体,其基因组、蛋白质组、代谢组学等内在因素及外在影响不同,因而不同病人需要同病异治,而不同病人的不同疾病可有相似的基因组等内在或外在的诸多影响因素,因而可以异病同治。其实质是同"基"同治,异"基"异治,辨"基"(基因组、蛋白质组、代谢组学等的简称)施治。"基"是个性化医疗的基础。因此,二者同病异治、异病同治的原则相同,一个是辨"证"施治,另一个是辨"基"施治,原则相同,方法手段不同。

二、二者的方法手段不同

辨证施治强调个体差异、个性化医疗,以"证"为基础。以中医理论、临床经验为主,"证"是人体内在变化的外在表现,以经验判断为主,透过现象认识本质,以宏观、整体、综合为主。虽然二者的指导思想、基本原则相同,但因受到历史条件的限制,方法手段不够先进,精细准确的程度受限。

精准医疗则是以基因组、蛋白质组、代谢组学等内在因素及外在影响为主,以辨"基"施治为主;充分运用现代科学的理论、方法、手段,直接观测人体内在的、本质的变化;以客观、定量的方法作为精准医疗的基础,以微观分析为主。其精细准确程度优于传统方法,体现了古为今用、青出于蓝而胜于蓝的科学发展规律。

三、二者优势互补的发展前景

精准医疗以个性化医疗、基因医疗为主,兼顾蛋白质组、代谢组学等内在因素的调整,解决疾病的根本问题,治本为主。但对于伴发于疾病的一系列病理生理变化及各种症状,少有针对性的直接治疗作用,所以它具有治本为主、治标为辅的特点。

辨证施治则强调以"证"为基础的"标本兼治",特别是改善症状,提高生存质量,改善疾病预后等方面,治标作用更为明显。

因而,精准医疗与辨证施治可以取长补短,优势互补,更好地发挥防病治病的作用,发挥标本兼治、宏观与微观、分析与综合、局部与整体、现代科学与传统经验相结合之优势,更适合我国国情。

今后的发展:①辨证施治应该向现代化、科学化、国际化、精准化发展。②精准医疗应该向实用化、普及化、中国化发展。③应探索二者结合,优势互补,协同发展的新经验、新规律。

(2015 - 04 - 02)

"辞官"与"辞职"的年龄建议

近年,不同行业、不同机构、不同人群的退休年龄不尽相同,有些混乱。提出一些建议,供参考。

一、"辞官"年龄以 60 岁为宜

建议各行各业,省部级及以下的各级行政领导,"辞官"年龄一律以 60 岁为宜。只有上限(辞官的最高年龄),不设下限(辞官的最低年龄)。其目的是防止当"官"成瘾,留恋特权,无限期当"官"。60 岁"辞官"应作为硬性规定,不宜"灵活掌握"。

二、"辞职"年龄以 60～70 岁为宜

"辞官"不等于"辞职",不担任行政领导职务,还可以做普通劳动者,继续为人民服务。例如:教育部部长、学校校长"辞官"后,可以做教师;卫生部部长、医院院长,可以做医生;文旅部(现为文化和旅游部)部长可以做演员(如英若诚);美国的卡特总统、基辛格国务卿可以做教师。国内外不乏先例。

"辞职"(退休)年龄下限为60岁,是对劳动者权益的界定,必须年满60岁或工作一定年限以上,才能享受退休的各种福利待遇。"辞职"(退休)年龄上限为70岁,则是劳动者继续为人民服务、为社会做贡献尽义务的最高时限,也是对老年劳动者的关怀和爱护。

由于我国经济水平及人民健康水平的提高,有些人虽已至"古稀之年",但身体健康,精力旺盛,有能力、有愿望继续为人民服务,发挥余热,多干几年。另外,我国很多行业缺少老教师、老医生、老工人、老艺术家、老专家、老工艺师等。他们知识渊博、经验丰富、能力很强,是经过几十年千锤百炼的能手,是社会主义建设的"国宝",弃之不用,岂不可惜! 在健康和自愿的原则下,允许他们为人民服务到70岁,是否可以考虑?

三、特殊职业劳动者的特殊考虑

有些职业对劳动者身体健康危害严重,如在矿厂、核电站、雷达站、毒性严重的化工厂等岗位,职业病高发(如尘肺、核辐射病、化学中毒等)。这些劳动者的退休条件、待遇、年龄等,应另作规定。

(2015 - 05 - 04)

奇案两例共欣赏

百年之前,两例奇案,可供欣赏。

案一

有位书生见有人偷钱,高呼"捉贼"。其后贼将书生告到县衙,告他损害了自己的名誉权,断了自己的来财之道,要求书生向其赔礼道歉,并赔偿白银三十两。县令断案:此贼有无偷钱并不重要,重要的是书生高呼"捉贼",损害了贼的名誉权,断了贼的财路,理应向贼赔礼道歉,赔偿白银三十两。从此无人再敢捉贼,于是盗匪横行,百姓深受其害。

案二

有位医生批评药品不良反应及药厂隐瞒不良反应,欺骗百姓,危及病人安全。其后,药厂将医生告到县衙:医生损害了药厂的名誉,影响了药厂的商业收入,要求医生向药厂赔礼道歉,赔偿损失。县令断案:药品有无不良反应,药厂有无隐瞒不良反应,病人有无受害,都不重要。重要的是药厂名誉受损,商业利益受影响,医生应向药厂赔礼道歉,赔偿白银三百两。从此,无人再敢揭发批判药品不良反应及药厂隐瞒不良反应。于是假医、假药、假宣传、假广告泛滥成灾,广大病人深受其害。

问君有何高见?请赐教。

两例奇案均发生在百年之前,如有雷同,纯属巧合。

(2015-05-07)

谈一枪毙命

如果暴徒赤手空拳,为了制止暴力行为,使之失去施暴能力,不需一枪毙命,击伤即可。枪击部位应在非要害部位,如四肢或下腹部。如果暴徒持有武器或炸药,有可能造成严重危害,必须一枪毙命者,应枪击要害部位,如头、颈、胸(胸左侧),可以迅速致死。因此,枪击部位很重要。有关报道均未提及枪击部位,须在尸体解剖提供详情后,才可做出更准确的判断。但是,枪击要害部位,也不一定立即死亡。例如:人被钢钎贯穿头、颈或胸部后,被救活者并不少见;而四肢受伤,若动脉破裂,大出血,也可迅速致死。

因此,尸检确定枪击部位及致死原因,可以判断枪击目的是想击毙或是击伤,而被枪击者的死与活,不一定与枪击目的一致。需要多方面考虑,慎下结论。

至于此案是否应该枪击,目的是击毙还是击伤,近距离枪击能否准确定位,以及有关法律问题,这些问题应由有关专家根据实际情况及有关法律判断。非吾专业,不敢妄议。

(2015-05-15)

人民渴望清官

广大人民拥护依法治国,拥护司法改革,渴望清官,渴望司法公正。盼望有朝一日,所有的官员都是清官。但是过分理想主义、天真的想法脱离现实。古今中外的司法官员大概可以分为清官、昏官、贪官 3 类。

一、清官

清官的特点是一身正气、两袖清风、刚直不阿、光明磊落,不畏权势、抵得住金钱诱惑,真正做到"富贵不能淫,威武不能屈"。清官判案准确,司法公正,深得人民的尊重与爱戴。

二、昏官

昏官又可分为"真昏"与"假昏"。"真昏官"的特点是不贪污、不受贿、不搞官商勾结、不贪赃枉法,主观上想做清官,但是法律水平低,分析判断能力差,不能做到"以事实为依据,以法律为准绳",误判、错判时有发生,冤假错案并非少见。他们主观上想做清官,但客观结果常做昏官,属于能力差、水平低、真糊涂的"真昏官"。另一类是"假昏官",他们不贪赃枉法、不行贿受贿,有水平、有能力,能够分辨是非黑白,有能力做出正确的、公正的判决,不是昏庸无能、是非不清。但由于受到各方面的影响,行政干涉,上级指示,办人情案、地方案、关系案,明知不对,却不得不制造冤假错案。他们既不想做贪官,又不敢坚持司法独立、司法公正,不敢讲真话、坚持原则、依法判案,有过多的私心杂念,明哲保身,考虑个人利害关系。大罪不犯,小错不断,是真明白、假糊涂的"假昏官"。

三、贪官

贪官的特点是知法犯法、执法犯法、贪赃枉法、无法无天。他们官商勾结、权钱交易、行贿受贿,以权代法、以言代法,司法不公,制造大量冤假错案,甚至错杀无辜的大冤案,其危害甚于洪水猛兽,是破坏司法公正、破坏依法治国、破坏社会主义建设的罪犯。

司法界的清官、昏官与贪官,各占多大比例?尚未见到准确的分析报告。是否清官最多、昏官次之、贪官最少?不敢妄议。

建议:①司法队伍的建设,是司法公正、依法治国的基础,是国家兴旺发达的捍卫者。提高司法水平、道德品质,提倡光明磊落、刚直不阿,敢于坚持原则,排除一切干扰,依法判案,锻造一支清廉正直的司法队伍,是当务之急。扩大清官队伍,减少昏官,清除贪官,应该是司法队伍建设的基本要求。②坚决贯彻执行习近平总书记的各项指示,全面贯彻落实司法改革、司法公正、司法为民,确保依法治国的全面实施。对各地、各级司法部门及司法官员进行清理整顿,提高政治素质及司法水平,全面落实司法公正、司法为民。③对全国各地的冤假错案认真清理、正确处理。全国每年冤假错案有多少件? 重大冤案(错杀、错判死刑者)有多少件? 已经纠正错误者有多少件? 这些冤假错案应由谁负责、追究谁的法律责任? 应该认真总结经验教训,既不要文过饰非,报喜不报忧,更不要怀疑一切、否定一切。

人民渴望清官,渴望司法公正,渴望依法治国,不要辜负广大人民的期待。

(2015-05-15)

控烟不如禁烟,扬汤止沸不如釜底抽薪

近日,中央电视台专题宣传的吸烟之害及控烟措施是十分必要的。

吸烟之害与鸦片、吗啡、冰毒等毒品的性质相似,程度不同。对人体、人群及社会有百害而无一利,尽人皆知。理应禁烟而不是控烟,应该釜底抽薪,而不是扬汤止沸。

世界多数国家都实行控烟而非禁烟,只有不丹实行严厉的禁烟。控烟与禁烟的区别在于:控烟只控制吸烟者,通过宣传、增税、限制吸烟场所等措施,减少对吸烟者及周围人群的损害。但是,对于烟草的生产、销售没有限制,甚至不断扩大生产,增加产值、利润及国家税收,对烟草企业及国家税收有利。因而,控烟是一方面控制吸烟者,另一方面则扶植、支持、扩大烟草产量销量,是自相矛盾、口是心非、掩耳盗铃的措施。

禁烟则是双管齐下,一方面限制吸烟者吸烟,而更重要的是禁止生产、销售卷烟,从根本上解决吸烟之害,是釜底抽薪的"治本之策"。禁烟可彻底防止对吸烟者及周围人群的危害,当然对企业、对国家税收有一定影响。是把人民的利益摆在首位,还是把企业的商业利益和财政收入摆在人民健康之上? 对每个国家政府都是严峻的考验。目前已有个别国家将控烟升级为禁烟。不丹是全

世界唯一全面禁烟的国家,禁止生产、销售及吸烟,值得学习! 我国也应该从长远利益、人民利益出发,将控烟升级为禁烟,从根本上解决吸烟之害,确保人民健康及子孙后代民族的健康。

建议:①将烟草与大麻纳入毒品名单。②限制烟草及卷烟生产,其产量及销售量应每年递减 10%,国家征税每年递增 10%,力争 10 年后全面禁止生产、销售烟草及卷烟。③3 年内医生、教师、学生、党政领导干部及各行各业各单位的主要领导(一把手、二把手,处级或相当处级以上的领导干部),带头全部禁烟,否则应调离或免去现有职务。5 年内所有公职人员及公共场所工作人员均应戒烟,否则应调动工作。10 年内达到全民戒烟,我国成为"无烟国"。④建议"控烟委员会"改为"禁烟委员会",其工作目标及内容,应做相应调整,应以全民禁烟、保障全民健康为最终目标。

附一篇 1975 年拙文供参考。

吸烟对健康的危害

吸烟是历史上流传下来的一种嗜好。人类究竟从何时开始吸烟已难考证,然而可以断言吸烟已有较久的历史。早在 1492 年哥伦布发现新大陆时,就在古巴看到当地人有"吞云吐雾"的习惯。后又在美洲挖掘出古代人吸烟用的烟管。1559 年烟草由墨西哥传入西班牙,随着国家交往的频繁,烟草的栽培和吸烟的习惯广为流传。1575 年(明代万历三年)烟草由菲律宾传入我国,最先在广东、福建栽培,当时吸烟的人以此地商人为多。就吸烟习惯而论,外国人要早得多,我国吸烟和烟草栽培是由外国引进的。

随着吸烟习惯的普遍流行,人们对吸烟是有害还是无害争论不休。有人说吸过烟后会感到精神振奋,有消除疲劳、活跃思维的作用,似乎吸烟对人体也有一定益处。事实上,那些吸烟成瘾的人,只要吸上一支烟后也确能产生上述感觉。不过,这是一种成瘾后的错觉。吸烟日久,烟草中的有害成分——烟碱会对人产生一种刺激,这就是通常说的"烟瘾"。吸烟越深,这种对尼古丁的依赖性就越强。一时得不到满足,就会感到精神不振、疲劳,甚至全身不舒服。可见,吸烟后所谓的"良好反应"并非吸烟真有这种作用,而是烟瘾造成的。为证实这个问题,不妨让不会吸烟的人吸一吸烟,则可得出最真实的反应。对于没烟瘾的人来说,偶尔吸上几口烟,他们除了有头晕、头疼、恶心、苦辣、熏呛等不适感之外，绝不会有任何舒适感。所谓烟可以医治牙痛、防止鼻炎，那更是没有任何科学根据的无稽之谈了。

那么，吸烟究竟给人体带来了哪些危害呢？这就需要先从烟草的成分谈起。

在烟草里含有多种有毒害作用的物质，其主要成分是烟碱（通常叫尼古丁），其次是吡啶、糠醛及焦油等刺激性化学成分。曾有人做过这样的动物实验：把一滴纯尼古丁滴入小白鼠眼内，小白鼠很快失去知觉发生中毒现象。把1～2滴纯尼古丁滴在幼龄狗的舌面上，几分钟就可致中毒死亡。这无疑说明尼古丁是一种皮肤、黏膜极易吸收的剧毒物质。近年来，对吸烟所产生烟雾进行的化学分析证实，这种复杂的烟雾中，含有多种高浓度刺激性及细胞毒性的化学物质，种类在750种以上，其中很多物质的浓度已超过了工业最大容许限度的840倍，丙烯醛的浓度超过了工业最大容许限度的1500倍。

这些有害物质的20％～30％随着烟雾被吸入体内，少量进入血液循环；其余的70％～80％除一部分残留在烟蒂外，绝大部分随吐出的烟雾弥散在空气中，污染了周围的环境。由此不难设想，长期吸烟的人，于年长日久之后，烟碱对他的身体健康怎能不产生危害呢？

干热的烟雾本身就是一种不良的物理刺激，它长期作用于人的口、鼻、气管处，可使上呼吸道的黏膜干燥、充血，产生咽部不适、咳嗽、气短、喘息等症状。由于烟雾中的一些刺激性有害成分，不但能抑制肺泡吞噬细胞摄取异物颗粒的吞噬作用，还可抑制、破坏气管黏膜上皮纤毛的活动能力，使气管黏膜上皮细胞发生肥大/增生，这就大大降低了呼吸道抵御病原体侵入的功能。在气管黏膜上皮纤毛活动力被减弱的情况下，气管内产生的分泌物因排出不畅而潴留在呼吸道内，成为各种细菌繁殖生长的有利条件。因此，极易发生慢性咽炎、慢性气管炎、肺气肿和一些呼吸道感染疾病。这也说明，吸烟对人体的呼吸道所产生的不良物理刺激和化学毒害作用，常是肺部慢性疾病的重要致病因素。

近代医学研究还发现，烟草焦油中有致癌物质，主要是一些芳香烃类化合物。临床工作者也观察到，在肺癌病人中，多数都有长期过度吸烟的习惯，而且对于早年就开始吸烟，每日吸烟较多并且烟雾吸入较深者，发生肺癌的可能性更大。这有力地说明了吸烟是诱发呼吸道癌症（特别是肺癌）的重要因素。

　　长期吸烟还可对人体中枢神经系统产生慢性毒害作用,使大脑皮质的兴奋过程和抑制过程失调、功能紊乱,出现头昏脑涨、眩晕恶心、情绪不宁、神思恍惚的感觉,这不但起不到提神醒脑的作用,反而会因反应迟钝而降低工作效率。

　　除此之外,烟碱还可影响心脏血管系统的生理功能。据多年临床观察,冠心病的发作与嗜烟有着密切关系。现已证实,这是由于进入人体的尼古丁作用于动脉血管,使血管痉挛、管腔变窄,引起冠状动脉对心肌供血不全而致心绞痛或心肌梗死现象发生,从而加剧了冠心病的恶化进展。正因烟碱能使血管痉挛、管腔变窄、血流速度减慢,因此血细胞容易沉积在管腔内形成血栓,导致机体某些部位发生缺血性坏死病变。如冠心病的心肌梗死,以及临床常见的血栓闭塞性脉管炎的肢体坏疽,其发生都与吸烟有关。

　　以上所谈仅是吸烟对嗜烟者自身所产生的毒害作用。如果孕妇有长期吸烟的习惯,可对胎儿和下一代的生长发育起到不良影响,特别是妊娠 4 个月以后还吸烟的孕妇,容易诱发早产。临床已观察到,过度吸烟的孕妇娩出的新生儿体重较轻。统计表明,每日吸烟 10 支以上的孕妇与不吸烟的孕妇所生的孩子,在 11 岁时进行比较,前者的一般智能要差 3 个月,计算能力差 5 个月,朗读能力差 4 个月,身高差 1.5 厘米。由此不难看出,孕妇吸烟,特别是妊娠晚期吸烟过度,不仅对自身有害,还可影响胎儿和下一代的生长发育,对这种危害性,是应当予以足够重视的。

　　应该指出,上述这些危害多是长期积蓄起来的慢性毒害作用。它在短期内显现不出来,因而不易引起人们的注意,更不会为吸烟成瘾的人所察觉。正因如此,吸烟成为人们的一种嗜好。但是,年长日久,它对身体的危害显现出来时,对身体健康就已造成了不可挽救的损害。这种不良嗜好,除对人体有害外,对于周围的人也是一种"公害"。特别是在人群聚集的会场、影剧院等公共场所,吐出的烟雾会造成周围环境空气的污染。因此,对于吸烟的人来说,应积极设法加以节制,做到由少吸至不吸;对初学会吸烟的人,最好尽快戒掉,至于青少年更不宜去做这种于身心健康有害无益的尝试。

　　在香烟雾中一些刺激性成分与工业最大容许限度的对比见下表。

成分	香烟雾中浓度/ppm	工业最大容许限度/ppm	在香烟雾中超过的倍数
一氧化碳（CO）	42000	50	840
甲醛（HCHO）	30	5	6
乙醛（CH_3CHO）	3200	200	16
丙烯醛（CH_2＝CHCHO）	150	0.1	1500
二氧化氮（NO_2）	痕迹	5	——
氢氰酸（HCN）	1600	10	160

李连达，靖雨珍.科学实验，1975(12)：28.

（2015－05－21）

食品药品安全的"四个最严"

2015 年 5 月 29 日，中共中央政治局集体学习会上，习近平总书记强调："要切实加强食品药品安全监管，用最严谨的标准、最严格的监管、最严厉的处罚、最严肃的问责，加快建立科学完善的食品药品安全治理体系，坚持产管并重，严把从农田到餐桌、从实验室到医院的每一道防线。"食品药品安全关系到全民健康，关系到国计民生，极为重要。必须坚决贯彻执行、全面落实习近平总书记的指示。但是，至今我国食品药品安全的监督管理工作，与"四个最严"的要求还有很大距离，不容忽视。

一、最严谨的标准

建立各种食品药品的标准，是确保食品药品安全的基础。既要有我国独立自主的标准，又要达到国际公认的标准，必须是科学的、严谨的，是切实可行且行之有效的标准。目前，我国有的食品药品没有法定标准，有的不完善，有的不科学、不严谨，有的不能行之有效，也有一些与国际公认的标准相距甚远，给广大群众及病人带来不应有的危害。近年，我国组织力量，积极建立各种产品的标准，已取得重大进展，但距离要求甚远，应进一步加强这方面工作。又如：近半数中成药的药品说明书问题严重，不能如实说明药品真实情况，误导欺骗医生及病人，影响合理用药。很多中药的说明书，在不良反应项下，隐瞒不良反应,填写"无不良反应";已有几百人发生不良反应但填写"偶见不良反应";有多种不良反应,却避重就轻,只写1～2种不良反应。此外,毒理试验、禁忌证、注意事项等也不认真填写,甚至有意隐瞒。"药品说明书"是法定文件,是指导合理用药、安全用药的根据,竟然存在严重缺欠,很不应该。我在药典委员会上直言相谏,对此提出批评,引起药典委员会专家们的重视,参加会议的人大副委员长桑国卫院士及部长、局长等领导同志当即决定组成专家小组,对药品说明书进行整顿、修改、完善。希望尽早全面解决这个问题。

二、最严格的监管

过去,我国药品监督管理是"九龙治水",多头管理,其后调整为"一龙治水",成立食品药品监督管理总局,在监督管理体制上解决了"九龙治水",但在机制上却发展为"十二龙治水",涉及多个行业的部委局办,农商工贸、医药卫生、司法公安等多个部门。监管的体制、机制仍须进一步改进、完善。

此外,食品药品安全监督管理的专业力量严重不足。国家食品药品监督管理总局有200多人,各省市局只有几十人,而FDA达万人之众。美国只有2亿多人,我国近14亿人,任务艰巨。官方机构及专业队伍人力不足,已成为突出矛盾。加强社会监督,调动各方面力量,鼓励群众性监督、检举、揭发,配合专业队伍的监管工作,十分必要。但是,这方面工作很不够,甚至有的奸商,官商勾结,压制打击报复揭发者,有的官员纵容包庇奸商的违法行为。监管不力,监督空白区,甚至监管失控等问题尚待解决,与世界各国相比,距"最严格的监管"还有很大差距。

三、最严厉的处罚

世界各国对食品药品安全十分重视,对违法行为处罚极为严厉,如美国对日本武田制药的处罚高达60亿美元,对有些食品药品的违法事件处罚达100亿～200亿美元者,屡见不鲜。而我国对有关事件的处罚多以行政处罚为主,罚款甚少,只起到隔靴搔痒的作用,不能威慑奸商的不法行为。有的案件司法工作配合不够及时有力,甚至将商业利益凌驾于公众利益及病人安危之上,纵容包庇奸商的违法行为。在医药监管部门发生的一系列贪腐案件,几乎都是官商勾结、钱权交易的结果。这个问题应引起有关部门的重视。

与其他国家相比，我国对于食品药品违法事件的处罚，不够严厉，更谈不上"最严厉"，致使一些奸商的违法行为有恃无恐，十分猖獗，也是食品药品违法事件屡禁不止的重要原因之一。

四、最严肃的问责

迄今为止，食品药品安全问题所发生的一系列事件，尚无一案问责，更无"最严肃的问责"。谁来问责？问谁的责？问什么责？问责的标准、判断及处理等，应有切实可行的规定。

必须坚决贯彻执行、全面落实"四个最严"，才能建立起科学、完善的食品药品安全监管体系，才能确保广大人民及病人的安全与健康。

(2015 - 06 - 02)

沉船扶正之探讨

有关专家认为，沉船后尽快扶正沉船会造成幸存者的二次伤害。国际惯例也认为，应在沉船 72 小时后再扶正，后期扶正不会造成幸存者二次伤害。为什么？因为幸存者在水下沉船气穴中，不可能存活 72 小时，全部遇难后，船内只有遗体，再无活人，当然不会有幸存者二次受伤问题。说明早期或后期扶正沉船，目的不同：在幸存者可能生存的有限时间内，尽早扶正船体，目的是救活人；而超过生存时限，后期扶正，目的是搜寻遗体，已无活人可救，目的不是救活人。

尽早尽快扶正沉船的优点是：所有幸存者可以获得足够的空气，不再浸在水中，明显提高生存机会，延长生存时间；有利于大量人员登船搜救，在最短时间内搜遍每个空间，找到每位幸存者，大大提高搜救效率及幸存者的生存率，而不仅是少数潜水员，在水下黑暗中摸出 12 人。几百个房间，454 位遇险者，能摸出 12 人已很不易。但是，还有更多的幸存者未被摸到，失去了获救机会。缺点是：可能有部分幸存者二次受伤。但是，二次受伤总比等死好。即使部分幸存者严重受伤，总能有些人获救，总比全部闷死在沉船中好。哪怕是多救活几位幸存者也值得。此外，大海中沉船与江岸沉船的抢救条件及生还机会，有很

195

大区别,将前者的抢救惯例用于后者,是否正确,也值得探讨。

6·1东方之星旅游客船倾覆事件应从两方面总结经验教训。一方面是船难发生后,立即引起党中央、国务院的高度重视,多次指示,亲临现场,调动党、政、军、民,千军万马,齐心协力进行搜救;投入海陆空几千人马、上千只舰船、大量机械设备,出现很多舍己为人、可歌可泣的英雄事迹。这充分显示了社会主义中国的优越性,显示了全国人民的新道德、新风尚,更显示了人民子弟兵在任何天灾人祸发生时总是冲锋在前,是救灾救民、英勇无畏、最可靠的人民子弟兵。但是,另一方面也应实事求是地总结经验教训,特别是从专业技术角度,进行全面的评估。有几个技术问题似应考虑。

(1)此次沉船发生在江边,定位准确。不需在大海中搜寻船位,延误时间,可在第一时间进行抢救。靠近岸边可以水、陆兼施,利用陆上条件,大量人力、物力用于搜救工作,相比海中船难的搜救具有很多方便有利的条件,搜救结果应优于海中船难。我们充分利用了陆上有利条件,配合水下搜救,但是在454位遇险者中只救活12人,未能救活更多的人,令人遗憾。

(2)此次救灾工作,充分显示了我国社会主义制度的优越性,充分显示了党、政、军、民的伟大力量,特别是解放军的强大实力,充分显示了全国人民团结合作的新风尚、新道德。这些是宝贵的,应该认真总结,发扬光大。

但是从技术角度探讨,此次救难,似乎缺少训练有素、强大的水下救险专业技术队伍、专业人员、专业设备、专业方法手段。临时从各方面抽调人力、物力、设备,虽然有强大的指挥部,但仍显示出水下救险的专业力量不足、经验不够、方法手段有限,结果不够理想。特别是在早期救人(救活人)方面,缺少快速、高效的有力措施。只有潜水员在沉船早期救出12人,以后再无船内幸存者获救。说明专业人员和早期抢救是救活幸存者的两大关键。

在每一次地震救灾中,总是调动千军万马,从多方面支援救险工作,功不可没,但只有少数专业救险人员才能从废墟下救出活人来。此次船难,也是调动千军万马,支援救险工作,也是功不可没,但是只有少数专业人员(特别是潜水员)才能从船舱里救出活人来。说明在救险的关键时刻能起到关键作用的主要是专业救险人员。大量非专业人员在搜救幸存者的工作中,心有余而力不足,只能从事间接的辅助工作、后援工作及善后工作,如修桥、筑路、打捞、运输及善后处理等。数千位参战人员的贡献应该充分肯定,但是在提高幸存者生存率方面,很难发挥直接的关键作用。

(3)建议:①全面总结此次船难事件,特别是从技术角度认真地、实事求是地总结经验教训,有利于今后改进救灾抢险工作,提高水平,提高成功率。②从多方面加强预防工作,减少天灾人祸、意外事件的发生。③组建专业救险队伍(包括地震、水灾、船难、空难等),应该是训练有素、设备先进的强大专业队伍及人员,并有各种先进的抢救预案及实战训练。④抚慰逝者亲属!表彰搜救有功人员,发扬良好的社会风气等多方面的善后工作都十分重要。

向所有搜救人员致敬!

向逝者致哀!

外行意见,未必正确,仅供参考。

急症遇到慢郎中

中华人民共和国成立之前,山区医疗条件较差,有小孩误吞异物进气管,或患白喉伪膜阻塞气管,造成窒息,几分钟内可致死亡。紧急治疗是用气管镜取出异物或伪膜,若不能尽快取出者,应立即将气管切开,插管通气。抢救的关键是分秒必争,不能拖延时间。但是,穷困山区既无气管镜、气管切开及插管等手术器械,更无手术室无菌操作,如何急救?有两种选择:一种选择是立即从山沟里将病人送到县市大医院,做正规治疗。优点是操作正规,医生无过错、无责任,但是途中拖延几小时,病人必死无疑。这种选择实际是让病人等死。另一种选择是立即找竹管、铁管等任何细管,用白酒或水冲洗后,直接从颈部插入气管,保证通气,维持生命,再护送到医院做进一步治疗。其优点是快速救命,留人治病。缺点是操作不正规,有可能造成二次损伤或合并感染等并发症,或抢救失败,医生要承担责任,甚至误认为有意杀人。

在这种危急关头,明哲保身的医生选择第一种做法。急症遇到慢郎中,病人难逃一死。有强烈责任心的医生,选择第二种做法,冒险救人。作为一名好医生,医德比技术更重要。

在长江船难的救险过程中是否也存在类似情况?是不符合惯例地冒险救人,还是符合惯例等幸存者全部死亡后再搜寻遗体?应该如何正确选择?

(2015-06-09)

关于沉船搜救工作的建议

沉船搜救工作已经结束。中央决定对沉船原因及有关问题进行全面调查，十分重要。对于抢险救援工作，特别是从专业技术角度对搜救工作是否也应进行全面总结？建议如下，仅供参考。

一、对沉船的搜救工作进行全面评估

(1)对搜救方法的评估：首要目的是救活人(幸存者)。①潜水员搜救工作优点、缺点及效果的评估。潜水搜救是最有效的方法，但人数有限，力量薄弱。要搜遍几百个船舱，需要多少位潜水员？ 能够快速到现场的有多少人？ 实际到场的有多少人？ 救出多少活人？ ②扶正船位的评估。传统理论及国际惯例，沉船不应立即扶正船位，必须等 72 小时后，沉船内无活人时才能扶正船位。这显然不是救活人的"惯例"，而是搜寻遗体的惯例，是船内幸存者等死的"惯例"。"教条主义害死人"，是用洋教条害死幸存者。沉船后是立即扶正船位，还是 72 小时后扶正船位？ 两者的利弊、优缺点、适用条件、注意事项，应进行评估，提出更合理、更科学、更有效的新理论、新观点、新方法。③船内充气法的评估。可以快速改善幸存者生存条件，有利于扶正船体，有利于更多人登船搜救。是否可行？ 应进行评估。④浮筒升起沉船。简便迅速，有利于进一步搜救。适用于何种情况？ 预期结果如何？ 应进行评估。⑤利用陆地条件，对岸边沉船，从陆上牵引，使沉船登岸，或至浅滩。可以简便、迅速地使幸存者获得足够空气，也便于更多的人登船搜救。其可行性优缺点如何？ 应进行评估。⑥多部位钻孔、灌气，可以快速使幸存者获得空气，延长存活时间。预期结果如何？ 应进行评估。⑦其他方法及多种方法合用，效果如何？ 应进行评估。

(2)搜救时机的评估：时间就是生命。任何抢险救援的时机都很重要，特别是水下救险，幸存者生存时间有限，救助时间极为重要。此次救险最早到场的潜水员是沉船后 12 小时，其他各路人马到达现场更晚。幸存者已失去生还时机，对于救生已无多大帮助，只对搜寻遗体遗物起作用。救险时机应如何评估？ 如何做到分秒必争？ 是个重要问题。此次救援，不够快速，可能有各种客观原因、具体困难,但仍令人遗憾。

(3)抢险救灾专业队伍的评估:快速、高效、训练有素的专业救险队伍极为重要。

我国在地震、火灾、矿难等方面,已有专业救险队,训练有素,经验丰富,在国内外历次救险中发挥重大作用,收效良好。但是,在空难、船难及某些特殊灾害方面,是否也有专业救险队? 不太清楚。此次沉船救险过程似未见到一支训练有素、常备不懈、快速反应、高效强大的专业救险队,足够的专业人员,先进的救险设备,水平很高的专业技术,合理周到的抢险救生计划。似乎是临时拼凑,调集大量非专业人员,专业人员太少,日夜抢险,力不从心。非专业人员人多势众,但在专业救生方面不能发挥直接的关键作用,甚至有窝工现象。

应该对各单位、各专业的救援人员,分别进行评估,对优点、缺点、发挥的作用和未能(或不能)发挥的作用进行实事求是的评估。在此基础上,组建一支常备的快速、高效、现代化、设备先进、训练有素的水上救险专业队伍,制订出各种情况下合理的、行之有效的救险方案。此外,在大灾大难时,专业救险队伍应与非专业参战人员有机配合,统一指挥,合理调度,各尽所能,发挥各自优势及群体优势,万众一心,达到最佳救险结果。

二、专业救险的 3 个突出问题

此次船难的抢险救灾工作,从专业角度进行综合评价:主观上很努力,客观上效果欠理想。历史上的海中沉船,搜救条件十分困难的情况下,都有 1～200 人生还。而这次船难发生在长江岸边,搜救条件更为有利,但仅有 12 人生还,不能不令人感到遗憾。

专业救险工作中主要有 3 个问题应该考虑:

(1)专业救险人员太少,力量不够。在几千名救险人员中,90%以上是非专业人员,而专业救险人员不到 10%。搜救活人的力量及效率明显不足。

(2)时间过晚。专业救险人员到达现场太晚。据介绍,少数潜水员最早到达现场的是在沉船后 12 小时,更多的人是更晚才到达。为什么不能更早、更快到达? 为何不用直升机或飞机运送到现场? 而其他救险人员有些是沉船后第 2～3 天才到达现场。早期潜水救人,有望生还,而晚期则生还无望,只能搜寻遗体

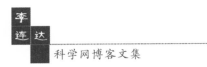
遗物。

（3）早期救险措施有缺欠，耽误了最宝贵的救生时间，未能采取快速、高效的救生措施。

这3个问题，是这次救险中的重要问题，是今后救险工作中应该重点解决的问题。

三、建议召开一次抢险救灾的学术讨论会

召集有关专家，抢险救灾有实战经验的专业人员，以及各有关部门的主管人员，从专业技术方面对各种灾害的有关问题进行讨论。目的不是针对此次沉船事件的是与非、功与过、惩罚与奖励，问责判罪，而是对各种灾难的特点、发生原因、抢救措施、合理预防等方面，总结经验教训，提高防灾救险水平，建立强大的救险专业队伍，提高全民（特别是有关部门）的防灾救险意识。

建议：①对地震、水灾、火灾、风灾、矿难、空难、船难及其他自然灾害或人为灾害，分别进行专题讨论。②对各种灾害的发生、发展，原因、后果特点及预防措施，以及救灾的指导思想，科学、合理、有效的救灾理论、方法、手段，进行详细的讨论，并制订有关的实施方案。③针对各种灾害，组建各种强大的专业救险队伍，今后救险工作应以专业队伍为主，非专业队伍为辅，统一指挥，协同作战，必要时动员各行各业，组成强大的救援队伍。这也是必要的。

(2015-06-16)

"九龙治水"根治违法广告

违法广告，特别是食品药品的违法广告，夸大治疗作用，隐瞒不良反应，欺骗大众，坑害病人，危害严重。加强管理，加大打击力度，很有必要。违法广告泛滥成灾，涉及多方面、多部门。因此，治理违法广告，需要多方面、多部门的配合。"九龙治水"配合较好，可以发挥综合治理作用，收效显著，但是配合欠佳，便成为"铁路警察，各管一段"，有的工作较好，收效明显，而有的工作较差，甚至成为违法广告屡禁不止的原因之一。

（1）国家食品药品监督管理总局责任重大，不断加强监管力度，对违法广

告,发现一件,查处一件,每年达几千件,累计达几十万件,收效明显。但是职权所限,只能对企业产品及其广告进行监管,对违法广告进行查处,但是对于相关的其他问题,无权处理。

(2)广告审批部门的责任与失职。任何商业广告,均须主管部门审查批准后才允许公开宣传。由于把关不严、审批不严,致使一些违法广告获得合法批件,堂而皇之地在各大媒体上公开宣传。这些违法广告的公开宣传,审批部门负有主要责任。至今几十万件违法广告,都是谁批准的?谁应负责?国家食品药品监督管理总局无法监管广告审批部门的失职,谁来监督?

(3)演员、名人做违法广告的代言人,一经查出,立即成为众矢之的,社会监督起到了主要作用。但是将违法广告的全部或主要责任都推给演员、名人承担,未必妥当,更多的责任应由企业及广告审批部门承担。国家食品药品监督管理总局无权对演员及名人进行查处,应由有关部门负责处理。

(4)媒体及编辑、记者的责任。他们的职业道德是"客观、真实、公正",不应为了商业利益助纣为虐,成为违法广告的帮凶。所有违法广告都是在各种媒体——报纸、杂志、网站、电台、电视台上公开宣传,欺骗性强,危害严重。在查处违法广告时,对这些媒体及编辑、记者应同时追究责任。但是,这方面做得很差。国家食品药品监督管理总局无权查处各报纸、杂志、网站、电台、电视台等媒体,更无权惩治有关的编辑、记者。谁应对此负责?谁有权在这方面进行监管?为何监管如此不力?为何有些媒体不断发布违法广告?这也是违法广告屡禁不止的原因之一。

(5)"挂羊头,卖狗肉"日趋严重。由于对违法广告加大查处打击力度,有些广告改头换面,以新闻报道、科普宣传、公益活动等形式出现,具有更大的欺骗性。由于新闻报道与广告难于界定,给了违法广告的合法化以可乘之机。应该制订有关管理方法及判定标准,对一些以新闻报道、科普宣传、公益活动为名的变相广告,也应加大查处力度。

(2015-09-08)

公立医院的真实情况令人忧虑

"内蒙古自治区2014年医院全成本核算监测报告"(2015年8月31日),其内容令人震惊、忧虑。

报告显示，内蒙古部分公立医院负债率高达85％。40多家不同级别的公立医院存在长期负债，自治区级的公立医院平均负债11.6亿元，盟市级医院平均负债3.9亿元，旗县级医院平均负债7000多万元。资产负债率大部分在40％～50％。在政府投入不足的情况下，医院只能依赖创收、增收、盈利来偿还债务，维持收支平衡。合理的收入不足以维持收支平衡，被迫用不合理，甚至不合法收入维持平衡。公立医院的公益性只体现在口号上、文件上，而商业性、营利性则被迫落到实处。"看病贵"仍然无法解决。"巧妇难为无米之炊"，正确的解决办法应该是保证供应，有米下锅；而不是进一步勒紧裤带，减少口粮，无米下锅。不能从根本上解决公立医院的补偿机制，公立医院的公益性只能是空谈；商业性、营利性仍将是公立医院的主流。

在公立医院的收入中，财政补助只占6％，药品占37％左右，耗材占10％以上，医务性收入占40％左右。在支出中，药品及耗材占业务支出的55％左右，人员支出占33％左右。说明公立医院的财政补助太少，只占6％。如何维持收支平衡？绝大部分医院要创收、增收，自负盈亏，自己养活自己，而这些沉重的经济负担必然转嫁到病人身上，"看病贵"是必然结果，其根源不在医生，不在医院，而在于合理的补偿机制没有全面落实。过去药品是主要创收手段，药品销售过程加成率高达48％，医院只得15％，而33％被生产、流通等企业所得。医院成为"过路财神"，成为企业的推销员。这种不合理现象，靠医药分家不能从根本上解决问题，不过是将医院的15％转给企业，而病人的负担并未减轻，"看病贵"仍然不能解决。

内蒙古的监测报告，具有普遍性、代表性，很有参考价值。应该进一步开展全国性的监测报告，全面、真实地了解各省、各地区公立医院的真实情况，有针对性、有重点、有计划地解决根本性问题，使公立医院的改革，真正从口号上、文件上，落到实处，全面落实国务院的有关规定，极为重要。

公立医院的改革能否成功，关键在落实，解决根本性问题。华而不实的口号，哗众取宠的措施，治标不治本的办法，将使公立医院改革陷入进退两难、骑虎难下的困境。至今尚无一家公立医院成为改革成功的范例、可供参考学习的样板。

公立医院改革已到关键时刻,扬汤止沸,不如釜底抽薪,攻坚之战势难避免,吾辈尚需努力。

(2015 - 09 - 09)

给候选院士的小建议

今年评选院士经过几轮优选,即将进入终审。中国工程院医药学部采用全体院士大会评选,由候选人报告15分钟、答辩15分钟,然后投票选出当选人。

有关院士评选的基本要求条件、标准及注意事项等,两院已有全面详细规定,但有些具体细节问题也很重要,需要注意。提出一点不成熟的小建议,仅供参考。

(1)能否当选的关键在于有无真才实学,取决于学术水平,科学发现,创新发展,对科学、对社会的贡献。内容重质不重量,不在多而在精。重实事求是的自我评价,不宜自我夸张,不宜用非学术性成就、非学术性因素取代学术性成就或干扰评审大会。

(2)院士评审大会的候选人报告的15分钟对于候选人是最重要、最关键、"最要命",也是最客观、最真实反映候选人真才实学的15分钟。院士候选人一辈子的辛勤努力、刻苦钻研,所有的学术成就及科学贡献,一生一世的精华,多年来的认真准备,全部集中反映在15分钟的发言里,成败在此一举。其压力之大、紧张焦虑的程度可想而知。参加评审的所有院士都是面带笑容,和蔼可亲,提问时也是温文尔雅,既无官腔官调,也无判官的语气,更无"刑讯逼供"。但是会场气氛严肃认真,所提问题多为一针见血的关键要害问题,使候选人感到"无威而严",不寒而栗,十分紧张。甚至有的学术水平很高、贡献很大,国内的学术带头人,国际大会上多次担任大会主席并做主题发言,身经百战的专家,在院士审评会上竟然紧张得讲不出话来,几次休息,平静情绪,但仍然不能讲下去,只有放弃。过五关斩六将,闯到最后一关,很不容易,竟因过度紧张败走麦城,令人惋惜。因此,候选人上会前必须做好充分准备,上会时必须心态平和,不必紧张。能够通过评审,当选院士,当然可喜可贺;万一未能通过评选,也应坦然处之,再接再厉。历届评选中一次当选的院士甚少,多数是经过2～3次甚至多次评审才当选院士。即使是终未当选，也不必遗憾终生。当选院士除了学术水平、贡献大小等基本条件符合要求外，还有机遇、学科、领域以及马太效应等多种因素的影响。例如：有的学科领域已有多位院士，而有的领域尚无院士，由于名额有限，在同等水平、同等条件下，可能是后者优先当选，而前者落选。因而当选院士不一定全面优于落选者，可能在某一专题领域里更前沿、更先进、更有优势，就可能优先当选（当然在评审院士过程中，严禁不正当因素的干扰，不在本文讨论范围）。

在我国各类评选中，如评选院士、教授、大师等各种荣誉称号，各级科技成果奖，以及花样繁多的各级、各类评选中，都有一些条件具备应该当选而落选者，比比皆是，并非少见。说明各类评选中"公正、公平、公开"合理是相对的，不是绝对的，不仅取决于公布的评选条件（如院士的学术水平、科学贡献等学术标准），还有一些非学术因素包括社会因素的影响，甚至不正当因素的干扰。

因此，对院士评选结果应有一个实事求是的看法。当选院士者不应骄傲自满，狂妄自大，老子天下第一；落选者也不必纠结。真正的学者更重视学术水平、科学贡献，而不是一项桂冠。真正的学者可以不要桂冠，但不可以没有学术水平、科学贡献。没有桂冠无损于他们的学术成就、科学贡献，无损于他们的学术荣誉、学术地位，更不会影响到学术界对他们的认可，以及公众对他们的尊重及敬佩。

（3）院士评审会上的自我介绍与一般性的学术报告不完全相同。前者要求重点突出，简明扼要。重点是学术水平，科学贡献，新发展、新理论、新发明等创新发展，包括理论性及应用性的新成果，而不要求对每项实验的技术细节、实验过程等过分详细的介绍。要有取有舍，不要以量取胜。最受欢迎的是苹果式的大成果，而不是一串小山楂穿成的糖葫芦式的成果，一堆小成就捆绑成貌似强大的成果，或是七拼八凑的成果，或是虚多实少、华而不实、哗众取宠的成果，或是移花接木、侵吞他人或集体的成果。这些"成果"难逃院士们的火眼金睛，很难过关。

以上建议未必正确，仅供参考。预祝各位院士候选人能够展现出最精彩的学术成就，报告成功，心想事成！

（2015-09-15）

创纪录的第 65 次年度班会

1951 年,来自全国各地的学生考入北京大学医学院(后改名北京医学院、北京医科大学、北京大学医学部),医疗系为大班制,共 150 位同学,每年一次年度班会,直至毕业后 60 年,仍然每年一次年度班会,从未间断。2015 年 9 月 19 日召开了第 65 次年度班会,创造了 3 个世界纪录。

(1)60 多位 82 岁以上的老人欢聚一堂,世界罕见。特别是这些老人都是医学界的专家、学者、学科带头人、学术带头人,有些是泰斗级专家,还有两位院士。这样一个年龄最高、人数最多的医学家欢聚一堂的空前盛况,不知能否收入吉尼斯纪录?

(2)一个医学班,连续 65 年每年一次年度班会,从未间断过,这样时间久、次数多、连续不断的医学班年度班会,是世界罕见的,能否收入吉尼斯纪录?

(3)从 1951 年至 2015 年已 65 年,全班同学一直是团结友爱,亲如兄弟姐妹,虽然经历无数次运动(包括那些令人痛心的人整人运动),但是全班同学没有发生内斗、内战,没有拉帮结派的派系斗争,没有新仇旧恨、恩恩怨怨。至今仍然是亲如一家,风吹不散、雨打不断,团结友爱的集体。全班同学 150 人,约 1/3 同学已逝去,1/3 同学因健康等原因未能到会,但仍有 60 多位同学每次必到,难舍难离这个友爱的集体。这是罕见的一个医学班,理应载入吉尼斯纪录。

65 年的狂风暴雨,65 年的世态沧桑,全班同学热爱祖国、热爱人民、热爱医药卫生事业,艰苦奋斗,忘我劳动,把毕生精力献给了祖国、人民和卫生事业。一些同学至今仍然是退而不休,辞去行政职务后,继续发挥余热,在力所能及的情况下,在医疗、教学等领域进行指导、咨询等工作。

这个班的 65 年历史,这一群 82 岁以上的老人,充分体现了中国知识分子的传统美德,几千年文化历史的积累,优秀文化道德、爱国情操、高尚的医德医风和献身精神。

长江水一浪推一浪,医学界也是人才辈出,一代胜过一代。老骥伏枥,再送一程,鞠躬尽瘁,死而后已。

祝全班同学健康长寿,幸福快乐!

祝全国人民健康长寿,幸福快乐!

(2015 - 09 - 23)

再议大学新生军训问题

有关军训制度是否应该改革? 军训中发生的问题是否应该重视并加以纠正? 有不同看法很正常。应该各抒己见、畅所欲言、集思广益、改进工作。一切为了青年学生的德智体健康发展。

(1)李本先教授指出:"大学生军训是我国高等教育中法定的一项重要内容",是"有法可依的"。完全正确。但是,在我国改革大潮中,各行各业各个部门所进行的改革,绝大部分都是过去颁发的政策法规、红头文件。仅国务院及各部委局办就废除了成千上万件政策法规及有关文件。如果过去颁布的规定都不能改革,那么我国在政治、经济、军事、文化等各方面的改革是否要全面停止? 教育系统所存在的问题如应试教育问题是否需要改革? 是否过去已有的规定都是金科玉律,都动不得、改不得?

(2)李教授指出 700 万大学新生军训,出问题的是极少数,不能因为少数出问题而否定整个军训,这个看法是正确的。但是也不能因为出问题的是少数就视而不见、听而不闻,不予重视。例如:我国几百万军队中,军老虎是极少数,不能因为极少数军老虎而否定所有子弟兵的光辉伟大,但是也不能因为军老虎是极少数,而对其严重性、危害性视而不见,听之任之,不予处理。大学新生军训,出问题的是极少数,但其影响恶劣,后果严重,摧残青年学生的身心健康,造成精神创伤及肉体伤害,岂能置之不理?

(3)吕喆教授算了一笔账,每届大学生 700 万,高中生近千万,如果每 20 人配备一名现役军人,需要 85 万人次,相当于每年军训期要有 20%～30% 的军人被派到军训现场。这笔账算得很有参考价值,但也说明军训中存在一个最关键、最严重的问题:没有足够的、合法的、合格的军训教官,怎能办好军训? 又怎能保证学生体智德美的健康发展? 正如没有合法合格的医生就不能办医院,否则就会成为杀人不见血的屠宰场;没有合法合格的教师就不能办学校,否则就会"误人子弟";没有合法合格的法官就不能开庭判案,否则就会制造冤假错案,破坏司法公正。

能否办好大学新生的军训,关键在于有无合法、合格、优秀的军训教官,用不合法、不合格、滥竽充数的"假冒伪劣"的军训教官岂能不出问题?

因此,为了大学生军训的健康发展,必须培训一批优秀的军训教官,必须是有文化、有素养、有组织性纪律性、德才兼备、作风优良的优秀军人。如果现役军人不能满足需求,可从退役军人或预备役军人中选拔、培训,绝不可以由社会上的无业游民、地痞流氓冒充军人及军训教官。

(4)有人提出大学新生军训要进行"魔鬼训练"。何谓"魔鬼训练"? 大概是指超体力、超强度、超难度、超耐受性的训练。大学生军训与现役军人或特种部队的训练不同,目的、要求不同,不能生搬硬套。大学生军训的目的不是训练现役军人,更不是培养身怀绝技的"超人",必须从实际出发,从当前大学生的健康状态、体质、体能、体力、耐受性等多方面考虑。要防止意外伤害甚至猝死的发生。"魔鬼训练"不能成为大学生军训的主流,更不应把大学生训成"魔鬼"。

一个小故事

清朝年羹尧大将军给孩子请了一位家教老师,在书房内挂一对联,上联是"怠慢师长天诛地灭",下联卷着不肯打开。一次吃饭时,饭里有沙子硌了老师的牙,年将军怒斩厨师,以表示对老师的尊重。老师大惊失色,既感动又惶恐不安,于是偷偷打开下联,内容是"误人子弟男盗女娼"。此后,老师更加认真地做好教学工作。这个小故事到今天仍适用。一方面是所有学生及全社会应尊重老师,可以有不同学术见解、有争论,但是不可以不尊重老师;另一方面,所有的老师(包括军训教官)都应爱护学生,全心全意做好教书育人工作,不要成为误人子弟的"男盗女娼"。为人师表者当三思。

(2015 - 09 - 25)

捕隼青年的悲剧与思考

两个青年人上树掏鸟窝,捉了十几只幼隼,获刑 10 年,令人感到震惊和惋惜,发人深思。

一、科普宣传及普法教育极为重要，但做得很不够

试问除了农、林、动物专家外，广大群众，包括其他专业的大学生、教授、专家，有多少人知道国家二级保护动物 330 多种都是什么动物？有多少人知道鸳鸯、锦鸡、鹦鹉、黄羊、马鹿、大鲵、穿山甲、玳瑁、棕熊及隼，都是国家二级保护动物？有多少人知道捕捉、买卖这些动物 10 只以上要判刑 10 年？有多少人吃过锦鸡、黄羊，买卖过鹦鹉、鸳鸯？有多少人用过中药穿山甲、玳瑁、熊胆、鹿角、鹿茸？又有谁知道梅花鹿、绿孔雀是国家一级保护动物，买卖 10 只以上该判刑多少年？有些地区有专门供应野生保护动物的饭店，甚至是野味店一条街，他们应判刑多少年？

很多人不清楚国家一、二级保护动物都包括哪些动物，更不知道会判如此重刑。说明科普宣传及普法宣传极为重要，但是做得很差。这不仅是个人问题，也是社会问题。要加强野生动物保护，不是拿两个青年人杀一儆百就能解决问题。加强科普宣传及普法宣传，动员全社会力量，共同努力，才能从根本上解决问题。

二、合法与非法的界限

1989 年 3 月 1 日及 2004 年 8 月 28 日颁布的《野生动物保护法》明文规定："因科学研究、驯养、繁殖、展览或特殊情况"（应包括治病救人）需要捕猎，利用国家一级保护动物者，须向国家主管部门申请"捕猎证"或驯养繁殖"许可证"。国家二级保护动物须向省、市、县级主管部门申请。说明凡是特殊需要，经主管部门的许可才能捕猎买卖这些动物。例如：全国各地有很多孔雀、棕熊、梅花鹿等国家一、二级保护动物养殖场均已大规模养殖成功，扩大种群达数千只，甚至数万只，并开始有控制地综合利用。但是，未经主管部门批准，擅自捕猎，养殖，买卖，杀害国家一、二级保护动物者，应判以重刑。两个青年人对合法与非法的界限不清楚，不了解问题的严重性，是悲剧发生的重要原因。例如：一个有"许可证"的孔雀园，每年可出售几百只一级保护动物绿孔雀，用于观赏、食用或做动物标本，每年获利近千万元，属合法经营，不受限制。但是未经批准、无许可证者，虽然捕幼隼十几只，获利几百元，也要获刑 10 年。说明了合法与非法的

区别,也说明科普宣传及普法宣传有多么重要。

三、以事实为依据,以法律为准绳,区别对待

法律规定:捕猎,杀害,买卖国家一、二级保护动物10只以上者,为"情节严重",可判10年以上有期徒刑。但是,保护动物还有不同情况,应该区别对待。例如:杀害10只熊猫或老虎,与买卖10只鹦鹉或锦鸡,是否都判10年? 是否区别对待? 本人法盲,不敢妄议,但是有几个问题可供参考。

(1)有关法律规定:严禁在"禁猎区""禁猎期"用禁止方法(如炸药、猎枪、捕网等)捕猎国家一、二级保护动物。此案是在非禁猎区、非禁猎期,且未用禁止方法。

(2)捕猎保护动物,加以杀害,危及种群繁殖者,应严惩。此案是以观赏、养殖为目的,不是以杀害、食用或制作标本为目的,未造成大规模、大范围的危害,且未危及种群繁殖。

(3)在家附近的树上就可以多次捉到多只幼隼,说明隼的种群数量增多,至少在当地已不是珍稀濒危动物,也说明当地环境适于隼的生存繁殖,可成为当地农民致富的产业(当然要经过主管部门的批准)。这样不仅有利于发展经济,也有利于保护动物的种群扩增、数量增多。两个青年人可否戴罪立功,在合法合理的前提下适当从宽处理?

四、有关动物保护政策法规的建议

209

(1)"消极保护"与积极保护并重。世界各国多执行"消极保护"政策,禁止捕猎、杀害、买卖、商业利用,取得一定效果。但是,人力、物力、财力投入很大,收效有限,有些动物仍然是逐年减少,甚至灭绝。我国采取"消极保护"与积极保护并重的政策,大力发展人工养殖,对绿孔雀、梅花鹿、锦鸡、丹顶鹤、虎、熊及熊猫等多种珍稀濒危一、二级保护动物开展人工驯养,大量繁殖,每年达数千只,甚至上万只。这对保护野生珍稀动物,扩大种群,收效十分显著,并为发展特种经济,对国家、对人民做出了巨大贡献。今后应大力提倡、鼓励、扶植人工养殖业,为动物保护做出更大的贡献。

(2)定期修改有关的政策法规。我国现行的《野生动物保护法》是1989年

颁布的。25 年来生态环境、动物生存条件、品种数量等都有了很大变化,有关政策法规也应与时俱进,修改完善。保护动物品种目录应有增删改进,如一级保护动物绿孔雀每年可人工繁殖几千只、上万只,甚至要多少有多少。野生绿孔雀应保留在目录里,严加控制,而人工养殖的绿孔雀不应列入目录里,应该解除禁令,实行许可证管理,经主管部门批准,发给许可证者,允许驯养、繁殖、买卖、商业利用。野生与家养的动物在保护品种目录及监督管理等方面都应该区别对待。

(3)坚持原则,捍卫国家荣誉。有些外国非政府组织的民间团体,在国际会议或媒体宣传上,对我国动物保护进行恶意攻击,将外国的非政府组织的条条框框、洋规矩强加于我国,肆意攻击我国有关政策法规。对这些不友好、不正确的谬论,应予反击。不应盲目赞同、宣传,甚至做外国人的代言人。

以上意见与建议未必正确,仅供参考。

(2015－12－08)

江水呜咽,遥祭亡灵!

东方之星号客轮沉船覆没,442 人遇难。江水滔滔,呜咽不止,难慰亲人。"调查报告"定性为"突发的特别重大灾难事件"。船长、大副"对极端恶劣天气及其风险认知不足,在紧急情况下应对不力"。有关管理部门"日常管理和监督检查存在问题"。对 43 名有关人员给予处分。提出 7 个方面防范及整改措施。"调查报告"客观、真实、可信,定性准确,事实清楚,处理得当。

古有"亡羊补牢"之说,查清"亡羊"的原因很重要,但是健全"补牢"的措施更有意义。"调查报告"对沉船的原因、过程、客观因素及主观因素等多方面问题,有着全面、准确的结论,但是对于抢险、救灾、挽救生命等方面存在的问题,以及经验、教训、后果等,也应认真总结、吸取经验教训,为改进工作、防止悲剧重演奠定基础。

(1)在突发天灾人祸等重大事件时,能够快速、高效地动员全国力量,调动千军万马,海陆空立体抢险救灾,特别是人民子弟兵冲锋在前,成为救灾主力军,起到了决定性作用,功不可没,经验宝贵,体现了我国社会制度特有的优势,应该认真总结经验,推广、发扬。

(2)在抢险、救灾中,应"以人为本",抢救"活人"是首要目的。抢救的指导思想、主要措施,也应以"救人"为首要任务。但在此次救险中,虽有内河、江边等抢救有利条件,但仍有442人遇难,生还者仅12人(有些是自主逃生,被动救出者很少),救生效果令人失望。可能与"国际公认"的"洋理论"有关:强调沉船中有"活人",扶正船体升出水面,会造成"活人"的二次损伤。因此,要等船内"没有生命迹象",再扶正船体,可避免"二次损伤"。此理论的实质,首要目的不是"救活人",而是"捞死人"。活人死光后当然不会再有活人再次损伤。此论是否合理?不敢妄议。但在内河、江边,抢险条件十分有利的情况下,利用岸边,拖船靠岸,或扶正船体,升出水面,更有利于大量抢险人员登船搜救,可以救出更多幸存者。为什么一定要等"没有生命迹象"后再以捞遗体及善后处理为主?

此次抢险救灾,在早期救活人方面贻误时机,目标有误,投入力量不足,不及时,效果甚微,而在中后期打捞遗体、善后处理等方面,投入大量人力、物力、财力,收效显著,似有主次不分、轻重缓急倒置之嫌。

建议:认真总结抢险救灾、搜救活人方面的经验教训。确立"以人为本"的主导思想,创立适合我国国情的救灾指导思想、首要目的、合理措施。抢险救灾的评估,投入多少人力、物力、财力,不是主要的评价标准,而应以救出多少活人,解决多少问题,减轻灾害到何种程度,作为可靠的评价标准。

(3)在此次抢险救灾中,明显感到,专业抢险队伍数量不足、质量不高,抢险设备及技术不够先进,距离高效、高速、高质量、高水平的专业抢险队伍,差距较大。在抢险中未发挥应有的作用,特别是早期,救生作用收效甚微,令人痛心。而大量非专业抢险队伍,特别是解放军,发挥了极大作用。但是非专业抢险队伍不能取代专业队伍的作用,只能在中后期打捞遗体、负责后勤支援及善后工作等方面发挥重大作用,而早期救生作用有限。正如空军作战,地勤人员及各个部门的支援很重要,但不能取代空中战士,只有专业水平很高的空中战士才是取胜的关键。

因此,组建高水平的专业抢救队伍,提高质量,扩大数量,增加先进设备,提高技术水平,特别是明确战术指导思想、指挥系统、作战方案、备选方案以及专业与非专业抢险队伍的配合,形成完整、高效、防治兼备的抢险救灾体系,乃是

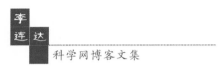

当务之急。

(4)建议召开:①有关抢险救灾的政策、法律、行政、组织等方面的经验总结会议。②有关抢险救灾理论性、技术性的学术会议,对天灾人祸发生规律、预防措施,以及灾害发生后的抢险救灾措施等,结合本案,认真总结经验教训。创立符合我国国情的新理论、新措施。从政策法规、行政组织以及学术上、技术上,制订一套完备的、科学有效的抢险救灾体系,十分重要。

以上外行意见,仅供参考。

(2015 – 12 – 31)

对"控烟"立法的建议

最近"控烟"立法已提上议事日程,说明国家对于人民大众的健康十分关心,对于减轻烟害的措施法制化十分重视。对此提出一些建议供参考。

"控烟"治标,"禁烟"治本。世界各国都大力宣传"控烟",我国近年也加强了"控烟"措施及宣传教育工作,但是收效甚微。据北京市 2015 年的统计显示,烟民不减,反有增加,并出现年轻化趋势。虽然有些国家报喜不报忧的宣传,提出一些似是而非、不说明问题,甚至不可靠的数据,说明"控烟"有效,但最关键的问题是拿不出令人信服、可靠的科学数据,如烟民究竟减少多少? 肺癌的发病率、死亡率下降多少? 吸烟对公众健康的危害下降多少? 烟草生产量、销售量及销售额下降多少,烟草行业是压缩、减产,还是不断发展增产? 这些关键数据,没有可靠的报道。

事实上,很多国家、地区长期大量实践的结果表明,"控烟"治标不治本,甚至是掩耳盗铃的对策,而全面禁烟才是治本之策。有人提出一些理由反对禁烟,真实的理由只有两条:①烟草行业及广大烟民对国家财政收入贡献巨大,超过石油工业的全部贡献。各国政府难舍这块肥肉,社会上一些既得利益者,也坚决反对禁烟。②有些烟瘾重的烟民,宁死不戒烟,成为极难解决的难题。因此,当前全民禁烟很难实现。在此情况下提倡"控烟",进而用法制化来加强"控烟"效果,乃无奈之举,是没有更好选择下的选择,可以理解,应予以支持。

不能全面禁烟,力争局部禁烟,建议如下:

（1）医务人员、教师、政府公务员、军官、公检法人员、公共场所及人群集中场所的工作人员、餐饮服务业人员、未成年人，以及公交、铁路、航空工作人员等，应限期禁烟，否则应改行或进行工作调动。

（2）医院、学校、政府部门，影剧院、展览馆、体育馆、百货公司、游乐场等公共场所，以及汽车、火车、飞机、船运、公共集会、游园活动等人群集中的场所，应该全面禁烟。

（3）对烟草行业应该逐年压缩、减产，减少生产量及销售额，加重税收，降低利润。

（4）加强全民科普宣传，对吸烟的危害有正确的科学认识，提高戒烟的自觉性。

（5）研制更有效的、简便易行的戒烟方法，使更多人便于戒烟。

（6）近期目标是"控烟"，远期目标应该是"禁烟"。吸烟之害尽人皆知。有人反对"禁烟"，理由是吸烟与吸毒的中毒机制不同、强度不同。最近，有的专家证实吸烟与吸毒的中毒机制相同，只是毒性强弱不同。鸦片与冰毒的毒性强弱也不同，是否可以"禁冰毒""控鸦片"？此理由似难令人信服。至今有 100 条理由支持"控烟"，但无一条令人信服的科学根据反对"禁烟"。只不过是难度大，涉及面广，非学术性的问题复杂，当前全面禁烟无法执行，只能寄希望于控烟立法。

（2016－01－20）

2016 年新春祝福

新春将至，祝福各位网友、学者、专家及朋友们新春快乐，阖家幸福！

我是科学网的新兵、实习生，也是铁杆网民。科学网每日都有很多高水平的优秀文章，有严肃的学术报告，有科学性、知识性很强的论文，有前瞻性、回顾性、系统性、创新性的学术文章，也有新发现、新理论、新技术、新动向的信息介绍，还有一些生动活泼、有诗有景的散文、诗歌。科学网具有科学性、学术性、趣味性，涉及多领域、多学科、多种文风笔调。从上面可以学到大量的知识，已成为我每日的必修课，每晨 5 时起床，第一件事就是阅读科学网。

此外,有些专家已发文过万篇,笔耕之辛勤令人惊叹,学风之严谨令人敬佩,还有一些年逾花甲、老当益壮的学兄们,发表了一些有分量的文章,字字千钧,发人深省,都是我学习的好榜样。

感谢各位网友、学者、专家及朋友们的关怀与支持!

再一次祝福大家健康长寿、幸福快乐!

祝福科学网越办越好!

(2016 - 02 - 06)

有关"延迟退休"的建议

人社部宣布延迟退休方案将于年内发布,意义重大,主要是从养老金考虑,但有些问题更为重要。

(1)我国规定男 60 岁、女 55 岁"必须"退休。《宪法》规定公民有劳动权、就业权,但未规定公民劳动权有年龄限制。"必须"退休年龄与宪法有无矛盾,是否涉嫌年龄歧视?历史经验表明,大量 60 岁以上男性及 55 岁以上女性,身体健康,有劳动能力,愿意继续工作,但是被"剥夺"了劳动权、就业权。国家浪费了大量劳动力,特别是熟练工人、技术人才、科技专家、教师、医生等,而社会又缺少这方面的人才及劳动力。因此"必须"退休年龄的规定是否合法(《宪法》)、合理(浪费劳动力与缺少劳动力相矛盾)?是否应该重新考虑、慎重决策?

(2)很多国家没有"必须"退休年龄规定,只要身体健康,有劳动能力,自己愿意工作,60 岁以后仍可不受年龄限制而继续工作。但很多国家有"允许"退休的工龄限制,必须工作一定年限后,才允许退休,享受退休金、养老金及各种相关福利待遇。工龄不够者,不允许退休(只能退职、辞职),不能享受退休福利待遇。

因此,我国"必须"退休年龄,是对公民劳动权、就业权的年龄限制。"延迟退休"是延长劳动权、就业权,故应赞成。而有些国家"允许"退休的工龄,则是对公民福利待遇的限制,延迟退休就意味着公民必须多干几年工作,才能享受退休的福利待遇。因此,延迟"允许"退休的工龄,将影响劳动者的切身利益。是否赞成,应慎重考虑。

（3）"必须"退休年龄与"允许"退休工龄。"必须"与"允许"两字之差，谬之千里，关系到 10 亿公民的切身利益（不包括未成年人）。两者目的不同、意义不同，不应混淆。

建议：①将"必须退休年龄"改为"允许退休工龄"，更符合《宪法》精神，更有利于保障发挥广大人才及劳动力的作用，避免人才及劳动力的浪费，更为合法合理。②若"必须退休年龄"不能修改，则合理"延迟退休年龄"，更有利于保障公民的劳动权、就业权，应该赞成。③若将"必须退休年龄"改为"允许退休工龄"，则"延迟退休"将要求公民多干几年才能享有退休的各项福利待遇，对部分公民的福利将产生影响，是否合理，应权衡利弊，全面考虑。④"延迟退休"仅考虑养老金问题是不够的，应考虑更重要、更根本的问题，慎重决策。

（2016 - 03 - 03）

"零容忍"的喜与忧

官员最爱讲"零容忍"。"两会"最流行"零容忍"，老百姓最欢迎"零容忍"，最失望的也是"零容忍"，因为有些"零容忍"的问题至今仍在"与时俱进，持续发展"。有些"零容忍"已成为纸上谈兵的空头支票，成为某些官员搪塞群众、推卸责任的口头禅。举例如下：

一、"毁"人不倦的"应试教育"

人民大众对此"零容忍"，教师、学生"零容忍"，教育部更是大张旗鼓地"零容忍"。但是，"毁"人不倦的"应试教育"至今没有改进，谁的"零容忍"也未落到实处，谁应对此负责？这种祸国殃民的"应试教育"岂是一句"零容忍"所能搪塞的？

二、令人痛心的"看病难、看病贵"

病人对痛苦的"零容忍"，医生对医改进展迟缓的"零容忍"，卫计委不停地"零容忍"，但是谁的"零容忍"也未解决根本问题。"看病难、看病贵"没有实质性改善。谁的"零容忍"算数？谁应对此负责？

三、房价暴涨，势如洪水猛兽

老百姓对此"零容忍"。官员们对此是否"零容忍"不清楚，但是房地产商对于不涨房价的"零容忍"，落到实处、雷厉风行、立竿见影。其态度之坚决、行动之快、收效之显著远超过政府有关部门。有些官员大谈改善国计民生，房价暴涨有利于国计民生？有利于老百姓？谁最欢迎房价暴涨？

"两会"期间房价暴涨，是房地产商对广大人民的示威，对"两会"的示威，对党中央、国务院的示威。

与过去所讲的"资产阶级向无产阶级猖狂进攻"，有无相似之处？本人无知，不敢妄议。

广大人民群众对"两会"寄予厚望，承诺要兑现，"零容忍"要落实，多解决一些黎民百姓的疾苦，少一些纸上谈兵、华而不实的空头支票。提案要重质不重量，回应提案要解决实质性问题。不要做大量无效劳动，走过场，应付了事。

(2016－03－10)

如何控制性病传播是个大难题

有关婚外性行为，如婚外恋、一夜情、多个性伴侣、不正当男女关系以及卖淫嫖娼等，有些专家、学者从社会道德及法律方面进行了讨论。有相同的看法，也有不同的观点，都是言之有理、论之有据。但是有关医学问题尚未引起应有的重视。

有些国家认为，婚外性行为是社会道德问题，不是法律问题，不加禁止，允许性工作者及性交易合法地存在，其性病发生率没有明显上升。我国认为，婚外性行为不仅是社会道德问题，也是法律问题，明令禁止卖淫嫖娼。但是我国的性病发生率没有明显下降，甚至有些地区不断升高。为什么？

各种传染病的控制有三个关键环节，即控制传染源、切断传播途径、保护易感者。例如：普通流感的"传染源"是病人，控制传染源就是隔离病人、治疗病人。"传播途径"以飞沫传播为主，切断传播途径就是避免与病人近距离接触、戴口罩。"易感者"是无免疫人群（未接种疫苗或无病后免疫者）。保护易感者就是给无免疫的易感人群接种疫苗,少去人群密集的公共场所,避免与病人接触。

性病传染扩散的三个环节也是"传染源"(已患性病的妓女、嫖客等)、传播途径(性交或输血)、"易感者"(未患病的妓女、嫖客等)。防止性病的传播扩散,关键在于严格控制这三个环节。有些国家允许性工作者及性交易合法存在,但严格控制性工作者,必须登记、注册、定期做医学检查。凡是发现有性病或其他传染病者,必须立即停止性行为,接受治疗。凡是带病"工作"者,将被判刑入狱,监控、监管十分严格。性病传播的三个环节均在严格有效的监控之下,因而性病发生率没有明显上升。我国虽然明令禁止卖淫嫖娼,但禁而未止,大量转入地下。无法知道哪些人是妓女、嫖客,哪些人患有性病,哪些人带病卖淫嫖娼。因"传染源"严重失控,"传播途径"(非法性行为)也严重失控,"保护易感染者"更难做到,既无艾滋病等性病疫苗可用,也不知给谁用。三个关键环节全部失控,性病传播之快、范围之广、后果之严重,不容忽视。

我国如何将社会道德问题、法律问题与医学问题三结合地综合考虑,科学、合法、合理地正确解决这些问题,有效地控制性病传播三环节,进而消灭性病,实非易事。需要各方面、各领域的官员、专家、学者及有关人士,集思广益,慎重决策。

(2016 - 05 - 16)

刘伶利老师悲愤离世说明什么?

兰州交通大学博文学院刘伶利老师于 2014 年 6 月发现双侧卵巢增生性浆液性肿瘤,需要请病假进行治疗。半年后(2015 年 1 月 6 日)学校领导竟以旷工为由将她开除。最后,刘伶利教师在贫病交加又雪上加霜的痛苦中挣扎至 2016 年 8 月 14 日病逝。这一令人悲痛又愤慨的事件说明什么?

一、我国医疗卫生保健工作已有空前大发展,医改工作也取得重大进展

最近,习近平总书记强调:"要把人民健康放在优先发展的战略地位""让广大人民群众就近享有公平可及、系统连续的预防、治疗、康复、健康促进等健康服务"。国家关心人民的健康,采取一系列措施,制定一系列政策法规,积极推进医疗保健事业的发展,使群众受益,人民健康有了基本保障。但是还有些难题亟待解决,特别是"被遗忘的角落",仍然问题严重。当前有钱有权的达官贵人,医疗保健不存在任何问题,但是农民、城市贫民,甚至教授、学者、某些公职人员也不断发生因病致贫、贫病交加,陷入困境甚至绝境者,已非个别现象。刘伶利教师便是一例。她既非农民,也非城市贫民,堂堂的大学教师竟然要摆地摊、卖自己的衣物以谋生,更谈不上合理治疗所需的医药费,岂能获得最佳疗效?

我因淋巴瘤进行了 8 个疗程的化疗、23 次放射治疗,由于国家的照顾、领导的关怀,大部分医药费可以报销。但有些特效药、特殊检查及治疗措施必须自费,仅一种进口特效药全疗程就要几十万元,完全自费,加上其他自费项目及有关费用,共需自费 40 万元左右。这不是一般农民、市民所能承担的,甚至教授、专家、一般公职人员也是难以承担的。据有人估计,大约 1/3 的病人用得起这种自费特效药获得好疗效,约 2/3 的病人无力使用这种既安全又有效的特效药,只能用一些疗效差、毒性大的化疗药物治疗,有些可以治疗的病人也难获预期效果。

医生的最大悲哀莫过于病人死亡,回天乏术,而更加痛苦的是明明有特效药可救命、免于死亡,但又因病人无力承担费用而不能合理用药,只能眼睁睁地看着病情恶化,直至病逝。

因此,对于一些恶性病、绝症、职业病,老年人、儿童以及无收入、无医保、无力负担自费医药费者,应该建立更完善的救助措施。"被遗忘的角落"已不是微不足道的小角落,而是逐渐扩大的角落,不仅是农民、城市贫民,也包括一些专家、教授、大中小学教师、某些公职人员,甚至部分中产阶层的人士。

"把人民健康放在优先发展的战略地位""让广大人民群众就近享有公平可及、系统连续的预防、治疗、康复、健康促进等健康服务"极为重要,必须坚决贯彻执行,全面落到实处。只有好的政策还不够,全面落实是关键。

二、这个事件涉及法律、道德及劳动者合法权益等多方面问题

周可真教授转载的"论法,你们法盲;论德,你们缺德;论情,你们冷血无情"

[科学网,2016(8):20]文中的观点,我完全同意,不再赘述。

人间有爱,同情心、恻隐之心,人皆有之,而在这个培养德才兼备人才的高等学府,某些人竟然连最起码的人性都没有,更不要妄谈什么个人道德、社会道德、传统道德,以及新的道德观。这样缺德少才的人,何以为人之师、为人表率?又岂能培养出德才兼备的栋梁之材?

(2016 - 08 - 23)

惨哉!怪哉!救人无数的好医生却无钱自救?!

安贞医院年仅35岁的博士后、小儿外科医生赵涛,因患肺癌,陷于贫病交加、走投无路的困境。这位日夜辛劳、忘我工作、救人无数的好医生,因劳成疾,却无钱自救,处境悲惨!安贞医院的骨干医生尚且如此,一般农民、白领、蓝领以及教师等又该如何?

这类病人最大的困难是抗癌特效药、特殊诊断、治疗措施,以及有关的各种自费支出,不能报销,必须自费,可能需要40万元自费支出。他已山穷水尽,无力自己解决。希望国家各有关部门、社保部门、红十字会、社会救助单位,以及善良的人们,积极给予救助。

赵涛医生及刘伶利教师等人的惨境,已非个别现象。各行各业,各类人群,有些身患疑难重症甚至绝症,贫病交加、身陷困境的人们,亟待救助。建议如下:

(1)国家拨款、社会筹集,建立专项救助基金。专门救助恶性肿瘤、白血病及贫病交加的病人,重点解决不能报销的自费部分。

(2)在国际富人榜上有名且有善心的富人们,能够捐出万分之一或十万分之一的财富,成立救助基金会,专用于贫病交加、深陷困境的病人。国际有"富人榜",炫耀财富;我国应有"善人榜",用以表彰积德行善的"善人"。

(3)各种医疗保险及商业保险应扩大报销范围,对于抗癌特效药、救命药,包括我国不能生产而必须用的进口药,应予报销。商业保险不能只考虑商业利益,更应考虑投保者,特别是病人的权益。商业保险获利过高,每年达几十亿元甚至上百亿元,不是好现象。商业利润越高,对投保者的剥削越严重,特别是对病人趁火打劫,掠夺不义之财。因此,对保险业的利润及有关赔付条例应加大限制和监管,防止暴利,特别是对病人报销的不合理限制及野蛮掠夺。

(4)近年,有些抗癌特效新药上市,疗效显著,安全性好,是科学发展给病人带来的福音。但是我国大部分不能生产,甚至没有进口,我国病人享受不到科学发展所带来的福利。有些特效药虽有进口,但药价高于其他国家几倍、几十倍,再经过供药商层层加价,到病人用药时,其药价高于成本价或进口价的几十倍、几百倍,但这些药又必须自费,不能报销,使病人的自费负担惊人加重,大部分病人无力承担使用,致使我国抗癌效果远低于其他先进国家。①应尽快组织力量,有组织、有计划地进行"抢仿",争取短期内有仿制药上市;应防止一哄而上、盲目仿制。有的品种几十家、上百家药厂仿制,造成大量人力、物力、财力的浪费;有些品种又无人仿制,造成无药可用。②应与外国药商谈判,争取低价进口,给予免收进口税的优惠,必须保证我国的销售价低于任何其他国家,还要保证病人的用药价不得高于进口价的15%。严禁高价、高回扣售药,严禁层层加价,牟取不义之财。必要时应由国家主管部门专管、专售、专用,减少中间环节,直供病人使用。要"专管专用",不要"特管特用",不能只供特殊人群使用。

病人与健康人不同,恶性肿瘤、白血病与其他疾病不同,因此,对于这类病人,特别是贫病交加、陷入困境的病人,应该特别关注,重点加以救助。

祝福赵涛医生早日康复!

(2016 - 09 - 05)

医生的责任、权利及道德品质

(1)医生的首要责任是治病救人,是全心全意为病人服务,是保护人群健康。

(2)医生有责任、有权利保护病人的合法权益,促进一切有利于病人健康的条件、环境及诊疗措施。

(3)医生有责任、有权利揭露、反对、消除一切有害于人群健康、有害于病人安全的事物。

(4)医生有责任、有权利评论任何药品的真伪优劣及安全性、有效性,指导病人合理用药。

（5）医生有责任、有权利揭发假冒伪劣药品、药厂的违法行为，虚假宣传、夸大疗效、隐瞒不良反应等违规违法行为。

（6）医生有责任、有权利坚持原则、坚持真理，同一切违法违规行为做斗争，要敢于讲真话、敢于坚持科学原则及医学原则。

（7）医生全面执行应尽的责任、义务及权利，坚持良好的医德医风，就是医生应有的道德品质。

（8）医生在遇到任何危害群众健康、损害病人安全的情况时，不应明哲保身、袖手旁观，妥协、屈服，更不应助纣为虐，成为其帮凶或利益代表。

（9）医生在任何情况下都应把医学原则、病人的利益摆在首位，不应把商业原则、医院或个人利益凌驾在病人利益之上。

（10）医生应该胸怀坦荡，光明磊落，刚直不阿，敢于坚持原则，敢于讲真话，敢于同一切不法行为做斗争。

医生应该牢记鲁迅先生的名言：横眉冷对千夫指，俯首甘为孺子牛！

（2016－09－18）

和平年代最可爱的人

在和平年代，没有炮声隆隆、壮烈牺牲，但却有些普通劳动者默默无闻地奉献与牺牲。

有多少医生护士倒在了手术室、急救室、病房！

有多少教师、科技工作者英年早逝，倒在教室或实验室！

有多少战士在抢险救灾中献出了自己宝贵的生命！

有多少各行各业的普通劳动者献出了青春，直至"鞠躬尽瘁，死而后已"！

他们没有载入史册流芳百世，但都永远活在人民的心里，成为当代最可爱的人！

最近，河南省第二人民医院已妊娠 7 个多月的护士古琳，为了抢救临危的产妇及胎儿，她半跪在手术室地上，托住产儿头部，坚持到手术结束，产妇母子平安获救，而她却瘫倒在地。即使是身强力壮的医生、护士，在手术室里每日工作 8 小时,完成几台手术,也会体力不支,更何况是位孕妇,而且还要跪在地上参加艰难的救护工作。这位护士完成了难以想象的任务,尽职尽责、舍己救人的医德医风,令人敬佩。在敬佩的同时,还要考虑一个问题:在医护人员治病救人、救助他人的同时,如何保护医务人员自身健康与安全?

古琳护士的行为应该受到表彰,但同时也令人十分担心,因为存在 3 方面的风险。

一、超强度体力劳动

手术室的护士每日工作 8 小时,要完成几台手术的术前准备、术中配合、术后收尾等多项工作,要分秒必争、不间断跑来跑去地工作,体力消耗极大。健康人都难以承受,更何况孕妇或带病工作的医护人员。很多手术室老护士患有职业病:下肢静脉曲张、月经失调、子宫下垂、高血压、心脏病等。对于一位妊娠 7 个多月的护士,如何能承受如此繁重的体力劳动?更何况在特殊情况下,为了抢救病人的需要,还要采取如此严重消耗体力的特殊姿势工作!

二、超强度的脑力劳动

手术室的工作极为紧张,稍有不慎就是一条人命,而产科手术则是母子两条人命,特别是异常生产的紧急抢救手术,医生、护士处于极度紧张状态,应激状态下大量内源性儿茶酚胺类物质分泌及有关神经体液等异常生理活动,会引起血压上升、心率加快,各重要脏器的一系列反应,对子宫、胎儿及孕妇也会造成一些影响,甚至对胎儿造成先天性损伤,遗有后天性病患,甚至诱发流产,失去胎儿。因此,一些年龄大的护士、医生常常是带病工作,术中或术后,医护人员瘫倒在地,发生意外者并不少见。然而,妊娠 7 个多月的护士还参加这样超强度体力、脑力的工作,冒此风险,并不多见。

三、手术室环境对母子的不利影响

手术室内消毒剂、麻醉剂、各种有毒有害物质,以及感染性病人可能引起的交叉感染等,都可能给母子带来化学性或生物性损伤,可能对胎儿生长、发育造成先天性损伤及后天性疾患,也可能给母亲带来一系列影响,甚至造成流产或产前、产后疾病。因此,孕妇长时间在手术室工作是不安全的。

根据上述原因,对妊娠或患有较重疾病的医生、护士、麻醉师等,应适当照顾,合理安排,减轻工作压力及负荷,必要时应暂时离开手术室,待产后哺乳期后或疾病康复后,再恢复手术室工作。

(2016 - 10 - 04)

人性化的法规,好!

2016年10月21日,最高人民检察院发布《关于全面履行检查职能为推进健康中国建设提供有力司法保障的意见》,充分体现了以人为本、司法为民的精神。为了保障人民的利益、病人的合法权益,一方面对食品药品、生态环境、医疗卫生等领域的违法犯罪行为进行打击,并将暴力伤医列为重大敏感案件进行依法严惩;另一方面根据我国国情,对于广大病人的特殊需要,做了人性化的法律规定,给予了合法、合情、合理的照顾性规定。

"对于销售少量根据民间传统配方私自加工的药品,或者销售少量未经批准进口的国外、境外的药品,没有造成他人伤害后果或者延误治疗的行为,以及对病人实施的不以营利为目的的带有自救、互助性质的制售药品行为,不作为犯罪处理。"这项规定将造福于广大群众,特别是有些特殊困难的病人。但是有些具体问题,须有进一步规定及实施细则,以防不法之徒钻政策空子,进行违法谋利活动。建议如下:

一、制定办法和细则

有关部门制定相关管理办法、实施细则,使广大病人受惠,而不法分子受限。

二、"民间传统配方私自加工的药品"

(1)何谓"民间传统配方"? 应有限定,仅限于中药,不包括西药,应包括历代医书记载的古方、医院的协定处方、古今名医的名方,以及一些民间医生的有效验方;应有医生的证明、推荐。防止非法行医的骗人假方、劣药,有毒无效的

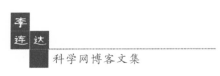

"神方""秘方",骗财害人。

(2)"私自加工",有两种情况：①病人私自加工自用药，委托合法药厂、药房或医院药房加工，仅限于自己服用。②公立或民营医院，合法医生，根据病人需要，将医院的协定处方，医生个人的有效验方，制成中药制剂，仅限于本人或本院使用，而不是在市场上大规模销售，大量人群服用。

(3)凡是已有国家主管部门正式批准的合法的同类中药制剂，安全、有效，能满足供应者，不宜私自加工同类药品。市场没有的，而且病人又需要的中药，才可私自加工制药。

(4)私自加工的中药制剂，不应含有违禁药、有毒药、国家一级保护动植物等。

三、未经批准的国外、境外药品，带药回国或制售问题（此项规定主要适用于西药）

(1)什么药可以带药回国？①病人确有需要的治疗药及保健品。②国内没有同类药生产者或有同类药，但安全性、有效性及质量低于国外产品或药价高于国外产品者。③凡是国家严格控制的特种药、涉毒药(如吗啡、可卡因或可用作制毒原料等)应严格禁止携带入境。

(2)允许带多少药？应允许一位病人一个疗程或全疗程用药量；若为慢性病用药，可允许3个月用药量。应以一位病人的需要量计算。属于病人自用，并有医生证明者，可适当放宽限制。若为他人委托带药，有医生证明者，也可适当放宽限量。但是，应防止以营利为目的大量带药回国盈利。

(3)药价如何？售给我国的药价不应高于售给其他国家的药价。为他人带药者，收费标准应以国外零售价(购药收据)为准，适当加些交通费、误时费等，但不应高于国外零售价的10%。

(4)什么人可以带药回国？病人及亲朋好友、民航工作人员，不以营利为目的，而以自救或互助为目的者，特别是有医生证明者，应允许适量带药回国。但药企人员，长期、多次、大量或化整为零，非法进口，或暴利销售者，应该禁止。

(5)带药回国应以西药为主，以国内无生产的药物为主。不提倡带中药制剂回国。带药回国者应以自用、亲友用、互助用为主，不应在市场上高价销售。

(6)西药(化学药、生物制剂)、注射剂、毒副作用较强的药品等，不提倡未经批准私自制作西药,更不准市场销售。

四、结语

(1)允许私自小量加工者,以中药为主,不提倡带中成药回国。

(2)允许带药回国者,以西药为主,不提倡西药私自加工生产,自用或销售。

(3)以上规定应以病人自用或亲友互助为主。不应长期大量带药回国或大量生产。不得以市场销售、获取暴利为目的。

(4)好法要用好。以广大群众特别是病人受益为目的,使大家感受到"以人为本""司法为民"的温暖。

(2016 - 10 - 25)

军训事故应由谁负责?

近年,军训事故时有报道,年年发生,已非个别的偶然事件,尚未引起足够的重视,进行有效的制止。军训事故使学生受到肉体及精神上的损害,应由谁负责? 与谁有关? 军训由谁主管、监督? 中央一再批评"不作为""失职""渎职"行为;一再批评有功则争,争得面红耳赤,有过则推,推得一干二净。军训是军事行为的一部分,理应由军队军训部门负责、领导、监管,出了问题首应主管部门负责、进行检查、处理、改进工作,而不是一推了之。

军训好坏取决于军训教官的质量,应该由优秀的现役军人、退役军人或民兵预备役人员,经过培训、考试,获得军训教官合格证书者,持证上岗担任军训工作。军训教官的选聘应有严格标准和条件。岂能滥竽充数,随便找些冒牌军人、地痞流氓担任军训教官? 如果军队无力派出大量合格的军训教官,可由学校体育教师经过培训担任军训教官。

所谓"学生军训的地方承训公司"是什么性质的机构? 谁批准、谁授权、谁监管? 必须具备何种资质与条件? 军训理应由军人负责,由商业公司"承训",是"军训",还是"商训"? 是培养良好素质的后备"兵源",还是培养商业人员? 军训成为商业承包、商业盈利手段,军训变质变味,岂能培训出有组织、有纪律、有素养的后备军事人才或兵源? 又岂能不发生军训事故,使学生成为受害者?

我国在改革大潮中,将有些部门、行业(如工、农、商、金融等)推向市场商业化,实行商品经济,是完全正确的、必要的。但是,有些部门、行业(如各级党政机关、政府部门、公检法及军队等)不能推向市场商业化,不能转制为商业公司,更不能由商业公司承包、代管。

11月3日,广西玉林市第一职业中等专业学校,冒牌军训教官梁某重伤学生,造成睾丸撕裂、左耳出血(可能是鼓膜穿孔出血),其用力之猛、出手之黑,甚于黑社会的杀手。有一点常识的人都知道,头枕部(后头部)及裆部是致命的要害部位,在武术、拳击等比赛中,严禁击打后头部及裆部。后头部为延髓生命中枢部位,受击后可致高位截瘫、植物人或迅速死亡。"裆部"主要是男性外生殖器,特别是睾丸受到重击,可致剧痛、休克,甚至死亡,其远期后果是影响生育能力,造成精子数量或质量异常,影响子代,发生畸胎或先天性异常,损害两代人的健康。因此严禁打击枕部、裆部。身为军训教官,对此问题应该一清二楚。因此,不能用"失手""意外"来解释,而是明知其危害及后果之严重,出于泄愤、报复而故意重伤学生的要害部位,不是意外事故,而是有意伤害,应属刑事犯罪(人身伤害罪),应依法严惩。对该"承训公司"应吊销营业执照,严禁承包军训工作。建议各级主管部门应负起责任,改进工作,防止类似事件的发生。

(2016 - 11 - 22)

再议"院士退休"问题

每两年增选一次院士,每次都会引发院士退休问题的议论。总有人将荣誉称号与职务混为一谈。

(1)荣誉称号如诺贝尔奖获得者、国医大师、劳动模范、战斗英雄等,不应是任期制、退休制,不应有入选年龄、退休年龄等年龄限制。

(2)职务(包括行政职务,技术职务)应有任期制、退休制,应有年龄限制。例如:招考公务员有入选年龄限制,超过入选年龄者不能报考。公务员及一切公职人员超过60岁者一律退休。甚至有的部门还有"资深"年龄限制,如教育部规定,若教育工作者超过一定年龄(虽然不到退休年龄)不能任职校长,可视为资深教育工作者。

（3）院士是学术称号，不是职务，不应是任期制、退休制，不应有年龄限制，而院士所承担的职务则应该是任期制、退休制，应有年龄限制。

目前的情况是：院士有入选年龄（70岁）限制，因此屠呦呦被关在大门之外。院士有"资深"年龄限制（80岁），撤销选举权、推荐权等，将来可能还要有退休年龄（年龄待定）。显然是将学术称号与职务混为一谈。院士作为学术称号不应有任期制、退休制，不应有入选年龄、资深年龄及退休年龄的限制，而院士所承担的职务则应有任期制、退休制，应有入选年龄、退休年龄以及资深年龄等规定。荣誉称号与职务不应混为一谈。

（2016－11－23）

可爱的罗一笑，不幸中的万幸

可爱的罗一笑，身患急性淋巴性白血病，深陷痛苦与不幸的悲惨处境，其父母承受着巨大的精神压力与经济压力。他们的不幸牵动着人们的爱心、关心和同情。不幸中的万幸是：

（1）时代的进步、科学的发展、医疗水平的提高，使过去曾为不治之症的白血病变为可治之症。急性白血病起病急、发病快，病情凶险，死亡率高，过去没有特效药及特效疗法，短者3个月即可致死。急性白血病曾被认为是血液病中最凶险的"血癌"，夺走了无数病人的生命，而且医疗费用昂贵，最终结果常是人财两空，家庭陷于崩溃。但是，近年来，随着科学的发展、医疗水平的提高，有了特效药及特效疗法，收效显著，大部分病人可以完全缓解，甚至痊愈，不再复发。可爱的罗一笑，赶上了好时代。

（2）医疗、医保、医改的重大进展，改变了病人的命运。白血病的近期医疗费及后期维持医疗、营养、护理等费用十分昂贵，总数可达几十万元。而过去儿童患病的医疗费全部自费，不能报销，病人及家庭的经济负担十分沉重，倾家荡产、人财两空者很常见。

近年，医疗水平提高，医保获益者扩大，医改采取一系列措施，增加国家投入，减少病人的自费负担，"三医"的发展、改进、提高，使广大病人受益匪浅，特别是一些疑难重症、恶性病、特殊疾病，国家负担的费用大幅度提高，病人自费部分明显降低。例如:罗一笑的医药费中约有 2/3 可以报销,自费约占 1/3,其经济负担明显减轻。这是雪中送炭、救命的措施,体现了国家对人民大众的关怀,特别是对贫病交加、深陷困境的病人及家庭的救助。

罗一笑赶上了好时代,身受"三医"改进之惠,她是不幸的,又是幸运的。

(3)社会的关怀、救助。在病人及家庭向社会求援后,仅仅 2 天时间就收到善款 200 多万元,充分说明我们的国家、我们的社会还是好人多,有善心、爱心,助人为乐、救人于水火之中的"善人"越来越多。中华民族的传统美德得到发扬,新社会、新风尚、新道德得到升华、发展与提高。一方有难,八方支援,一人患病牵动无数善人的心。罗一笑生逢好时代,她是不幸的,又是幸运的。

(4)病人家属突然遭受巨大精神压力和经济压力,陷于悲惨的困境时,向社会求助,是可以理解的,求助的方式方法,有不妥之处,应纠正改进。应该以同情、谅解、宽容之心对待。

(5)孩子是不幸的、善良的、无辜的,目前尚未脱险,需要集中全力进行救治,需要全社会的关心、支持与救助。应该多关心孩子、多关心家庭的痛苦与不幸。希望媒体多从正面报道,多宣传人与人之间的互相关爱、互相救助,多宣传传统美德和新道德、新风尚的发扬光大,而不要使罗一笑及其家庭承受更大压力,影响病人救治工作。

衷心祝愿可爱的罗一笑早日康复!

(2016 – 12 – 07)

喜闻"缝肛门事件"七年后申冤昭雪

七年前"缝肛门事件"轰动全国,诬告"助产士出于报复将产妇的肛门缝住",对助产士张吉荣造成极大伤害。本人在全国一片批评声的大围剿中,出于义愤,仗义执言,在 2010 年 8 月 6 日,发表了《缝肛门——荒唐的闹剧》,对事件的真实情况进行了分析、评论,对诬告及有关媒体的不实报道,进行了严厉批评。

其后,央视记者田志安在《新闻调查》节目中,澄清事实,批驳一些不实报道,并因此成为被告,打了 27 个月的官司,终以胜诉告终。对于尊重事实、主持正义的记者,深表钦佩!(详见 2017.1.3,田志安《西林在线》)。

2017 年 1 月 3 日,北京市东城区法院做出了正确判决,为助产士平反昭雪。迟到的司法公正也令人备感欣慰。

缝肛门——荒唐的闹剧

(《科学时报》2010-08-06)

近日有些媒体报道:"产妇肛门被缝",轰动全国,引起公愤。这是一起荒唐的闹剧。年轻夫妻没有生产经验,有些紧张、恐惧,甚至产生一些怀疑和误会,可以理解。而新闻记者未了解事实真相,就危言耸听地进行新闻炒作,很不应该。

(1)所谓"肛门被缝":在生产过程中发生并发症——痔疮出血,经纱布压迫止血无效,进行结扎(或缝扎)止血的紧急处理,不需先请示、后止血,是完全正确的医疗处理,与缝合肛门完全是两回事,岂可混为一谈?

(2)所谓"助产士的行为超出其职权范围,属于违规操作":"铁路警察各管一段",越界管理是"违规操作",此原则对医学界不适用。凡是医务人员(包括助产士)发现病人有任何伤病(包括痔疮出血),在力所能及的情况下,都应积极、主动、全面进行治疗。例如:鞭炮将面部、眼、耳、口、鼻等部位炸伤,眼科医生不能只治眼伤,其他一概不管,必须对眼、耳、口、鼻全面治疗,也不可能请 5 个专科的医生全部到场,一齐治疗。在产妇生产过程中发生任何并发症(包括痔疮出血),产科医生或助产士不但有权进行处理,而且必须及时处理,如有困难可请上级医生或会诊医生协助处理。止血是很简单的技术操作,助产士对于产妇的外阴撕裂或侧切,有权缝合,且技术难度远远超过止血处理,为何不能进行止血处理? 助产士是止血操作,不是根治痔疮,不存在越权"违规操作"问题。生产过程已有失血,若再并发痔疮出血不止,可致产妇贫血,甚至发生失血性休克,危及生命,临产过程最担心的并发症就是出血不止,及时止血很重要,是保障母子平安、完全正确的治疗措施。

是否"违规操作"主要看结果。助产士在完成接生任务,确保母子平安的同时,又对并发症(痔疮出血)进行了有效处理,达到止血目的,对产妇有益无害,产生了良好的治疗效果,这说明助产士的处理是正确的,结果是好的,不存在"违规"问题。

229

（3）所谓"产后大便困难，疑是肛门被缝"：生过孩子的人都知道，产后由于腹压骤减，腹肌疲劳乏力，肠蠕动减弱，而致产后便秘（排便困难），这很常见，也很正常，岂可误认为"肛门被缝"？

（4）新闻报道护士"偷偷拆线"：伤口缝合或结扎止血，过几天必须拆线，助产士止血处理是正确的，护士拆线是合理的，何需"偷偷拆线"？ 这种疑神疑鬼的心态很不正常。

总之，从医学角度看，助产士对产妇的处理是完全正确的，并无错误，更不是医疗差错事故。是否有其他问题，不了解真实情况，不便妄加评论。如果曾接收红包，并于次日主动退还或主动上交领导，性质不同，应区别对待。

（5）医务人员，特别是产科工作者，任务重、责任大，一手托着两条生命，日夜奔忙，节假日都不能休息，工作十分辛苦，理应受到病人和社会的尊重，但却常常受到不公正对待。这位助产士完成接生任务，确保母子平安，又及时止血，避免了产妇因失血过多而发生意外，这样尽职尽责的助产士理应受到嘉奖，反而将她以"被告"身份在电视上"公审""示众"，很不妥当。

此外，电视上还将产妇的臀部及肛门，以大特写大镜头播出，公示于天下，不仅侵犯了隐私权，也是对产妇的极大侮辱。电视台竟播出这种镜头，太不应该。

新闻报道应该客观、真实、公正，遵守职业道德，不应人云亦云、危言耸听，引导错误言论，恶化医患关系。调查组的专家及上级主管部门，也应该坚持原则，认真调查，实事求是地做出正确结论。

年轻夫妻喜得贵子，大喜临门。当母亲抱着可爱的孩子，全家感到无比幸福时，理应感谢那些辛勤劳动的产科医务人员。无论是由于年轻无知或其他原因，伤害一位尽职尽责却受到侮辱与损害的助产士，很不应该。中华民族的传统美德是心地善良，以德报怨，而不是以怨报德，善良的人们应该三思！

（2017－01－05）

对"屠呦呦应该当院士"的建议

屠呦呦能否当院士？ 应不应该当院士？ 一直是学术界关心的问题，甚至是全社会关注的问题。有3点建议供参考。

（1）年龄问题：院士是最高学术荣誉，既是荣誉称号，应该有年龄限制吗？诺贝尔奖是否规定70岁以上不能评选，80岁以上要转为"资深诺贝尔奖获得者"？其他荣誉称号如劳动模范、战斗英雄、艺术大师、国医大师、优秀共产党员等，都应70岁以上不能评选，80岁以上要改为"资深劳动模范""资深战斗英雄""资深国医大师"？是否还有"资浅国医大师"？

不合理的年龄限制，使屠呦呦不能评选院士（但可评选诺贝尔奖?!）。即使当选院士，也只能是没有选举权的资深院士。

（2）既有"诺贝尔奖""国家最高科学技术奖"在前，再评院士在后，还有多大意义？如果是先评选院士，再评选"诺贝尔奖""国家最高科学技术奖"则意义重大。哪个在前，哪个在后，意义大不相同。

因此，屠呦呦当选院士，理所应当，值得祝贺！如果未能当选院士，也不必大惊小怪。再说，已经登顶珠穆朗玛峰，又何必介意能否登顶景山、万寿山？大山由大专家登顶，小山由小专家登顶，岂不更好？

（3）一己之见与再建议。①诺贝尔奖没有年龄限制，是正确的；院士有年龄限制，是不正确的；职务有年龄限制是正确的；荣誉称号有年龄限制是不正确的。正确的应该坚决贯彻执行，不正确的应该勇于修正。②评选院士的主要根据应该是学术水平与科学贡献。一些非学术性因素不应成为评选院士的附加条件，甚至是主要根据。例如：年龄、性别、民族、学历、资历、社会地位、政治地位、经济地位、宗教信仰，以及海外学者、海归学者或土生土长的"三无学者"等，不应成为评选院士的附加条件，更不应成为主要根据。③评选院士不是选三好学生、五好干部、模范家庭、模范职工、模范党员、道德模范。古人云"人无完人，金无足赤"，不能要求院士都是完美无缺、十全十美的"完人"，也不应该用多方面的多种要求作为评选院士的标准。当然，祸国殃民的汉奸卖国贼，卖国求荣、卖祖求荣的叛国分子，老虎、苍蝇，以及杀人、抢劫、贩毒和被剥夺公民权利的犯罪分子，不应入选院士。

（2017 - 01 - 13）

231

关于四院士合作研制 γ-亚麻酸（奥洛通）的说明

2017 年 1 月 25 日,张德礼教授一日发 3 篇博文讨论此事,引起学术界的关注。但是迄今尚未见到有关资料,也未收到张教授转来的资料。如能惠寄一份来,十分感谢!（希望了解是何人、何单位在何电台、电视台或其他媒体上发布的消息,全文如何?）

根据 3 篇博文,可以初步判断此新闻是违法的欺骗性商业广告。理由如下:

(1) γ-亚麻酸对人体脂肪代谢有一定调节作用,但距离"预防、治疗心脑血管类慢性病"的要求甚远,应为食品或保健食品,而非处方药。不知有无国家食品药品监督管理总局的批准文号? 是保健食品还是处方药批号?

(2) 如果 γ-亚麻酸是预防、治疗心脑血管类慢性病的处方药,按规定处方药不准在大众媒体上登广告,更不准宣传疗效。但此消息由大众媒体广泛宣传,说明它是保健食品或食品,而非处方药,而且是夸大治疗作用的虚假宣传。

(3) 由韩启德、王永炎、陈可冀及我四名院士及林兰教授合作研制此"神药",过去、现在及将来都不可能。我们的学术领域、科研任务、主攻方向均不相同,我们五人岂能集中于一种保健食品?

(4) 近年,一些唯利是图的不法奸商,经常利用违法广告,特别是"名人效应",欺骗群众,坑害病人,情节恶劣,后果严重,应该坚决予以打击、法办。

(2017 - 01 - 26)

于欢——有血性的男子汉!

2016 年 4 月 14 日的"辱母杀人案"的审判中,是非不分、黑白颠倒,令人愤慨!

于欢舍命救母是孝子! 为民除害是英雄!

11 名黑社会匪徒,残害妇女,伤天害理,罪大恶极,不杀不足以平民愤! "天作孽犹可违,自作孽不可活",该杀!

涉案警察不仅严重失职,连救人于危难的正义感都没有。是否警匪勾结?

应该严查严惩。

山东省聊城市中级人民法院审判长张文峰、审判员李全庆所做出的判决事实不准，法律依据不充分，定案有错误，不是"司法为民"保护受害者，而是"司法为匪徒"，是保护黑社会的害人者。如此司法不公，制造冤假错案，岂能取信于民？如何提升司法公信力？

"司法公正""司法为民"，惩恶扬善，是维护国家安宁、社会稳定的基础，是司法工作最起码的要求，也是万民所盼。在"两会"上"两院"报告中提到"冤错案的发生让正义蒙羞"，声犹在耳，又发生冤错案，令人失望。最高人民法院已派人全面审查此案，希望能够依法纠正错误判决，做出合理的判决。

（2017 − 03 − 27）

传统文化也要与时俱进、创新发展

最近，太极拳拳师雷雷败在格斗教练徐晓冬手下，质疑我国传统武术之声遍及全国。两个人的私下比武，非正规比赛，不能代表两种武术之优劣，但是这件事反映了一个重要问题。

传统文化（包括传统武术、传统医学、传统道德、传统艺术等），也要与时俱进、创新发展，不断吸取现代文化的优点，跟上时代的发展、社会的进步。传统文化不能因循守旧、故步自封；不能认为传统文化已经完美无缺、登峰造极；不能停留在几百年前甚至几千年前的水平上。我国传统武术包括 3 个方面内容：①传统文化的丰富内涵，武德武风的社会意义。②养生保健、强身健体的有效方式。③实战、防卫、攻击、杀敌。

我国拳师对其他拳类比赛的"洋规则"不适应，受到诸多限制，难于全面发挥自己的优势。我国传统武术对打比赛讲究踢、打、摔并用，打倒为止（点到为止），不准对倒地对手继续攻击，不准使用杀人技（如锁喉、断头、扭颈、踢裆、攻击后脑等）。而现代拳击只准用打，不准踢、摔；跆拳道只准踢，不准打、摔；泰拳可用踢、打，不准摔。近年出现的无限制综合格斗不仅可以用踢、打、摔，而且打倒对手后可以继续攻击，骑在身上暴打不止，甚至可以用断头术，残忍野蛮，是否违反了中国武德、武风？有不同看法。我国武师在参与各国各类拳术对打比赛时,对于各种"洋规则"不适应,经验不足,很吃亏。

我国有些传统武术家广泛吸取各类现代搏击技术的优长,既有传统武术的根基,又有现代搏击之优点,古今结合、中西结合,使传统武术有了新发展。如少林武僧一龙等人,多次战胜世界各国的拳击冠军,充分说明了传统武术与时俱进、创新发展的必要性与重要性。

传统医学也如此,也要与时俱进、创新发展,不应因循守旧、故步自封,不能停留在两千年前的水平上,不思进取,也要充分利用现代科学(特别是现代医学)的理论、方法、手段,洋为中用、古为今用,中医、西医结合,取长补短,优势互补,使传统医学现代化、科学化,十分必要。

(2017 - 05 - 02)

院士研究"真气"之我见

朱清时院士在北京中医药大学国学院做"真气"研究报告。在科技界引起激烈争论。有几个问题需加区别:

(1)院士研究"真气"是否大逆不道? 任何人(包括院士)对自然科学、社会科学、宗教理论等各种问题进行研究,都是正常的学术自由,不违法违规,更不是大逆不道。对某些问题不进行研究,不以事实及科学研究为依据,如何正确认识这些问题,又如何判断是非?

(2)院士可以研究"真气",但其研究结果、结论及学术观点是否正确则是另外的问题。不能因为是院士就不准研究"真气",更不能因为是院士,其研究结果、学术观点就被全盘肯定。例如:院士自己的个人体会、主观感受,是个体性、特殊性、主观性体验,能否代表群体性、普遍性、客观性的规律? 其重复性、规律性、代表性、可靠性如何? 则有待证实。两个问题不应混为一谈。

(3)中医理论中也涉及"气",可分为两大类:一为全身之"气",如真气、元气、正气、宗气等,是全身性生理功能的高度概括。正气足则健康;正气虚则生理功能减弱,体虚多病。古人有"正气存内、邪不可干"及"扶正祛邪"的理论。全身之气是包括了人体多系统、多种生理功能的总称。二为局部之"气",如心气、肺气、胃气、脾气、肾气等,是指各系统、器官的局部功能。如心气虚是心或脑功能减弱;肺气虚是呼吸功能减弱;脾胃气虚是消化系统(包括营养、代谢等方面)的功能减弱;等等。

中医理论中的"气"是泛指生理功能而言,泛指全身性或局部性的生理功能,用以指导临床实践,提高防病治病能力。

(4)中医理论中的"精、气、神",也涉及"气"。通俗地讲,"精"是构成人体的精微物质,"气"是在物质基础上产生的功能,"神"是"精"与"气"结合产生的生命现象和转化规律。"精、气、神"是中医对人体生命及变化规律的认识,是两千年前最古老、原始的"生命科学",不是封建迷信、歪理邪说。当然,两千年前的认识不可能达到现代生命科学这样精细准确的水平,只能是高度概括、宏观笼统的认识与推论。

(5)中医理论中的"气功",也涉及气。"气功"是养生保健、防病治病的一种方法。"气功"可分为两大类:一类为"内气功",是自我调节,通过一些方法使精神状态及各系统、器官的功能得到调节,达到养生保健、防治疾病的目的,更适用于年老、体弱多病及患慢性病的人。已有一些研究证实"内气功"可改善睡眠、精神状态,调节心率、血压及循环呼吸功能等,对人体有一定益处。但不宜神秘化,夸大其作用。另一类为"外气功",是气功师发气,对病人或其他人发挥作用,甚至可以"隔山打牛",在几米、几十米之外打伤对手。至今尚无可靠的科学证据能够证实"外气功"的存在和作用,只见于武侠小说或影视剧中。因此,多数学者不承认"外气功"治病或远距离打倒对手之说。

(6)宗教理论中的"真气"与中医理论的"真气""正气""元气""宗气",不完全相同。宗教理论中的"真气"是在中医理论"气"的基础上,附加了宗教理论、哲学思想、人文科学特点,已不仅仅是中医的医学理论,两者不能画等号,在研究时应区别对待,有同有异。应以实事求是的科学态度,正确认识、解释有关问题,该肯定的就肯定,该否定的就否定。

(7)我国《宪法》对宗教信仰的规定,有宗教信仰自由,也有不信仰自由;有相信宗教理论的自由,也有不相信的自由。我们应该尊重宗教、宗教理论、宗教工作者及信仰者。

在对宗教理论或某些问题进行学术研究时,对于某些学术观点、研究结果或结论,可以有不同看法,应该提倡百家争鸣、百花齐放,但不要把学术之争变成人身攻击,不要用政治手段解决学术问题,不要无限上纲上线搞大批判。

宗教工作者及信仰者在教堂、寺庙、道观中传教、传道、宣讲宗教理论是合法的,不应干涉,但不能去天安门传教。

院士在大学、学会或研究机构里做学术报告,讨论"真气"问题,也是合法的,不应受到干涉,但在电视台等大众新闻媒体或党政会议上大讲"真气"则不妥。学术研究需要宽松的环境、自由探索的气氛,应多一些包容。

(2017 - 06 - 16)

"最强大脑"与"真气"研究

"最强大脑"节目,展示少数人在视觉、听觉、计算、记忆、分析、判断等多方面的惊人能力,令人难以置信,又不能不信。"最强大脑"值得关注,研究应包括两方面。

(1)确证这些人的"最强大脑"功能是真实的客观存在。用科学、客观、定量、可重复的试验确证这些人的功能是真实的,不是魔术、虚幻、骗人的勾当,不涉及哲学、宗教理论。这方面的工作,电视台及主办单位做得很好,达到了预期目的,使广大群众(包括一些专家学者)相信并承认这些事实。

(2)承认"最强大脑"的客观存在后,还不够,还应进行深入、系统的科学研究,这不是电视台的责任,而是科学家的责任。①少数人的"最强大脑"功能是先天的、后天的,或是两者兼有? 各占多大比例? ②大脑的潜在功能,如何激发、训练? 有无极限? ③"最强大脑"的某些超强功能的作用机制是什么? 物质基础、功能转化,信息通路、脑及多种生理功能的超强化等,涉及脑科学、心理学及生命科学等多方面的作用机制,有待研究。④研究"最强大脑"的科学意义、应用价值,提高生命科学特别是脑科学研究的水平等有何意义?

朱院士研究"真气"也应包括两方面。

(1)用科学、客观、定量、可重复的试验确证"真气"的客观存在。只有证实存在的事物才能作为研究对象。朱院士以自己的主观感受、体验,证实"真气"的客观存在,仅仅是主观推论、假设,不能验证,难以服众,很难得到学术界的公认。应该借鉴"最强大脑"的做法,首先证实"真气"的客观存在。

（2）在确证"真气"的客观存在后，应进行深入、系统的科学研究。①"真气"的定义、范围、内涵、界限，对人体生理、病理状态的影响。②"真气"的发生、发展、转化规律。③"真气"的作用机制——物质基础（物理、化学、生理、病理等方面），作用规律，对人体功能及各器官、系统、组织的影响，特别是对生理状态及病理状态下人体各种功能的影响。④朱院士提出"真气"的概念定义为："真气是大量神经元的涌现现象。"与神经系统密切相关。神经元的活动，大脑全部及局部的功能与活动等，目前已有一些客观化、定量化、定位、定性的检测方法。脑科学、心理学、生命科学等方面的专家掌握很多检测方法，有助于"真气"的科学研究，应该进行跨学科的合作。"真气"研究，应该从个人主观感受走向客观化、定量化、科学化的研究。⑤医学角度、哲学角度及宗教角度对"真气"的认识不尽相同。建议重点研究中医学理论中的"真气"及其在养生保健、防病治病中的意义。古人的理论也要"与时俱进、持续发展"，也要科学化、现代化，有新的认识、新的理解和新的发展，要取其精华，弃其糟粕，不能停留在几千年前的水平上，故步自封。该肯定的要肯定，该否定的要否定，该发展的要发展。

一己之见，仅供参考。

(2017－06－20)

医生的神圣职责与首要任务是什么？

在第19届中国科协中医药学会上，我做了《试论中医十大问题》的发言，提到"医生的神圣职责是治病救人，首要任务是提高疗效、提高医疗水平"，并对"过度强调"科研型医院、科研型医生提出3点意见。

（1）强调"医生的神圣职责是治病救人，首要任务是提高疗效、提高医疗水平"。其他任务不应喧宾夺主、本末倒置。

（2）有条件的医生、医疗机构应该鼓励、支持医疗、科研、教学全面发展，但不应一刀切，硬性规定所有医生都必须以科研为主，发论文为主，"过度强调"所有医院都成为科研型医院，所有医生都成为科研型医生，脱离实际、脱离国情的提法应该慎重。

医生做科研工作需要几个条件：①有足够的时间、精力搞科研；②有足够的

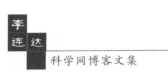

时间、精力去争课题、争经费；③有起码的科研条件、设备、助手或团队。但是，大量临床一线的医生医疗任务重、责任重，都在超负荷、超强度、超时间、夜以继日地治病救人，健康情况在恶化，在3个条件都不具备的情况下，还要他们拿出足够的时间、精力做科研、出成果、发文章，岂非强人所难？！

（3）"过度强调"科研型医生的三害：①医生评价标准及职称评定标准，理应以医疗水平高低、疗效好坏作为主要标准。但是，有些医院以论文多少，特别是SCI论文作为主要的，甚至是唯一的标准，对医生的发展有导向性错误。②对临床一线医生不公平。他们把全部精力、时间用于治病救人，不可能有足够的时间、精力搞科研，不具备起码的科研条件。他们救人无数，但在晋升职称时却困难重重，成为被遗忘的角落，这是不公平的。③医生发展的方向不是以治病救人为主，而是以论文为主，将使一些医生重科研、轻医疗，临床医生的医疗水平、数量及质量将会受到影响，不利于解决"看病难"问题，也不利于临床医生的健康发展。

关于"救100位病人，做1000台手术，不如1篇SCI论文"是否危言耸听的说明。以一位急诊科住院医师为例：每日救治病人十余人，按每日1人计算，做4年住院医师才有资格晋升主治医师，4年至少治疗1000位病人，但无论文（SCI论文）者，极少能够通过评审，晋升主治医师，有的十年八年仍是老住院医师并非少见。再以一位外科住院医师为例：每日做手术1～6台，按每日1台手术计算，4年至少做过1000台手术，没有SCI论文者，极难晋升主治医师，十年八年的老外科住院医师并非少见。至于主治医师晋升高级职称至少要6年以上的临床工作，更是救治100位病人，做1000台手术，不如1篇SCI论文，并非危言耸听。

有些医疗机构评价医生、评审职称时，唯论文倾向十分严重，以论文为主要审评标准，甚至是唯一标准，误导医生的发展方向，不利于医生的健康成长，也不利于广大群众。

"过度强调"科研型医院、科研型医生，将医生分为"医匠""医师"的提法要慎重，要符合国情，符合实际情况，要以全心全意为病人服务，提高医疗水平及疗效为主。医院和医生的发展要服从于人民大众的需求。

（2017－06－28）

又一曲抗洪抢险救灾的凯歌与悲歌

（抗洪抢险也应现代化、科学化！）

古人最怕"洪水猛兽"，今人仍怕"洪水"之灾。从古至今，全世界有很多国家几乎是年年发洪水，年年抗洪抢险救灾，年年有大量灾民失去家园甚至生命。年年都高奏抗洪抢险救灾胜利的凯歌，同时还有难以释怀的悲歌。

中华人民共和国成立以来，我国每次洪水泛滥成灾时，冲在第一线、战斗在最危险的抢险现场的总是人民子弟兵；无论何时何地何种天灾人祸，抢险救灾的主力军总是人民子弟兵。千军万马战斗在第一线，舍己为人、舍生忘死的英雄烈士层出不穷。人们把子弟兵看作救苦救难的天兵天将。

每一次抢险救灾都充分展现出我们国家是一个伟大的国家，我国的人民子弟兵是古今中外伟大的军人，这是中国人民的骄傲，是万民之幸。

在电视等新闻报道中，看到人民子弟兵与人民大众同甘苦共患难，团结合作，军民一家亲的场面，令人十分感动。但也看到，抗洪抢险所用的工具、方法，还是铁锹挖土，装土成袋，再人手相传，四处堵漏堵溃堤，方法工具之落后、效率之低，与大禹治水所用的工具、方法基本相同。我们抗洪抢险的工具方法还停留在如此水平，令人费解。

中华人民共和国成立以来，特别是近年，我国科技发展日新月异，能上天、入地、下海，在各个领域已经跻身世界前列，为什么抗洪抢险的工具、方法如此落后，还停留在大禹治水的水平？

建议：①长远规划应该是防患于未然，兴修水利，根治水患。②近期计划应该研究更科学、更合理的防洪、抗洪的战略战术，减少或防止洪水成灾，减少人民受害。应该制订主动的防治计划，而不是被动应战，到处堵漏堵溃堤。③积极研制快速、高效的抗洪抢险救援工具与方法。抢险救灾也要现代化、科学化，不能只靠人力和人抬土埋的落后工具和方法。④应该筹建一支高水平、高效、快速、机动、现代化的抢险专业队伍，充分发挥科学化、现代化的更大作用。

（2017 - 07 - 10）

[转载]转载《人民日报》评论：李连达 掌握好临床与科研的平衡（新论）

一部分医生以科研为主是可以的，但绝大多数医生应以治病救人的临床工作为主。培养医学人才的大方向不能离轨。

近年来，有的医院过度强调科研，过度重视建设科研型医院，过度提倡医生成为科研型医生，评出了一些"不会看病的高水平医生"。有的医学硕博士、教授及医学专家只重视搞科研、写文章，却不太会看病。

医生该不该做科研？这是一个带有普遍性的重要问题，也是亟待解决的方向性、导向性问题。医学科研很重要，能够让医生不断更新知识，把临床经验上升为理论，培养良好的科学思维。不过，也要看到，医生以治病救人为主，医生、医院及医学科研机构等，主攻方向还得是治病救人，直接或间接地为治病救人服务。

有的医生、医院、医学科研机构，不重视医疗工作，或认为临床工作不如科研"高级"。有的临床医生不重视医疗工作，把主要精力放在科研上。有的医院领导，把大量的人力、物力、财力都投向科研，结果医院的文章多、成果多、奖项多，但是医疗水平不高，治病救人的效果不理想。

人才没有高低贵贱之分，只有社会分工不同。有的医生，特别是刚毕业的青年医生，认为做临床医生整天忙于医疗，没有发展前途，只有从事医学科研才有水平、有发展、有前途。因而对于提高医疗水平不重视，把主要精力用于脱离临床的科研工作，逐渐发展成"疗效欠佳的医学专家"。一部分有条件的医生以科研为主是可以的，医疗、科研、教学全面发展应该鼓励、支持，但绝大多数医生应以治病救人的临床工作为主。

有人讲"救 100 位病人，做 1000 台手术，不如 1 篇 SCI 论文"，原因就在于评价标准出了问题。在评定医生水平、职称、工资、奖励等一系列问题上，至今尚无科学、公正、完善的评审制度与标准。评价临床医生，不看他的医疗水平及治病救人的能力如何，而是以 SCI 论文影响因子、引用次数为金指标。这也鼓励一些临床医生一头扎进实验室，不重视医疗水平的提高。

其实,看病和科研并不矛盾,而且应该是相辅相成的,关键是掌握二者的平衡。唯论文、唯 SCI 导向评价医生,将其作为医生晋升职称的主要标准,对基层医院和临床一线医生是不公平的。他们全部时间、精力用在治病救人上,没有时间、条件和精力进实验室、做实验、写文章、写论文。因此,要改革评价机制,引导基层医院和临床一线的医生以治病救人为第一要务。同时,在积累医疗经验、提高医学水平方面,也应该鼓励医生以科研的方式去思考、去交流。

近年来,有些中医机构热衷于纸上谈兵、坐而论道,还有些人把中医理论神秘化、玄学化,脱离实际、脱离临床。这对于提高疗效、提高防病治病能力、提高治病救人的水平没有多大帮助,不解决实际问题。有人热衷于争课题、抢经费,生产大量没有太多价值的论文、成果、专利,而不是努力解决治病救人亟待解决的重要问题。科研方向的偏离,浪费了国家大量人力、物力、财力,阻碍了中医学的健康发展,也影响了后继人才的健康成长。

总之,医生该不该做科研,医院要不要过度强调向"科研型医院"发展,医疗机构要不要以治病救人为主,人才培养的方向是医疗型医生还是科研型医生,这些问题都应该以实事求是的科学态度,具体情况具体分析。不论有多少理由,有多少千变万化的情况,医生的天职是治病救人,这个基本点是不变的。

（作者为中国工程院院士、中国中医科学院首席研究员）

(2017 - 07 - 18)

用人与用药的标准

241

一、用人

国家招考公务员,各行各业招考工作人员,都应首选德才兼备、品学兼优的人才,或进入人才库、杰出人才培养名单的优秀人才。但是缺德少才、有才无德、考试不及格,或是弄虚作假、徇私舞弊、蒙混过关者,不应选用,更不应进入人才库或杰出人才培养名单。

二、用药

药品是治病救人的"武器"。必须选用安全有效、治病救人的"好药";高效、

杂
谈

速效、长效、低毒的"好药";临床试验（Ⅰ、Ⅱ、Ⅲ期及上市后再评价）达到标准，通过审评，确证安全有效、能够治病救人的"好药"。选入《国家基本药物目录》《国家医保药品目录》及《中华人民共和国药典》的药物，作为首选药物。

但是以下几类药物，不应选用。更不应选入《国家基本药物目录》《国家医保药品目录》及《中华人民共和国药典》。

(1)既不安全，又无疗效，或是安全而无效，不能治病救人的假冒伪劣药品，均不应选用，更不应选入《国家基本药物目录》《国家医保药品目录》《中华人民共和国药典》，已经混入者应撤销、删除。

(2)药品临床试验（Ⅰ、Ⅱ、Ⅲ期及上市后再评价）未达标准，未能通过审评，或是通过不正当手段蒙混过关者，均不应选用，更不应选入《国家基本药物目录》《国家医保药品目录》《中华人民共和国药典》。

(3)有的药品"有效"但不显著、不确切、起效慢、作用弱，药效不持久，不良反应严重。临床试验及上市后再评价勉强通过，或经补考勉强及格，或是弄虚作假、伪造试验，编造数据、夸大疗效、隐瞒不良反应，或是用金钱收买、操纵、控制临床试验等不法手段蒙混过关者，均不应选用，更不应选入《国家基本药物目录》《国家医保药品目录》《中华人民共和国药典》。

三、从严要求

我国食品药品监督管理总局核查 2015—2017 年药品临床试验 2033 个，因不符合要求撤回药品注册申请者 1316 个（高达 64.7％）。这些药品当然不能选用，也不应选入《国家基本药物目录》《国家医保药品目录》《中华人民共和国药典》。这次核查结果说明我国过去的药品临床试验问题严重，应引起各方面的重视。近年，我国食品药品监督管理总局采取有效措施，大力整顿，加强监督管理，全面提高质量，提高临床试验的科学性、准确性及可信性，力求达到国内外先进水平。这些做法和有关法规是完全正确的，十分重要。对于那些弄虚作假、瞒上欺下、唯利是图、损害广大病人安全与健康的不法行为，应该根据《最高人民法院、最高人民检察院关于办理药品、医疗器械注册申请材料造假刑事案件适用法律若干问题的解释》进行清理，依法严惩。

用人不当，让一些尚未入笼的老虎、苍蝇、臭虫混进队伍，祸国殃民，后果严重。用药不当,假冒伪劣药品将严重危害广大病人的安全与健康,甚至成为谋财害命、杀人不见血的武器,不可不慎。

(2017 - 10 - 09)

《急诊科医生》等影视剧,情节感人,催人泪下!

《急诊科医生》《急诊室故事》《外科医生》《产科医生》《儿科医生》《成长》等描写医院医务人员的影视剧,故事情节真实、曲折、感人,没有虚构得神乎其神的情节,没有包治百病的"神医",没有拔高的正面典型,而是真实的感人肺腑的故事。剧作者的艺术水平及医学水平都令人佩服。

剧中的医务人员救死扶伤、舍己为人,不怕牺牲、不怕委屈、不畏艰难,夜以继日,无怨无悔的超强度工作;高尚的医德医风,视病人为亲人;从死亡边缘救活病人的喜悦,抢救失败的悲痛,真情流露,催人泪下;真实地反映了医务人员在工作中、生活中的喜怒哀乐、成功与困惑。

剧中的病人及家属,遭受肉体与精神上的打击,还遭遇经济、家庭、社会等多方面难题的困扰,雪上加霜,在痛苦中挣扎,令人同情。有些病人寄希望于医生,认为医生是包治百病的"神仙"。但是他们不了解当前的医学水平,有些疾病尚乏良策,无法治愈,医生的无奈与痛苦不为人知。甚至有的病人及家属打骂医务人员、杀害医生。剧中对医患矛盾的发生与妥善处理,也提出一些有益的经验。

剧中对唯利是图、制造假冒伪劣药品、危害广大病人的生命安全的不法奸商进行了揭露,也描写了一些有责任心、正义感的医生,为了保护广大病人的用药安全,与奸商进行坚决斗争,甚至大义灭亲。而奸商则是不择手段地对揭发者进行打击、报复、迫害,甚至杀人灭口。这些江湖骗子、不法奸商,制售假冒伪劣药品,损害病人健康,性质恶劣、后果严重。为了保护广大群众的利益、病人的安危,对这些祸国殃民的奸商必须坚决打击,剧中的描写很有现实意义与教育意义。

这几部影视剧,既有艺术性、观赏性,又推广普及医学常识,具有教育医务人员及医科大学师生的意义,是非常优秀的剧作,值得推荐。

在这些影视剧中也存在一些共性的小问题,提出来供参考。

一、高跟鞋问题

剧中女医生穿着又细又高的高跟鞋,亭亭玉立、体态优美。但是在医院里,特别是病房、急救室、急诊科、重症监护室,不应穿高跟鞋。理由是:①在抢救危重病人时,分秒必争,医务人员需要来回奔跑抢救,高跟鞋不利于抢救工作,甚至容易跌倒。②在医院中,特别是病房、急救室等处,应保持安静,高跟鞋的声响太大,影响病人休息与睡眠,甚至使病人紧张、焦躁。因此,在医院上班时,特别是在某些环境中,不应穿高跟鞋(特别是又细又高的高跟鞋)。

二、白大褂(工作服)问题

剧中很多医生,不系纽扣,走起路来飘飘然,很帅气、美观。但不符合医学要求。医生穿白大褂不是为了美观,而是为了保护病人。①防止医务人员将院外的污染及致病源(细菌、病毒等)带进医院,传染给病人,造成交叉感染。②防止医务人员将医院里的污染及致病源带到院外或家中,传染给其他人或医者的家属。因此,医生穿白大褂时,应系好纽扣。此外,不应穿白大褂进食堂就餐,或进入人群集中的市场、商场,防止扩散传播病菌。

三、帽子问题

剧中医生在工作时不戴帽子,女医生长发披肩,飘来荡去,颇为美观,但不符合要求。过去正规医院要求医生护士在工作环境、上班时,都应戴帽子,而且将头发全部放在帽子里,以免妨碍诊疗操作,造成污染,特别是在做治疗时更应注意。近年,护士仍戴帽子,很多医生不戴帽子,值得商榷,至少不应长发披肩。

四、饰品问题

剧中有的医护人员戴耳环、项链、手镯、戒指或染指甲,都很美观,但不符合医学要求。这些饰品易携带细菌,妨碍诊疗操作,甚至会造成事故。因此,医生、护士、实习医生等,在上班工作时,不应戴这些饰品。

五、医务人员坐病床问题

剧中医务人员与病人亲切谈心、安慰病人时,常常坐在病人床上,不妥。按规定,医务人员不应坐在病人床上,为了避免病人的病原体大面积污染白大褂,再由白大褂传染给其他病人,造成院内交叉感染,扩散疾病的传播。

此外,在上级医生带下级医生、实习医生及护士查房时,不应倚墙或依床而立,更不能坐在病人床上或桌椅上。

以上这些小问题不注意,可能引起大问题。影视作品不是教科书,不应过分要求。但它有一定示范作用,实习医生看过后可能模仿、照办,养成一些不正确习惯。在影视剧中如能适当注意,岂不更好!

(2017 - 11 - 29)

"越权治疗"与"见死不救"哪个错误更严重?

2010 年,有位助产士接生时发现产妇痔疮出血,立即缝扎止血,使母子平安,理应受到表扬与感谢! 但产妇家属却诬告她"越权治疗""缝肛门",将她带到派出所,又告到法院,经大量新闻媒体的错误报道,成为轰动全国的大案。我曾在《科学时报》(2010 年 8 月 6 日)发表《缝肛门——荒唐的闹剧》,对此事件进行严厉批评。直至 2017 年 1 月 3 日法院做出公正判决,为央视台记者的正确报道正名,为助产士平反申冤(详见 2017 年 1 月 5 日科学网:喜闻"缝肛门事件"七年后申冤昭雪)。

最近影视剧《儿科医生》又出现类似情节,病人的母亲突发急性喉炎、喉梗阻、窒息、昏迷,病情危急,几分钟即可死亡。在此紧急关头,儿科主治医生及住院医生果断进行气管切开、插管,抢救成功。这两位医生的诊断、治疗及急救措施是完全正确的,理应受到表彰,但病人家属却以"越权治疗"为由,对医务人员打骂、伤害,串通医闹和不良记者,大造舆论,进行人身攻击、诽谤和敲诈勒索,而医院领导还要惩罚两位医生,甚至除名。医生救人无功,反遭迫害。这段故事的情节需要商榷。

一、治病救人第一

在任何情况下,任何规定都必须有利于治病救人,而不应限制、妨碍、阻止抢救危重病人。任何借口都不应成为见死不救的理由。在没有其他专家或专科医生在场的紧急情况下,任何医务人员(甚至非医务人员)对任何危急重症病人进行抢救,都是应该的,不存在"越权治疗"问题。而以"越权治疗"为理由,"见死不救",才是最严重的错误,最大的犯罪!

如果儿科高年资主治医生抢救成年病人是"越权治疗",那么内科、外科医生抢救儿童病人也是"越权治疗"? 助产士对产妇合并痔疮出血,进行缝扎止血是"越权治疗",那么外科医生在车、船、飞机上,无产科医生的情况下,接生助产,也是"越权治疗"? 甚至非医务人员遇到溺水、昏迷、抽风、呼吸心搏骤停等紧急情况,又无医生在场时,进行力所能及的抢救更是"越权治疗"?! 在偏远山区及农村,有些医务室或诊所,只有1~2名医生,没有专科医生,他们不是喉科或外科医生,抢救急性喉炎、气管异物、窒息是"越权治疗"? 他们不是心脏病专科医生,抢救心肌梗死、心力衰竭、心搏骤停,也是"越权治疗"? 他们不是神经科专科医生,抢救昏迷、惊厥病人,也是"越权治疗"? 他们抢救任何病人都是"越权治疗",都要受到惩罚?

对"越权治疗"的误解、歪曲、乱扣帽子,将会害死多少病人,又将毁了多少医生? "越权治疗"这顶大帽子又在医务界满天飞,又要害死多少人? 昔日的教训,岂可重演?!

二、何谓"越权治疗"?

"越权治疗"应有严格的政策界限及医学原则,不应任意曲解、扩大化,甚至成为医闹的撒手锏。"越权治疗"应指无处方权的医务人员或非医务人员,擅自开处方,给病人用药、进行治疗,或是超越自己职权或专业范围,在有专家或专科医生在场的情况下,而无资质或资质不合要求者强行治疗,或是普通诊所收容烈性传染病进行治疗,造成传染扩散者,均属"越权治疗"。

我国各医学院校都是全科教育,培养的是全科医生(个别专业例外)。只有高年资住院医生在各科轮转的基础上,掌握了内、外、妇、儿各科基本治疗技能后才向专科发展,成为专科医生。因此,绝大部分专科医生都具备全科医生的水平,跨科医疗(在某些特殊情况、紧急情况)是允许的,不存在"越权治疗"问题。剧中儿科高年资主治医生,对儿童病人气管切开抢救窒息,是十分熟练的技术,用于成人更无问题,岂能定为"越权治疗"?!"欲加之罪,何患无辞",令人震惊!如此乱扣帽子,谁还愿意做医生?谁还敢抢救危重病人?!

三、如何判断是非?

判断是非,应具体情况具体分析,不能一刀切、官僚化、扩大化。以事实为依据、以法律为准绳,动机和结果是判断是非的主要标准。以营利为目的、无资质的"医生",进行不合理的治疗,结果造成病人不应有的伤、残、死亡者,应为"越权治疗",违规违法,应予严惩。

以治病救人为目的,在紧急情况、特殊情况下(如没有专科医生或上级医生在场,请专家会诊或送急救室、手术室又来不及时)进行"越权治疗"是合法、合规、正确的。特别是抢救成功,救人一命,更是合法的。不应判定"越权治疗",更不应给予惩罚。甚至非医务人员,在没有医务人员在场的情况下对危重病人进行紧急抢救,也应鼓励、支持,而不应乱扣"越权治疗"的大帽子。

四、涉及医生、医院的重大原则问题,应掌握好分寸和原则

有关医生、医院的影视剧,一些技术细节有缺欠,不应过分苛求。但是涉及一些重大原则问题,应掌握好分寸和原则。剧中对医务人员全心全意为病人服务、任劳任怨、舍己为人、高尚医德医风的描写很精彩、很感人,但把医务人员描写成任人打骂、伤害、恶意诽谤、敲诈勒索,无底线、无原则地容忍,没有尊严和人身安全保障,不受法律保护的法盲,似乎欠妥。有些病人及家属,在医闹和不良记者煽动下的违法行为,医务人员应拿起法律武器,捍卫医务人员的合法权利、最起码的人身安全与尊严。不能无底线、无原则地容忍医闹的胡作非为,不合理的敲诈勒索,以及恶意诽谤、人身攻击;不能容忍医闹破坏医院秩序,干扰正常医疗工作。

对于"越权治疗"的误解、歪曲、扩大化,有利于医闹的胡作非为,不利于维护医务人员的合法权利,不利于治病救人,也不利于正确处理医患纠纷,改善医

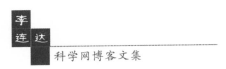
患关系。

　　以上看法,仅供参考。

(2017－12－05)

声援吕洪波老教授

　　我与吕教授素不相识,拜读《公开信》后,有3点看法供参考:

　　(1)吕教授对国家负责、对科学负责的敬业精神、艰苦奋斗精神、公而忘私的精神,带着师生,纵横千里荒漠地区,日夜辛劳,既当司机,又是地质队员,用个人存款垫付野外开支等行为,令人敬佩! 值得学习。

　　(2)吕教授不仅长期艰苦奋斗、忘我劳动,有损健康,积劳成疾,更严重的是因为铀矿地质调查,长期接触含铀放射性物质(诱发白血病或者其他放射性损伤的重要原因),应为工伤职业病,应根据有关规定,享受工伤待遇。

　　(3)旧社会,有"无商不奸、无奸不商"之说。中华人民共和国成立后,特别是近年来,无论官商或私商都很重视诚信,不法奸商明显减少。但时至今日,竟有国有大企业如此言而无信,拒不执行合同,这不仅是钱的问题,更是对科学家辛勤劳动的不尊重、对科技人员的不尊重。中华人民共和国成立以来,党的知识分子政策不断改进,特别是近年来习近平总书记多次指示要尊重科学、尊重知识、尊重科技人才。党中央、国务院也多次颁布有关政策法规,强调科技强国、科技创新、科技人才的重要性,增加科研经费的投入、改善科研环境与条件、提高科研人员的待遇。这些政策是好的,但是全面落实难,阻力大,亟待改进。国有大企业不能带头示范,也不应成为反面典型,不要成为科技事业发展的绊脚石。

　　希望这个不应有的问题能够早日得到合理解决。

　　祝福吕教授早日康复,松柏常青!

(2017－12－18)

评职称有感!

　　元旦刚过,又一轮学术职称评审开始了! 学术职称是学术水平的标志,是责任、义务与荣誉的标志，是对广大知识分子、科研人员的鼓励与鞭策，是调动广大知识分子积极性的重要手段之一，意义重大，无须赘述。

一、"受审对象"的辛酸

学术职称与物质利益、学术荣誉、社会地位、政治地位、经济地位等密切相关，特别是与科研人员的课题申请、经济来源、发展前景、前途与命运等息息相关，是很多知识分子羞于启齿又不得不追求的希望。我国的知识分子几乎是人人受审、年年受审、终生受审，是无休止的幸福追求，也是苦海无边的噩梦！

每当学术职称评审时，很多"受审"对象四处奔走，找评委、递材料，有年轻的后起之秀，有中年的学术骨干，也有顽强奋斗、屡审不中的老学者。他们有很强的自尊心和尊严，但又不得不忍受屈辱；他们不愿意自吹自擂，但又不得不毛遂自荐。此情此景令人心酸。我国的知识分子为了一项桂冠，何至如此？又不得不如此！多少宝贵的时间、精力、尊严与荣辱，浪费在了这没完没了的"评审"中?!

二、政策规定、审评形式、程序与标准已有很大改进

为了做好评审工作，国家出台了一系列政策、法规、标准及注意事项。有些人不断宣讲一些尽人皆知的大道理，评审工作已有很大改进。评定学术职称，理应以学术水平、学术贡献为主要标准，不应受到"非学术因素"的影响，更不应该喧宾夺主，成为评审职称的主要根据。

当前有些部门或单位，在评审的形式与程序上，都已做到公平、公正、公开。但实际工作中，仍然存在一些不公正、不公平、暗箱操作，甚至一些不正当活动，"非学术因素"仍然起着重要作用。如何使评审工作真正做到公平、公正、公开？如何从形式和程序上的公正提高到实质性的公正？如何将大道理落到实处，从虚到实地解决实际存在的问题？仍需进一步改进、完善。

三、评审职称的"公正、公平、公开"

评审职称的"公正、公平、公开"是相对的，不是绝对的。"绝对公正"是不可能的。

（1）名额问题：由于名额有限，有些人不是学术水平不够，而是名额不够，并

非所有达到标准者都能当选。

(2)标准问题:过去以论文为标准,论文是评审职称的主要标准,甚至是决定性标准,是不合理、不科学的。但是更合理、更科学、更准确的标准难于确定。公正的标准应该是学术水平、学术贡献为主,论文、专著等为辅。但是学术水平难于定性、定量,更难一刀切。不同学科、专业、单位很难有统一标准。还需不断改进、完善,目前只能是"相对"公正的标准。

(3)评审委员问题:评审对象的学科、专业范围很广,种类很多,评委会的组成只能是"大同行,小外行"。例如:医生评审涉及中医、西医、临床、基础、医与药等,在临床医生中又涉及内、外、妇、儿等几十个学科和专业。评委会的组成不可能各科专业俱全,不可避免地会出现内科专家评牙科医生,心血管专家评妇产科医生。"大同行,小外行"的评审未必准确,曾出现过"14岁以下儿童不适用片剂及注射剂"的笑话,这大概是老年病专家评审儿科医生出的"高论"。今后评审中应尽量做到"小同行"评审为主,提高评审的准确性及"公正、公平"。

(4)非学术因素的干扰问题:国家发布的政策、法规、标准以及学术界的共识,都强调学术职称的评审应以学术水平、学术贡献为主,排除一切非学术因素的干扰。但是至今在很多单位的评审中,非学术因素仍然起到重要作用,明的、暗的,有形的、无形的影响,不能完全排除。这是学术职称评审出现不公正、不公平、不公开的主要原因,也是最难克服的主要干扰。

一方面,职称是社会分工的需要,而合理的社会分工又是推动社会发展的需要。但是处理不当,它可能成为滋生"等级化、特权化、官僚化"的温床,是把双刃剑,而评审职称的"公平、公正、公开"是合理的社会分工的基础。因此,学术职称评审关系到几百万科、教、文、卫等部门的知识分子。科研人才的合理分工关系到我国科技事业的健康发展,关系到科学强国等重大问题。另一方面,学术职称评审又是涉及国家的政策,评委会的组成与大公无私,以及受审对象的思想、认识及实际问题等3个方面的问题,是十分复杂、困难的工作。真正做到"公平、公正、公开"并非易事。需要多方面的不断努力,不断改进、完善。

祝愿通过评审晋升职称者新年快乐!

也祝愿名落孙山者蓄芳待来年!

(2018-01-08)

科研经费管理需要进一步明确政策界限

近期,有些科教人员,特别是贡献突出的杰出专家,因科研经费使用问题被判刑入狱,在社会上引起很大震动,在科教界造成广泛的影响,正面影响为主,负面影响也不可忽视。这些事件存在两种情况、三方面影响。

一、两种情况

一种情况是明知故犯,知法犯法,主观上想侵吞国家财产、贪污科研经费,应该依法惩处。另一种情况是有些问题政策界限不清,合法与违法的界限不清,工作失误与犯罪的政策界限不清,主观上守法,客观上违法。在科研经费使用和奖金分配上,主观认为是合法的处理,客观上却成了违法行为,甚至构成犯罪,这种情况并不少见,在有关的案例中,或多或少地存在政策界限不清、认识不同、解释不同的问题。

二、三方面影响

(1)由于某些问题政策界限不清,理解有误,定性及判定标准有很大差别。对当事人产生巨大影响,甚至会终止科教生涯,一世英名毁于一旦。

(2)对于其他科教人员的影响。有些科教人员对于科研经费的使用及奖金的分配,产生恐惧心理,"宁左勿右",宁可不用或少用,也不愿误踩红线,遭受牢狱之灾;甚至有人不愿意申请国家课题及经费,以求平安。这对于调动广大科教人员的积极性产生了消极影响,不利于贯彻执行国家颁布的各项有关科技工作的政策法规,不利于科研经费的合理使用,发挥应有的作用。

(3)对于法院法官们,由于对某些问题的政策界限不清,或不同解释、不同掌握,在审判有关案件时会出现相同的问题不同判决,甚至误判、错判,造成错案、冤案,或有的案件出现困惑,议而不决、决而不判。为何出现这种情况?原因是多方面的,但是有的问题政策界限不清,难于准确定性、合理判决可能是重要原因之一。

因此,政策界限不清,对于当事人、其他科教人员以及法官三方面都会带来一些困惑、歧义，甚至造成错案、冤案，后果严重，影响深远，不可忽视。

三、建议

近年，国务院、科技部及有关部门颁布了一系列新的政策，有关科研经费管理、使用及奖金分配的新规定，但是原有法律相关的规定没有进行相应调整，或做出相应的法律解释。在某些问题上出现了新的政策规定与原有法律规定不一致，甚至互相矛盾的问题，出现政策界限与法律界限不一致，甚至同样的问题按新的政策规定是合法的，而原有法律规定是违法的，使广大科教人员在使用科研经费时出现困惑，合法与违法的界限不清，甚至不自觉地踏红线，主观守法、客观违法。因此，建议如下：

（1）新的政策规定与原有法律规定应该协同一致，不应互相矛盾。在新政策颁布的同时，相应的法律法规应进行合理的调整、修改，或做出新的法律解释。

（2）进一步明确有关问题的政策界限，特别是合法与违法的界限，工作失误与犯罪的界限。有关规定及判断标准，应该明确、具体、具有针对性及可行性。仅有宏观精神、原则性规定，或是模棱两可、含糊不清的解释是不够的。

（3）有些案例情节复杂，事实不清，政策界限不清，难于准确定性、定案，社会影响很大及学术界有争议的问题，应该慎重处理。做到"以事实为依据，以法律为准绳"，并考虑新的政策规定与原有法律规定的差异，对定性、定案的影响。对于事实不清、证据不足或政策界限不清，难于定性、定案者，不应急于逮捕、入狱，更不应长期关押不审、不判。对事实不清、证据不足者，是否可以"疑罪从无"，待事实清楚，犯罪证据确凿时再定罪判刑？应尽最大努力防止冤假错案的发生。

所提建议未必正确，仅供参考。

（2018－02－08）

对脑科学研究的建议

世界各国竞相开展脑科学研究，我国也投入大量人力、物力、财力，积极推进脑科学研究,意义重大。

"最强大脑"从 10 万最强大脑候选人中精选出 100 位杰出的"最强大脑"者,在记忆力、计算力、空间力、创造力、观察力、推理力 6 个方面有着超常功能,而且反应速度之快,令人吃惊。"最强大脑"节目中展示的是大脑功能的多种超常表现,但是其作用机制、科学基础是什么,尚不清楚。国外曾对某些科学家死后大脑进行研究,收获不大,说明只从神经解剖、组织学、形态学研究是不够的,难以揭示大脑的诸多谜团。必须从神经解剖、神经生理、神经递质、信息通路、传导速度、基因以及心理学等多方面、多学科、多领域进行综合研究,才能全面推进脑科学研究。

我国从 10 万"最强大脑"竞选人中精选出 100 位杰出代表人物,他们的贡献不应仅限于电视节目或国际比赛获得多少冠军,他们应在脑科学研究中做出更大贡献。他们既是脑科学的研究对象,又是脑科学研究的专家,将这 100 位杰出代表人物作为脑科学研究的对象,将是脑科学研究有史以来最杰出、最珍贵、最有意义、最有价值的研究对象。有可能推进脑科学研究发生质的飞跃,有可能揭示千百年人类脑科学的诸多谜团,是其他研究对象无法取代的。

建议:

(1)组建国家级脑科学研究院,集中一批跨界、跨领域、跨学科的多方面专家,进行系统、深入的脑科学研究。

(2)在脑科学研究中设立"最强大脑的脑科学研究"重大专项课题,对"最强大脑"的杰出代表人物进行有针对性的系统研究,力求对人类大脑的奥秘取得突破性进展。对这些"国宝"应重点加以保护、支持、关怀,排除一切干扰及烦心琐事,使他们专注于人类脑科学研究。

"最强大脑"不仅是很受欢迎的文艺节目,是夺冠优势的国际竞赛项目,更应成为揭示人类大脑奥秘的金钥匙。他们既是被研究的对象,又是主动参加研究的专家,应发挥他们特有的优势,做出重大贡献。

(2018－03－19)

人民政府爱人民——癌症病人的喜讯!

近年,党中央、国务院宣布一系列有关医疗、医改、医保的新政策。2018 年

4月12日,国务院又宣布自5月1日起实行一系列救助癌症病人的好政策,充分体现我国社会制度的优越性,人民政府爱人民的优良传统。

最近与一位癌症病人交谈了解到,他是一位优秀的青年科技人员,身患癌症,每年医药费需数十万元,且大部分是进口自费药,不能报销。尽管有单位领导的关怀、亲朋好友的帮助,但是上有老、下有小,自费负担的医药费还是如此沉重。幸有一位同甘共苦的贤妻,相濡以沫,不离不弃,但已求借无门,因病致穷,濒临绝境,无法维持下去。令人心酸,欲哭无泪。他们的遭遇不是个别现象,而是多数癌症病人的普遍现象,是难于解决的社会问题。

党中央、国务院的一系列决策,犹如久旱逢甘霖,给广大癌症病人送来令人欢欣鼓舞的福音,从多方面解决人民大众,特别是癌症病人的疾苦。

(1)鼓励自主创新,研制自己的抗癌新药。国家投入大量人力、物力、财力,集中各方面的人才,制定各种鼓励政策,鼓励自主创新,研制抗癌新药。新药审评部门也开通快速通道,凡是安全有效的抗癌药都可以快审、快批、快上市。既可降低药价,满足社会需要,又可大幅度降低医药费用的自费部分。给病人带来极大的实惠。

(2)鼓励引进、仿制进口国外安全有效的抗癌药。由于研制抗癌新药十分困难,我国目前还不能完全依靠自己创新的抗癌药满足社会需求,还有很多抗癌特效药,必须依赖于进口、仿制。

由于巨额专利转让费、进口关税,以及国内销售商层层加码,以致国内进口药、仿制药的售价普遍偏高。国家为了解决大众疾苦,减轻负担,采取一系列措施,鼓励仿制,加快进口药审批,降低关税,快速放行、上市等,满足广大癌症病人的急需。

(3)降低抗癌药成本,降低生产、流通、监测及应用等各个环节的费用,使药费进一步降低,大幅度减少病人自费负担。这些惠民政策使广大病人得到实惠,是雪中送炭、救助及时的好政策。

(4)广大群众,特别是癌症病人,热切希望尽早落实这些好政策,并落到实处,真正落到病人的身上。要坚决贯彻执行党中央的好政策,要雪中送炭,不要锦上添花。要防止不法商人弄虚作假、巧取豪夺。要防止在各个环节上层层剥皮、层层截留,而落到病人身上所剩无几。

党中央、国务院这一系列好政策,将救助多少身患癌症的病人,将使多少绝望的病人重新燃起与疾病抗争的希望！也将使我国防癌、抗癌的医药水平大幅度提高。

这样利国利民的好政策，人们渴望尽早、全面落到实处，落到病人身上。

此外，抗癌战线的白衣战士们，在日夜奋斗，在超强度、超时间、超体力地艰苦奋斗。他们的献身精神是伟大的，工作是艰苦的，整体健康水平在下滑，令人忧虑。应该对他们多加关怀、爱护与支持，在精神、物质及工作条件等方面适当予以改善。

今日朝阳更辉煌！红日普照大地，给无数病友带来温暖和希望！

伟哉，中国新时代！

（2018－04－16）

杂谈

附　录　师生情纪念

师　表

人生最大的财富之一是在年轻时能从师于自己仰慕和崇敬的老师。我就是这样一个幸运的学生。1981年,我经过刻苦努力考取了李老师的研究生。

一、牡丹皮的药理学研究

在论文开题前,李老师给了我一份活血化瘀药对犬心脏血流动力学影响药物筛选的研究资料,指示我仔细研读,然后向他汇报感悟。这项工作是李老师的研究室早些时候完成的,共研究了20多种中药。经过认真比较和综合分析全部药物的实验参数后,我选择了牡丹皮作为我的研究课题,并得到了老师的赞同和支持。从那天起,牡丹皮——我最爱之花的根皮就与我的事业和人生结下了不解之缘。在之后的三年中,我在老师的耐心和严谨指导下,以及研究室同事们的协助下,完成了牡丹皮不同剂型对犬心肌缺血及心脏血流动力学影响的研究,建立了在体开胸心脏浮动微电极的电生理研究方法,并对牡丹皮提取液进行了研究。为了进一步研究牡丹皮有效成分对心肌细胞电生理的影响,在老师的大力支持下,我幸运地得到了军事医学科学院蔡翘教授电生理研究室的接纳,这为我提供了当时国内唯一的可以进行这项研究的实验室。在李老师的指导下,在蔡教授研究室的老师和很多同事的帮助下,我们成功地在国内首先记录到了培养心肌细胞的动作电位并进行了牡丹皮有效成分的研究。我于1984年11月顺利通过了论文答辩,该论文还荣获了全国药理学会青年论文二等奖。那时,我轻轻松了一口气,因为我没有让老师失望。

在我论文答辩后不久,答辩委员会成员之一的周金黄教授对我讲的一番话正是我从师李老师三年的感言。周教授讲:"你很幸运能有李老师作为你的导师,他是我们国家难得的中药药理研究专家。他治学严谨,思维敏捷,为人正直。"周教授还告诉我,他每次在全国药理学大会结束时都请李老师为他起草总结发言稿,因为李老师行文简练而透彻。

1992年11月—1995年11月,我在英国伦敦大学联合医学院(现国王大学医学院)攻读博士学位,研究课题为"牡丹皮有效成分对心肌细胞膜离子通道电生理特性影响的研究"。李老师为我取得这一成绩而由衷地高兴。

二、坚强的意志——师表的力量

1982年,在我攻读硕士学位的第一个学期,李老师痛失24岁的爱子,师母和老师年迈的母亲都生病住院,老师自己因工作伤了腰坐在轮椅上。我深深地为我的老师痛心,真不知老师怎样熬过这心痛的日子,而又无力为老师分忧。可老师以他惊人的毅力和对生命中一切的责任感,坚强地站起来了。他没有把他的痛苦流露在我们面前,他没有因为极大的悲痛而影响对我们的指导和他献身中医药研究的理想和决心。这是我人生中经历的最难忘的"身教"课,这里没有"言传",但它是那样的刻骨铭心。

1995年1月,在我刚刚写完博士论文第一稿之后,我的丈夫因车祸永远地离开了我和我们8岁的儿子。祸从天降,痛不欲生! 颖群,他不仅是我的丈夫,更是我事业最大的支持者;他支持我考硕士,支持我出国攻读博士学位,一人承担起照顾年幼儿子的全部责任。他走了,我的世界崩溃了! 可我怎样来抚养我年幼的儿子,照料我年迈的母亲,完成我未竟的事业……我的力量又从哪里来? 我的榜样在哪里? 我回想起李老师痛失爱子的经历,而且对老师在当年所经历的一切有了更深层的理解。我无须到远处去找榜样,老师在当年站起来了,而且走出了更精彩的人生。我想这是老师对他在天堂的儿子的最深切的爱。老师榜样的动力使我深思我作为母亲、女儿的责任,作为科学工作者的职责。我是多么想报答父母的养育之恩,报答培养我的祖国和老师们,为母亲和祖国增光! 我要坚强,像老师一样从悲痛中寻找力量,更好地完成人生的使命。师表的力量是无穷的。

三、为人的师表

李老师平时言语不多,但在指导我们时总是把最关键的问题指点出来,启发我们去思考,提高独立工作的能力。我没能得到老师在做人方面的言教,但老师为夫、为父和为师的身行使我受益匪浅。

老师和师母之间的爱及相互尊重和支持已成为佳话,正如在《中医药研究》一书中老师和师母合照下的题字:风雨同舟半世纪,荣辱与共两郎中。他二老的故事可作为当今年轻人爱情和家庭的典范。

在老师的身上凝聚着中华民族的传统美德。他爱才如子,与人为善。如果他的学生或他手下的任何一个努力工作的人(有勇气)向老师提出要求,老师总会像慈父一般认真考虑并尽力给予帮助,以使他们安心工作,不断进步。

四、中药安全性的研究

李老师为祖国的中药药理学的起步和发展,为中成药的研制及药品规范化等倾注了大半生的心血,也付出了极大的代价。中医中药在国际上的信誉在不断提高。中药药理研究不仅在国内广泛开展,而且在国际上也已形成了规模。同时,国内国外也时常有中药毒副反应的报道。我意识到老师近些年来更加关注中药安全性的问题。我理解这是老师的一种使命感,因为他深知自己作为国家中医药研究带头人的责任。

今年9月,第八届世界中医大会在英国伦敦召开,在会议筹备期间,我向大会伦敦组委会建议请李老师在大会上发言。老师在繁忙的工作中抽出时间到会发言,发言的题目是"中药安全性的研究"。老师在他的演讲中详细论述了中药安全性研究的方方面面,并提出了一系列建议和要求。可见老师对中药毒理研究的重视。

药物毒副作用的问题也是西药工业的大而难解决的问题。单一成分单一靶点是西药毒副作用的主要问题之一。中药相对西药具有较小的毒副作用,这是比较公认的一种认识。中药多成分多靶点,注重整体观是它的优势。但有优势不等于没有问题。我理解老师是立志把中药较小的毒副作用减小到更少、更小,以造福于人类。

五、结束语

李连达老师是我国杰出的中医药理学专家。李老师的刻苦钻研、敏捷思维和严谨治学是他成功的关键。为人真诚、正直、善良,是他受到尊重的原因,也是他有时身处逆境的原因。我为在年轻时能有机会在李老师的指导下起步而感到庆幸,我为老师的为人和不屈不挠的奋斗精神对我人生的鞭策而由衷地感激!

祝老师身体健康!

> 1981 级研究生 马玉玲
> 撰写于 2011 年
> 收录于《孺子牛:院士之言》

和李老师在一起的日子

伴随着一阵阵热烈的掌声,一位年近花甲但精神矍铄的老人迈着自信而轻快的步伐径直走向了发言台。他清了清嗓子,台下立刻变得鸦雀无声,崇敬和羡慕的目光从四面八方汇集成了一个美丽的聚焦点,而这个聚焦点的中心就是发言台上的这位老人。他慈祥的面容中带着几分庄严,喜悦的神情中露出丝丝平静。岁月留给他的财富从他心灵的窗户里射出睿智的光芒。"通往院士的路不是一条撒满鲜花的平坦大路,而是一条充满着荆棘和汗水的曲折之路……"这段开场白我一辈子都不会忘记,它于 2003 年年底刻在我的心里,从此影响了我以后的人生。

这位老人就是我的大学实习导师李连达院士。

能进入李老师的课题组应该算是一个幸运的意外。那个时候,我还是南京中医药大学药学院药理系的大四学生。因为家在北京,所以想在大五的时候回北京实习。我们学校的药理系是五年制的专业,可是药学院从来没有让学生去外地实习的先例,于是在咨询过相关规定之后,系里答应我如果在北京能找到对口的实习单位接收我,就让我回北京实习。一阵欣喜后,我开始在网上进行调研,终于发现,在离家很近的中医研究院西苑医院中有一位叫李连达的首席研究员正在进行心血管方面的研究。我决定给李老师打个电话试试。大不了就是不成功,反正谁也不认识谁,丢脸也就丢一次。虽然经过无数次在镜子面前的反复练习,可一拨电话,我的心跳还是无法抗拒地急剧加快,大脑不由自主地缺氧,手心不停地冒冷汗。通了,我赶紧自我介绍:"您好,请问是李连达李老师吗?""我就是,您哪位?""我是南京中医药大学的药理系大四的学生,想在您那儿实习一年,您那儿收实习生吗?"电话那头沉默了。5秒钟后,在经过一番短暂的自我介绍后,电话那头还是沉默。接着我把能说的都说了,又过了3秒钟,等待的时候,时间总是过得很慢。就在前途未卜的时候,我突然听到了4个字"你过来吧"。就这样,在接下来一年的时间里,我在李老师的课题组跟着张荣利、宁可永、李贻奎3位师兄开始了"中国小型猪自体骨髓干细胞对心肌梗死的影响"的研究。

那是很累却很充实的一年。经常早上9点到实验室,晚上9点才回家。记得有一次,我们在显微镜下观察到了转变成心肌细胞的干细胞,张师兄兴奋地给李老师打电话。李老师急匆匆地赶到实验室,他看到我以后愣了一下,抬头看了看墙壁上指向9点的钟说:"小何还在呀?!"我点了点头,心里那个花呀乐得叫一个灿烂。辛苦没有白费,终于在李老师面前好好表现了一次。他俯下身子去看显微镜,一会儿脸上便露出开心的笑容,笑着对我们大家说:"很好的结果,辛苦大家了,做完实验就早点回去休息吧。"能得到李老师的称赞,让我们大家谁也不觉得累。

然而,实验也不是一帆风顺的。当实验做不出来的时候,我的心情开始变得很迷茫,不知道自己是不是适合做实验,不知道自己今后的路要往哪里走。冬天的北京城是肃杀的,空气是冷的,树木是光秃秃的,行人的步伐是急匆匆的。那天,我穿着一件黑色的羽绒服,等到了实验室的时候看见李老师的办公室里亮着灯光。我敲了敲门。"请进。"李老师说。"李老师,您忙吗? 我现在可以和您谈谈吗?"李老师放下了手中的文献,对我说:"请坐。""我想知道您是怎么样有今天这样的成就的? 您有遇到实验失败特别灰心、特别气馁的时候吗? 您怎么就知道您会走向科研这条路呢?"我把心中的疑惑一股脑儿地倒了出来。"我当时大学毕业就来了这里,那时的实验条件非常差,我就在一个不到十平方米的房间里做实验,那房间好像是用原来的卫生间改的,想转个身都很困难。

做实验不容易,想出结果就更不容易。有的时候累到腰都直不起来。但是做实验要的就是一股坚持不懈的精神,否则什么结果都做不出来……"在和李老师谈了二十分钟后,被屋里的暖气烤得热乎乎的,于是我就把外面的羽绒服脱下来放在身后的椅子上。因为羽绒服质量不好,掉出来的鸭毛满天飞,就像春天的柳絮一样。其中还有那么几片就洋洋洒洒地正好飞到李老师面前,然后很显眼地大大方方地躺在那张暗红色的办公桌上。唉,羞得我就差找个地缝往里钻了。但是,李老师似乎什么都没有看见,还是那样面带微笑地和我谈话。当时,我告诉他想以后出国学习。他很高兴地告诉我有想法是非常好的一件事,而且应该趁着年轻多出去看看、多学学东西。就这样,在我准备去美国留学的路上又多了一位支持我的人。

李老师是正直的。在院士增评那段时间,我负责给李老师准备部分资料。我很希望李老师能评为院士,因为在我眼里,他是那么优秀、那么威严。我希望自己可以在这次评选中尽一份自己的力量。可是我能做什么呢? 能不能建议让李老师请院士们吃一顿饭呢? 我个人觉得吃饭只是去联络一下感情,而不是贿赂。我兴高采烈地将自己的想法告诉李老师。可是李老师很严肃地对我说:"小何,我不会这样做的,我不希望用其他的方法来获得选票。评选评的是实力,评的是在科研上取得的成绩。评上了,说明是对我成绩的肯定。如果评不上,说明还有比我做得更好的,我不会因为评不上院士而去埋怨人。"说得我脸上一阵阵地发烫。但是,从此以后,我打心眼里更加敬佩李老师。

李老师是宽容的。一次重要的会议后,我负责在现场整理发言稿,然后将它打印出来,请所有的老师们签字。因为时间太仓促了,当时我并没有发现发言稿中有两处打印错误。会后,当所有老师都离开了,我无意中发现稿子上有两处打印错误,脑子轰的一下子就炸开了,傻眼了。怎么办? 让不让李老师知道? 这件事情应该怎么解决? 于是我怀着诚惶诚恐和英勇就义的决心告诉李老师这个不幸的事实。我所期待的是电闪雷鸣和狂风暴雨的训斥,但非常出乎意料地得到了风平浪静的结果。李老师说:"别担心,这不是一件大事,可以理解,在那么短的时间里,要把发言稿整理出来而且做到不出任何错误是一件非常难的事情。人无完人,事情只要是人做的都可能出错。这件事情不用太放在心上。"我记得当时我真的很感动,不知道用什么话来表达自己内疚的心情,只是一个劲儿地说着对不起。这是我人生中很重要的一课。只有自己亲身经历了别人对你的宽容,才能更好地做到宽容别人。现在我和我 4 岁的孩子相处亦是如此。他经常会做错事,但只要不是故意的,我都不会去责备他。所以,他做错事情后经常会主动跑来告诉我。有一天我不小心把牛奶弄洒了,他正好看见。我赶紧说:"呀,妈妈犯错了。"他看了看我:"没事儿,妈妈,你不是故意的。"然后还拿纸巾帮我擦洒在桌子上的牛奶。所以,我真的很感谢李老师教我宽容,而我又把它教给了我的孩子。

李老师多数的时候是慈祥的,但是也有生气的时候。我只见过一次,那是在张荣利师兄的毕业论文答辩会上。当专家们质疑为什么张师兄这个实验没做那个实验没做的时候,李老师突然变得情绪很激动,他站起身说:"这个实验从头到尾都是我带着这几个孩子在做。和各个科室协作的时候,有哪几次各个科室是痛痛快快答应的?"这个时候,有人把这个话题岔开了。这个就叫护犊。如果是在江湖,这就是义气。

李老师对我也是极好的。在我出国前最后一次去和李老师道别的时候,他送给我 3 对小饰品。其中 3 个是用石头做的挂在腰间的小葫芦,另外 3 个也是用石头做的,是佩戴在胸前的项链。每个外面还有相应的绣花小布包。李老师说:"这些不是很值钱的东西,但是很有中国特色。等你到了美国,逢年过节的时候,可以把它们送给你的老师、朋友或者同学。男的送葫芦,女的送项链。在美国,你可以常去教会,里面会有许多人帮助你。我以前还有一些学生,他们从我这里毕业以后也都去了美国,这是名单和联系方式,你去了以后多和他们联系,有什么需要可以找他们帮你。"然后,我又是稀里哗啦一阵感动。

现在,我是美国弗吉尼亚梅西癌症研究中心的一名研究员,兢兢业业、勤勤恳恳地从事着正电子发射断层扫描仪造影剂在癌症微环境里的研究。虽然与李老师相处的日子已经过去了 9 年,但是许多事情还是历历在目,因为这是一段宝贵的经历。

实习学生 何君

撰写于 2012 年

收录于《孺子牛:院士直言》

李连达院士印象

作为李老师的学生,我很幸运承蒙李老的谆谆教诲并受益终身。李老师的管理、治学、育人及个人魅力均给我留下了深刻的印象。

一、雁过留声

在攻读博士学位之前,我搜索了很多知名导师的资料。最终,我选择了时任浙江大学药学院院长的李连达老师并成了他的弟子。孜孜以求献身科研事业 50 多年的经历,勇于针砭社会流弊且身体力行的秉性,胸怀疏解苍生疾苦、担当振兴国药重担为己任的胸襟,无不令晚辈敬佩。"这才是民族的脊梁",药学界的老师和朋友们都如是说。

二、治学严谨

李老师治学严谨,这是有口皆碑的。我的博士课题是干细胞的定向分化和移植治疗终末期肝脏疾病,研究当初出现很多难题。古稀之年的李老师和我们一起上实验室,反复研讨实验方案,搜索、梳理实验的蛛丝马迹,最后终于解决了难题。对于实验结果,李老师总是说:"不管什么样的结果,那都是结果,这个要实事求是。"

三、以人为本

日理万机的老先生,除了日常事务和科研工作,对学生的学习生活也经常嘘寒问暖。无论是在实验室,还是在学院会议上,李老师都一直强调,投身医药科研事业,服务社会,报效祖国,首先需要有强健的体魄。

四、胸襟开阔

学者应有社会的良知,不论面对何种强权、利诱都应坚持真理,捍卫正义,李老师也如是。但是,坚持真理、捍卫正义会招来不明事理或利益集团的非议甚至攻击,李老师以超然的态度把那些非议当蜘蛛网一样轻轻地拂去,继续投身科研事业。胸襟之开阔让人惊叹。

白驹过隙，转眼数年过去。已逾古稀之年的李老师，为了祖国的中医药事业，仍然笔耕不辍，诲人不倦，体现了他鞠躬尽瘁死而后已的壮志雄心和社会关怀。

2006 级博士　欧阳竟峰

撰写于 2012 年

收录于《孺子牛：院士之言》

坚强乐观的老人

李连达老师大学时期学习的是西医，毕业后被分配到当时刚刚成立不到一年的中医研究院西苑医院从事中医工作，到现在已经 60 多年。在这 60 多年的时间里，李连达老师经历了人生事业的跌宕起伏和艰难的摸爬滚打。60 多年中，李连达老师也从最初的西学中班学员到住院医师、主治医师成长为中医科学院首席研究员，中国工程院院士，现在已经 83 岁高龄的李连达老师依然在坚持工作。尽管在 4 年前接连发现胰腺肿物、淋巴瘤等恶性病，但除了进行手术、化疗、放疗住院期间，李连达老师始终都在想着工作。

李连达老师在 79 岁时不幸被诊断为胰头肿物，发现之后病情急转直下，迅速进入了病危状态，已达九死一生的危险阶段。81 岁时又确诊患有弥漫大 B 细胞淋巴瘤 IE 期，淋巴瘤一经发现即发展异常迅速。在两年内先后患上两种肿瘤，就是一般身强体壮的年轻人，能够安然度过的概率都是很小的。

李连达老师既是一名年逾八旬的重病患者，也是一名出生在医学家庭、先学西医后学中医、在医院工作 60 多年的老医生。面对这两次大病，李连达老师都安然度过，并且现在还在上班，还在进行着有条不紊的日常工作，这一切都不是奇迹，都发生在李连达老师身上。

世界上没有奇迹，一切事物都应该是有原因的。现在回想起来，从 4 年前到现在，从发现到治疗再到康复的过程都还历历在目。

一、首先是尽快明确诊断

在 2013 年 11 月，发病前 1 周，李连达老师还在参加学术会议，会议一结束就感觉到身体特别疲惫不适，在医院进行了初步的诊断。医生要求他立即停止工作,等待检查结果。但因几个月前已答应参加广州会议,他坚持必须言而有信、不可失约,于是带病赴广州参加会议,做完大会报告后即感体力不支,几乎不能进食,当天紧急回京检查,发现肝功能异常、黄疸严重。住院后迅速进行了相关的 B 超、MRI、PET/CT 等多项检查,结果诊断为胰腺癌(胰头癌),已经压迫胆囊、胆管、胰腺及门静脉,全身黄疸如橘皮,胆红素指标极高,病情急剧恶化,已达九死一生的危险阶段。手术需要切除胆囊、胆管,部分切除胰腺、胃、十二指肠等器官,再进行胃肠吻合、胰肠吻合和胆管肠吻合,风险之大,不言自明。

在住院检查期间,李连达老师也在体会自身病情发展和变化。有一天,李连达老师说想要一本肝胆胰外科学的书,让我去图书馆借一本。拿到书后,李连达老师根据自身病情,对照书中的内容,画出了肝、胆囊、胆管、胰管、胰、食管、胃、十二指肠、小肠的图片,有些地方还是用红色标记,分别标注出了几张手术示意图。

二、正确面对,积极治疗

病人的恐惧、紧张、悲观、绝望,是促进肿瘤加速恶化发展和死亡的重要原因。谈癌色变,而胰腺部位的癌症,又被称为癌中之王。面对癌中之王,如何治疗,都是难题。当时想对他隐瞒病情、告诉他是"肝炎",但是对于一个从事医学工作几十年的老医生来说,他对自己的身体状况,有着非常明确的认识,实际上他已经知道了自己的病情,已经给自己做出了诊断,但是他却表现坦然、坚定、乐观,仍然谈笑风生,毫无紧张、恐惧、悲观、绝望的情绪,反复强调:"无论什么样的检查一定要尽快告诉我,什么样的结果我都能接受。"

当时有两种方案:第一是手术治疗,可能会争取到较好的结果,但是手术的风险极大,很可能下不了手术台;第二是保守治疗,进行放疗、化疗及中药等抗肿瘤疗法,不会有即刻危险,但是放疗、化疗的毒副作用,以及年老体弱对于放疗、化疗的反应问题难以解决。不做手术,后果可能更为凶险,也许只有 2～3 个月的存活期。两种方法都非万全之策。

当时主管医生和家属都犹豫不定。如何确定治疗方案?李连达老师感觉到了面临的问题,立即向医生提出,手术作为第一治疗方案,并特别交代:"术前、术中、术后发生任何意外情况,均由本人负责,医务人员不承担责任。"在李老师一再明确要求下,主管医生终于下定决心尽快安排手术治疗。准备手术的前几天,李连达老师还拿着这几张亲手画的手术示意图,给我讲了手术方法,需要切除哪些器官、做哪些器官吻合。记得他当时讲胰头、胆囊、胆管、十二指肠需要进行全部切除,胃需要进行部分切除,需要做器官吻合的是胃肠吻合、胆管肠吻合、胰肠吻合。老师的讲解有如课堂讲学,似乎与己无关,说明他早已将自己的生死置之度外,做好了充分的思想准备。在手术当日的早上,李连达老师早早地起床,伏案写东西。起初以为他在写遗嘱,安排后事。他在进手术室前10分钟将手稿留给了我,原来是对一位院士的研究工作提出意见与建议。

三、思想坚定,情绪乐观

有人讲,恶性肿瘤死亡者之中有 1/3 是吓死的,1/3 是治死的,只有 1/3 是死于疾病本身。送他进手术室,亲朋好友心情沉重、情绪紧张、悲悲切切,很像是在告别。他为了安慰大家,竟然开玩笑说:"我已万事俱备,只欠一刀,回头见。"他坚定、乐观的情绪使我们很受感动。手术直到下午 2 点多才结束,所幸手术顺利,术后 1 年身体逐渐恢复。

不幸的是,"福无双至,祸不单行",两年后李老师又患了淋巴瘤。有了上一次的经历,这次的诊疗过程和治疗方案的确定,都和李老师进行了沟通交流。终于,经过 8 个疗程的化疗和 23 次放疗及中药治疗,淋巴瘤得到控制,化疗的后期有些明显的胃肠道反应,李连达老师也都顽强地坚持了下来。李连达老师再一次死里逃生,身体逐渐康复。

如今李连达老师经常到研究室来指导工作和研究生课题。除了科研、教学外,还关心国家大事。

如今 83 岁的李连达老师,坚持日常勤奋地工作,术后已写作发表了 200 多篇科学网博客文章,大到国家社会现象、医药行业发展,小到大学生、幼儿园的问题。同时,李老师对中药发展及新药审批的建议等 10 多篇文章在学术期刊上发表。

李连达老师顽强的意志、乐观的心态,为广大癌症病人树立了一个良好的榜样。

2002 级博士　李贻奎

撰写于 2017 年

发表于《中国科学报》(2018 - 01 - 22 第 8 版印刻)

毕生奉献中医药

李连达，1934 年出生，辽宁沈阳人。中国工程院院士，中药药理学专家，中国中医科学院首席研究员，中国中医科学院医学实验中心主任。中央国家机关"五一劳动奖章"获得者，第七届北京市人大代表，第八、九、十届全国政协委员。曾获得国家科技进步奖一等奖、卫生部甲级科技成果奖。

从事中医临床和基础研究 60 余年，20 世纪 80 年代，在国内建立动物和人的心肌细胞培养方法，并用于中药研究向全国推广，至今仍在国内普遍使用；90 年代，在卫生部领导下，负责制订了我国第一个中药药效学评价标准与技术规范，成为我国第一个官方认可的中药药效学评价标准及技术规范，迄今仍为全国遵守的标准；2000 年以来，首创中药与自体骨髓干细胞经心导管移植治疗冠心病的新方法。

一、出身西医的中医医生

李连达出生在一个医学大家庭，其祖父和父母都是医生，兄弟姐妹九人中亦有七人是学医的。李连达 1956 年从北京医学院毕业分配到中医研究院西苑医院工作，参加西学中班学习中医，其后拜赵心波老中医为师，开始从事中医临床工作。

亲身的临床实践使李连达对中医有了更深刻的认识，认识到中医不仅有丰富的临床经验、良好的治疗效果，更有完整的理论和独具特点的学术体系，不仅擅长于治疗慢性病及功能性疾病，对于疑难重症、感染性疾病及器质性疾病，也有很好的疗效。

一次，李连达随赵老会诊，见一患腺病毒肺炎合并金黄色葡萄球菌败血症、高热持续 4 周的两岁小孩，当时几乎请遍了专家会诊，用了各种中药、西药，但病情均毫无好转，经赵心波老大夫诊治，采用温病的甘寒清热治疗，服药两天后体温即开始下降，1 周病愈出院。另一次是一例被拖拉机撞成严重脑挫裂伤的患者，全身瘫痪，神志不清，经半年多治疗仍无好转，请赵老治疗两个月后，患者竟然逐渐恢复。这两件事对李连达触动极大，他下定决心，努力学好中医，为发扬中医事业做贡献。

1958 年，国内麻疹流行，很多病人合并腺病毒肺炎，病情凶险，病死率很高，多死于急性循环衰竭、呼吸衰竭、休克等急危重症，只要能控制住这些就有把握治好麻疹肺炎。当时，中药的最大困难就是口服汤药难于速效，如果能把中药做成速效、强效的注射剂，就能为病人争取到进一步治疗的时间，就能把孩子的命保下来。李连达当时就有进行中医药实验研究的愿望，把中药做成注射剂急救病人。但是，当时领导及老中医认为搞实验是不务正业，认为这是用兔子、老鼠变相消灭中医。

李连达就用节假日、晚上的时间做实验。没有经费，就用自己的工资买动物做实验。但是，刚刚开始，就被命令停止实验，而且大会点名、小会批判。李连达第一次尝试用现代科学方法研究中医、中药就这样以失败告终。

在此后十多年临床工作中，他更多地体会到中医药要发展不能停留在两千多年前的水平上，因循守旧和故步自封只会阻碍中医药的发展。因此，李连达始终怀揣着中医科研的梦想，进行中医药现代化研究的想法一直没有改变，但限于当时的环境与条件，一直未能如愿以偿。

1974 年，李连达的中医科研之路终于迎来了人生路上最大的转折。他得到了新任院领导、老红军严荣院长和齐雷书记的支持，了解他的目的是更好地治病救人，便不顾极左思潮的干扰，不顾舆论压力，大胆支持他的工作。做了17 年儿科医生，已是医疗、科研、教学经验丰富的主治医师的他，在外人看来，这是在胡闹，放弃从事十几年的中医临床工作，从零开始，去搞中药，损失非常大。但是，他下决心一定要研究中药，解决治病救人的难题。

当时条件非常困难，领导给了一间不足十平方米的卫生间做实验室，在抽水马桶与洗澡盆上面放了两块木板，便成了实验台，终于开始了中药的基础研究。他拿着领导给的 400 元科研经费，感激万分，在无数质疑声中开始了研究工作。李连达坚定地认为，中药现代化是当时中医药发展最需要开拓的工作。他就在这间实验室，在木板搭成的实验台上完成了第一个实验——冠心Ⅱ号对大鼠应激性心肌小血管内血小板聚集的影响，当时还得到中国科学院生物物理研究所无私的援助——借用电子显微镜。按当时规定，用一个小时要 30 元钱，这个实验要用几百个小时，根本就没有这个钱，他说明情况后中国科学院生物物理研究所竟然同意他免费使用。第一个实验完成，发表论文，中医界的一些领导和中医大夫看到他确实是用实验来支持中医、发展中药，不是反对中医消灭中药，以后支持的人就比较多了。

过去只知道中药能治病，但是为什么能治病却说不出道理。他用大量实验说明了中药的作用原理，为中医药现代化起到了带头示范作用。

李连达回忆当年买实验动物的情景时常说："买大鼠、兔子，就自己骑着自行车，在后驮架上挂两个铁篮子装着运回来。买狗，就拴根绳，绑在自行车上，狗在车后跑，街上小孩也在后面跟着跑。"科学的道路是不平坦的，在研究工作取得一些成果时，人们看到的是撒满鲜花的阳光大道，是胜利的喜悦，是红花与奖状。然而，很少有人知道每一项成果、每一张奖状，凝结了多少血和汗，要付出多么沉重的代价！在宁静的实验室里，虽然没有枪炮声，却同样有着前赴后继的悲壮场面。1981 年年底，李连达在实验室搬运几百斤重的水泥解剖台，腰部严重损伤，椎间盘膨出，坐骨神经损伤，剧痛难忍，本应立即住院治疗，但由于全国首届中西医结合大会召开在即，他承担了大会专题报道及分题总结的任务，为了中医事业的发展，为了中西医结合工作能够开创新局面，他强忍剧痛，带病工作，坐着轮椅参加会议，每日靠着哌替啶（杜冷丁）止痛，坚持开完会议。大会结束时，由于延误治疗，没有合理休息，他病情恶化，立即送进医院，竟然卧床一年多才康复。

二、创新中药实验方法，领衔制订评价标准

20 世纪 70 年代，中医药科研刚刚起步，研究方法有限。当时他的想法是：既要注意中医药特点，又要吸收国内外先进方法，在借鉴的基础上加以创新。"心肌细胞培养在中医药研究中的应用"，是李连达 1978 年在国内首次建立起来的培养方法，培养成功了乳鼠心肌细胞，并在培养瓶中连续搏动 106 天，达到国际先进水平。随后又培养成功人胚心肌细胞，建立了生理、生化、形态等各种观测指标，在此基础上首次将培养心肌细胞用于中医药研究。进而又建立了心律失常、缺血样损伤、免疫性损伤、中毒性损伤及心力衰竭等各种细胞病理模型，观察了中药复方、单味药及单体对上述病理模型的治疗作用，克服了一系列理论上与技术上的困难，使中药研究进入了细胞及分子水平，体现"洋为中用，古为今用"的原则，

269

师生情纪念

先后完成十几项研究课题,举办了3届全国学习班,使这一先进技术迅速普及全国。1981年这项研究工作获得国家卫生部的科技进步甲级奖。

我国1987年颁布了新药审批办法,当时没有药理学标准,研究新药感到非常困难,审评人员也没标准,使新药审评工作难于标准化、规范化。卫生部委托李连达负责这项工作,他克服重重困难起草了40多种疾病的药效学标准。这个标准使中药研究水平大幅度提高,对新药的研究和审批也有明显提高,对整个中药新药的研究及审批都是一个很大的推进。1992年该标准由卫生部印发全国,成为我国第一个官方批准、学术界公认的中药药效学评价标准及技术规范,他在全国10多个城市做了20多次专题报告,进行推广工作,一直到今天还在用。

三、胸怀坦荡,仗义执言

李连达一生的信念是"热爱祖国、热爱人民、热爱中医事业"。

李连达在从事繁忙的医疗和科研工作的同时,十分关心群众的疾苦和中医事业的发展,他在担任北京市人大代表、全国政协委员时,积极地向国家领导反映中医事业及群众关心的实际问题和困难。

他满腔热情地表示:"要把毕生精力献给中医事业,鞠躬尽瘁,死而后已。"他一生敬君子、恶小人,刚直不阿,敢于讲真话,直言相谏,大义凛然,反对趋炎附势、阿谀奉承、拉帮结伙、不正之风。

2000年以后,当时医患纠纷严重,新闻炒作,激化矛盾,使广大医务人员成为众矢之的,"白衣天使"变成了"白眼狼"。由于当时的舆论导向和舆论压力,没有人敢站出来为医务人员主持公道。

李连达在时任国家主席江泽民参加的政协会议上,代表医药卫生工作者,提出医患矛盾激化的责任不在医生,主要原因是一些社会矛盾和医疗体制机制的缺欠不能及时解决,群众把怨气转向医生,医务人员成为代人受过的出气筒、替罪羊,强调绝大多数医务人员勤勤恳恳、任劳任怨,为保障人民健康做出了卓越的贡献。一方面,希望党中央能够采取有力措施,确保医务人员的合法权益与人身安全,恢复"白衣战士"的社会声誉,充分调动医务人员的积极性。另一方面,希望从根本上解决某些社会矛盾,改善卫生工作的体制与机制,确保人民健康,并应注意新闻导向,防止新闻炒作,煽动对立情绪,激化矛盾。

随着中药使用范围的扩大等原因,不良反应日益增多,引起广泛重视,国外刮起一股禁用中药风,国内也有人全面反对中医、中药,特别是中药注射剂出现一些严重不良反应事件后,又一次掀起全面禁用中药的狂潮。当时有些群众不明真相,甚至失去了对中医、中药的信任,对中医事业的发展是一次致命性的打击。

在此严重情况下,李连达据理力争,指出中药注射剂在抢救危重患者时的重要性和不可替代性,提出"要实事求是地对待中药(特别是中药注射剂)的不良反应,采取积极而慎重的态度,加强研究工作,改善药品质量,提高安全性及有效性,确保广大病人的用药安全",并上书卫生部领导提出意见和建议,很快得到了陈竺、高强、王国强、邵明立 4 位领导的回函,表示完全同意他的意见,大力支持这项工作,并要求有关部门立即贯彻执行,为挽救中药注射剂,保障广大群众健康与用药安全,也为保证中医药事业的健康发展做出了积极的贡献。

李连达与屠呦呦都是 1951 年同期考入北京医学院,分别在医学系(1956年毕业)及药学系(1955 年毕业),又都分配到中国中医研究院的西苑医院及中药研究所工作,分别从事中医及中药研究工作,都把毕生精力献给了中医药事业。但是屠呦呦做出了举世瞩目的巨大贡献,而李连达自认为是"小大夫做出一点微不足道的贡献,与师兄弟、师姐妹及其他专家学者相比,还相差甚远"。因此,他总是强调学海无涯,自己的知识有限,应该活到老学到老。

中医、中药是几千年来中华民族与疾病做斗争的宝贵经验结晶,是民族繁衍昌盛的保证。过去的传统医学是古代科学的一部分,属于经验医学;当代的传统医学则是从古代科学向现代科学发展,从经验医学向精准医学发展。随着社会的发展、科学的进步,应该与时俱进,持续发展。

李连达认为,传统文化(包括传统医学)不应停留在两千多年前的水平上,因循守旧、故步自封。我国的传统文化(包括传统医学)也要不断发展、创新,应该在继承发扬的基础上大力推进中医、中药的现代化、标准化、科学化;认为我国医学的未来发展应该是中医、西医及中西医结合长期共存,同步发展,团结合作,优势互补,共同为我国人民的健康服务,为全人类的健康服务。因此,他不同意"西医消灭中医"或"中医吃掉西医"的提法,不同意中医、西医相互对立,互相排斥,互比高低,以己之长攻人之短。在学术问题上可以有不同看法,有争论,体现百家争鸣、百花齐放,但是不应把学术之争变成人身攻击、派系之争,甚至帮派之争;不应无限上纲上线,扣帽子、打棍子,不要用政治手段解决科学问题,用行政措施干涉学术发展。

　　李连达常说,人的生命是有限的,但是热爱祖国、热爱人民、热爱中医事业的热情是无限的,是永生的。积极、乐观、勇敢地面对现实,坚持诺言,把他的余生献给壮丽的事业,为中医药事业的健康发展鞠躬尽瘁、死而后已。

　　《论语·子路篇》有云,"子曰:'其身正,不令而行;其身不正,虽令不从。'"作为李连达老师的学生,我深刻感受到这一点,时刻鞭策自我,努力学习,积极提高自我。

　　后记:谨以此文献给历经重病,置生死于度外,追求知识,不断学习,为我们做出榜样的李连达。也献给所有给予李连达关心和帮助的医生、护士、各位领导及亲朋好友!

2002 级博士　李贻奎

撰写于 2017 年

发表于《中国科学报》(2018 - 01 - 22 第 8 版印刻)

我人生的指路明灯——追忆恩师李连达老先生

　　恩师李连达老先生逝去已数日,可我的内心依旧无法从失去恩师的悲恸中平复。当我提起笔写这篇文章时仍泪如雨下,恩师的音容笑貌始终在脑海中浮现,而我似乎怕他消失,想紧紧地握住他那双有力的手,目不转睛地看着他那坚毅的眼神。我多想听他那洪亮有力的声音,我多想在实验室看到他那伟岸的身形,我多想……多想……可是我永远都无法再见到我的恩师了,一切都停留在了记忆中。"恩师"两个字承载了太多的人生意义,李连达老先生如同一盏明灯,指引我人生的道路,使我在纷杂的世界中不迷失方向;在我人生困苦失意时能够仰望着那盏明灯恒久的光亮而备感温暖,克服困难的勇气倍增;在我获得成绩时,那盏明灯告诉我,前方的路任重而道远,还需谨慎前行。

　　我在悲痛中慢慢梳理曾经的往事。2006 年的秋天,正值博士生报名选择专业和导师。6 年前外婆因突发心血管疾病去世,我立志从事心血管疾病方面的研究工作。在网页上看了相关信息后,我决定选择李老师作为博士生导师。

在一番思想斗争后，我怯生生地敲开了李连达老先生办公室的门，眼前这位和蔼可亲的长者就是我想报考的博士生导师，我拘谨的心似乎有点放松下来。老师让我坐下来，以和缓的语速询问了我一系列问题。现在回想起来，这些问题貌似闲聊，但问题之间却极富逻辑性，体现了老师缜密的思维，在问答之中将学生的基本素质了然于心。最后李老师告诉我："只要你是第一名，我就录取你。"这让我第一次深刻地体会到在"关系社会"中的公平，也给我上了人生的重要一课：要参与社会竞争，首先要有扎实的知识储备，这样才能有拼搏的底气。

2007年，我在报考李老师的北京中医药大学的学生中以第一名的成绩被录取。拿到通知书的那一天，我感觉红彤彤的一张纸分量如此沉重，它将开启我新的人生征程。在科研的道路上我将面临怎样的挑战，我的内心突然有些彷徨和无措。进入实验室后，李老师经常会问到我们实际科研中遇到哪些困难和问题，引导我们想出解决问题的办法。李老师的三段论(发现问题—分析问题—解决问题)很有实际应用价值。任何复杂的事情都可以从这3个方面深入思考和寻求解决的方案，这种简单却具有很强实用性的思维方式在我日后的科研工作中发挥了极大的作用，尤其在申报各类基金的标书撰写中，体现了很强的逻辑性。

李老师对学生的指导，并非仅仅限于学术研究。作为长辈，老师对我们的关怀是润物细无声的，那份来自心灵的滋养更让我们一生受益和感恩不尽。有一段时间，我的实验总是磕磕绊绊，不是很顺利，熬夜做实验却得不到意想的结果，人很疲惫。百思不得其解的我沮丧地找到李老师，谈起实验的问题。李老师耐心听完我的诉说，没有苛责，而是和颜悦色地对我说："实验不可能一帆风顺，这很正常。不能认为只有阳性结果才有价值，阴性结果也是有意义的，甚至和预期相反的结果更要重视和反复印证，也许这相反的结果正是科研的突破点。"老师坚定鼓励的话语让我重整旗鼓再次回到实验台前，攻克了一座座困难的堡垒，更是人生道路上面对挫折的一次次历练，使我更有志气在波涛汹涌的人生浪潮中扬帆搏击，勇往直前。

2010年，我毕业后到江苏大学工作，刚刚到工作单位有很多不适应，我提起笔给老师写了长达7页的一封信。信中提到了自己的处境和工作中遇到的困难。写完寄出后我就后悔了，老师工作很繁忙，我给老师添麻烦，真的不应该啊！我应该慢慢成长和成熟起来，怎么能像雏燕一样离不开父母的庇护呢？之后不到两周的时间我惊喜地收到了老师的回信,打开信的那一刻,看到老师刚劲的字体,宛如老师的身影又浮现在我眼前,字里行间那亲切而真挚的话语如同老师在身边的谆谆教诲,朴实无华的语言让我感受到老师千里之外的温暖。无论生活中还是工作中遇到困难时,我都会打开老师的信反复品读。老师这盏明灯为我指明了人生的方向,使我不再惧怕前行道路的黑暗,每一步都走得从容不迫、谦虚谨慎。

2017年11月份,在连云港再次见到恩师,我向老师汇报了去耶鲁大学访学的学习情况和自己的科研进展。看到我的进步和不断求知的进取状态,老师很欣慰。那一刻,作为硕士生导师的我慢慢读懂了老师脸上的笑容所蕴含的意义。他像辛勤的园丁培育着我们每一朵花儿,他像父亲精心呵护着他的每一个儿女,期盼着我们茁壮成长,希望我们顶天立地,撑起中医药事业的脊梁。然而,当我们都羽翼丰满了,我们的恩师、我们的老父亲却倒下了。我们再也无法紧紧握住他那有力的双手,再也无法听到他坚毅的话语,再也无法看到他忙碌的身影,一切都成为记忆,深深地珍藏在我们的心底。我们在内心呼唤着恩师,然而,恩师却再也无法听到我们内心的渴望与期盼。天堂没有病痛、没有苦难,您劳累一生的脚步终于可以停歇。您天涯海角的学生将在您这盏指路明灯的引领下,继往开来,为人类的健康事业不断拼搏奋斗!

2007级博士 郭齐

(2018年10月)

永远怀念李连达老师

今晨得知敬爱的李老师病逝,我们的心情很是悲痛。记得今年5月我最后一次和李老师通话时,他还很乐观地介绍了他的病情。当时,我说:"您不能再工作了,要注意休息!"他说:"我这次一定听你的,你们常回来看看。"现在这成了永远的纪念。今年4月高志平去李老师家看望李老师,发现李老师被疾病折磨得消瘦了好多,她心里非常难过,但老师依然热情招待并与她共进午餐。没想到这次见面成了永别。

我和高志平是1984年中国中医研究院录取的中西医结合研究生,师从李连达老师。初次见到李老师是1984年春研究生复试时,他高高的个子,说话洪亮清晰，笑呵呵的，很是和蔼可亲。他问了我们很多问题，虽然现在已记不清了，但我俩很高兴，从此开始了我们师从李老师的学习生涯。

李老师是一位严肃、认真、负责的导师。我们是 1985 年秋开始课题的。一天，李老师抱了一大摞子资料给我们，并严肃地告诉我们，做科研要做调查研究，要阅读大量的资料，综合分析，拓展思路。这些研究文章对我们的研究有帮助，这里面有一个叫×××的人，他的研究做得挺好，但这人不好，他在国外骂我们国家，我们只用参考这些资料，不能去崇拜个人。李老师指导我们选课题，听取我们的想法，指导我们的实验，对我们的论文一字一句地认真修改。我们从李老师那里学到的科研方法对我们后来的工作、科研、学习都非常有帮助。

跟李老师做科研，从来没有后顾之忧，他总是给我们强有力的支持。我们的课题需要原产地药，买完了药还得运回来。他对我们说："你们遇到任何困难就来找我。"李老师经常检查我们的进度，帮我们想办法。我们去军事科学院做药，去空军某研究所合作使用氧分压仪等，都是在他的支持下完成的。我俩虽然遇到不少困难，可是在李老师和基础室全体同人的帮助下，我们的论文完成得非常顺利，而我们从中也得到了锻炼，学会了与人沟通，建立了互助的合作关系。这对我们后来的工作、生活、社交起了很大帮助。

李老师做事很认真。要做事就要做好，他是这样要求我们的。1986 年秋，我和高志平去西安开全国心血管药理大会。我俩在第二天的小组会上要发言，出发去西安前，李老师看我俩已经练习了多遍，我俩以为通过了，晚上准备去看大会组织放映的美国电影，可李老师告诉我们今晚不能去看电影，还要练习。因为我俩是第一次在这种场合演讲，他对我们要求很严。李老师看我们练习，要求我们不能背书，甚至发音都给予纠正。练完后，我俩回自己屋里继续练。功夫不负有心人，第二天果然说得不错，他挺高兴。我们从中也认识到认真做事的重要性。

李老师不仅在学习、工作上关心我们，在生活上也关心我们。有一段时间，高志平的父亲生病住在西苑医院，李老师就让她每天不忙时去病房照顾她的父亲，让她非常感动。李老师经常在出差之前问科里的同事需要买什么东西，我们感觉他就像一位慈父一般。我俩后来都去了美国，每次回国的时候，我们都想着去老师家看看。老师依旧关心我们的家庭、孩子和工作，送给我们许多科研书籍。李老师对我们的深情厚谊我们会永远记在心里。

30 多年过去了,我们在李老师那里学习、工作时的许多往事还历历在目,也许记不清很多细节,可是他的那种精神一直伴随着我们,让我们在自己的平凡岗位上也能取得出色的成绩。

　　北京金秋时节,李老师驾鹤西去,他和蔼可亲的笑容就像美丽的秋色一样深深镌刻在我们的记忆中。我们永远缅怀李老师,愿他在天堂安息!

1984 级研究生 高志平 蔡青

(2018 - 10 - 18)

在李连达老师身边的日子——怀念李连达老师

　　李连达老师,我最最亲爱的老师,在这个秋风萧瑟的日子,永远、永远地离开了我们,离开了这个世界,离开了他一生挚爱的中医药事业!

　　在此之前,李老师已经在重症监护室躺了两周多,甚至需要借助呼吸机才能维持生命指征。即便如此,我仍然觉得死亡离他还很遥远,李老师一定能够挺过来。因为在我心里,李老师一直是那么坚强、那么乐观,从来就没有他挺不过去的坎儿!

　　在经历了一个晚上的辗转反侧、彻夜无眠后,我准备写点什么。走在上班的路上,清冷的空气、凌乱的落叶,阳光透过树叶的间隙洒落着无尽的回忆。

　　我于 2005 年师从李连达老师攻读博士,毕业后一直留在李老师实验室工作,至今已经有 13 个年头了。李老师的一生,桃李遍天下。能够十多年一直沐浴在李老师的言传身教中,我应该是这些遍天下的学生弟子中最有福气的一位了! 来到实验室(李老师曾经工作过的地方),枣红色的书桌和书柜,灰白色的铁皮资料柜,屋顶金属框内的白色照明灯,黑色的水泥窗台,从窗外向内伸展探望的葡萄枝儿,隔壁实验动物房时不时传来的犬吠声,一切都是那么熟悉、那么亲切,可是那位满头银丝、精神矍铄、穿着朴素的老人,再也不会坐在这里听我们汇报工作、给我们指导了!

　　李老师的一生是坚忍不拔、刚正不阿、乐观坚强、和蔼可亲、宽容慈爱的一生。

　　在坚持中医药事业上,李老师是坚忍不拔、刚正不阿的。记得 2008 年前后,中药不良反应日益增多,特别是中药注射剂出现一些严重不良反应事件后,国外刮起一股禁用中药风,国内也有人乘机全面反对中医、中药,中医药面临严重的信任危机。怀着对中医药事业的满腔热爱,李老师挺身而出,向卫生部领导直言相谏"对待中药不良反应,应采取积极而谨慎的态度,加强研究工作,改善药品质量"。同时,李老师带领我们研究团队,紧锣密鼓地以鱼腥草注射液为代表,对中药注射液不良反应原因开展了示范性的系统研究。在将近十年的时间里,我们研究团队进行了大量的动物实验(包括食蟹猴、比格犬、家兔、豚鼠、大鼠、小鼠等)。每当获得阶段性实验成果,李老师就组织我们研究团队,与鱼腥草注射液生产厂家齐心协力筹办会议,邀请国家药品审评中心领导、药监局安监司领导以及生产厂家所在省药监局领导,向他们积极汇报工作。有志者事竟成!李老师对祖国中医药的挚爱,坚决维护、挽救中药注射液的决心终于打动了上苍,我们的研究团队明确找到了鱼腥草注射液不良反应的主要原因!接下来的研究中,李老师带领我们再接再厉,经过无数次的实验、无数次的失败,终于发现,通过改进生产工艺,可以在不影响鱼腥草注射液有效性的前提下,使其不良反应发生率显著降低,安全性显著提高,恢复再生产指日可待!于是,我们每次向外汇报的结束语一般都是"静脉用鱼腥草注射液疗效确切,改进工艺后的鱼腥草注射液无明显不良反应,安全性显著提高,希望通过再评价恢复其临床使用"。这句话对于李老师这样一位学者来说,只是实事求是地总结研究结果、提出客观建议,然而有些人听了可能就会"有想法""不舒服",但是李老师从来没有放弃过,始终坚持"讲真话、存真理"。尽管我们团队有时在外面办事会比一般人更多地遭遇一些冷遇和刁难,但在将近十年的时间里,李老师时刻用他刚正不阿、坚持真理的大无畏精神激励着我们,带领我们在捍卫中药注射液的道路上愈战愈勇,和中药注射液结下了不解情缘。

在生活中,李老师是乐观坚强的。李老师79岁时,不幸罹患胰腺癌,要手术进行胆囊、胆管、胰腺等多器官的部分或全部切除。医生明确交代,不敢保证李老师能从手术台上活着下来。我还清楚地记得当时我们送他进手术室的情景,屋外飘着大雪,所有人都心情沉重,都做好了见李老师最后一面的准备,而李老师的一句"我已万事俱备,只欠一刀,回头见"让大家都含着泪笑了。老天有眼,手术很顺利,这位老人坚强地挺过来了。术后一年,这位80岁的老人,又开始每天精神矍铄地出现在研究室,凡有人问他身体情况,他都淡然地笑着说:"我好着呢!"李老师的坚强、乐观、豁达,有时竟然让我们也忘了这是一位刚经历了九死一生的八旬老人。

两年后,当所有人几乎都忘记李老师曾经患过胰腺癌时,一纸"弥漫大 B 细胞淋巴瘤 IE 期"的诊断书无情而至,灾难再一次降临到这位已经 82 岁的老人身上。有了上一次的经历,再加上李老师超乎常人的乐观和坚强,大家这次对待李老师疾病的紧张程度反而没有上次高了。李老师也几乎是上午化疗、下午回家,明明是治疗癌症,却像是感冒打点滴一样轻松。就这样,李老师"轻松"地完成了 8 个疗程的化疗和 23 次的放疗,淋巴瘤暂时得到控制。在随后的一年里,李老师依然坚持工作,甚至外出开会也是常事。但是我们能明显感觉到李老师说话"中气不足"了,话说到中间时总要比以前多歇几口气。再后来,李老师开始出现腿部肿胀、疼痛,在暂时没有查明原因的时间里,李老师就拄着拐棍,依旧坚持来研究室,坚持外出开会。只要有人劝他多休息,他就会爽朗地笑着说:"我是铁拐李,我不在乎!"多么乐观、坚强的老人!

然而,这个"不好惹"的淋巴瘤并没有因为李老师的坚强和不在乎真正退居幕后!随着李老师腿部肿胀、疼痛的加剧,每天晚上李老师都需要止痛药和安眠药的帮助了。原因终于水落石出,淋巴癌复发!这次,这个淋巴癌像个张牙舞爪的恶魔,面目狰狞,发展迅猛,确诊后不到 3 个月就转移到了颅内,两周内颅内瘤体体积就增大了 10 倍!由于瘤体压迫了腿部运动中枢和吞咽中枢,在住院两个月后,李老师已经无法自己站立,就连进食和进水都变得非常困难,高大的身躯日趋消瘦和干枯。尽管李老师每天都只能躺在病床上,我们去探望他时,他依然会慈祥地朝我们笑,精神稍好时还会自己看看自己的化验单。再往后,李老师几乎一天 24 小时都在昏睡,几乎没有清醒的时候了。有一次,我们几个学生去病房探望李老师,昏睡了许久之后,当他睁开眼睛看见我们时,他立刻给了我们一个慈祥的微笑,可是几秒钟之后,他就又昏睡过去。可是他向我们传递的依然是微笑!直到昨天,李老师在重症监护室慢慢地停止呼吸,停止一切生命指征,他的表情依然平静,就像安详地睡过去了一样!在灾难面前,李老师表现出的乐观、坚强、安静、平和是常人无法想象的!

在对待学生上,李老师是和蔼可亲、宽容慈爱的。跟随李老师 13 年的时间里，我从来没有见过李老师对任何一个学生发火、斥责。李老师永远面带微笑、和蔼可亲，我们在他面前会常常忘了自己是他的学生，少了那份拘谨和胆怯，更像是和自己的长辈在一起。记得 2010 年 12 月，我要在广西大厦做关于鱼腥草注射液安全性再评价的工作汇报，当时会议邀请了来自国家药监局、安全监管司、中医局的领导，以及国内两家最大的鱼腥草注射液生产厂家（四川雅安和湖南正清）所在地的省药监局领导，第一次面对这么多医药界高层领导，报告内容又承载着整个研究团队多年的研究心血，报告的好坏直接关乎"能否给鱼腥草注射液开一条路，允许其通过再评价研究恢复生产"，压力不言而喻。上台前，李老师只语重心长地对我说了一句："不要紧张！不卑不亢，声音洪亮！"李老师非但没有给我任何压力，反而用他的宽容给了我极大的勇气和一定成功的信念。汇报时，李老师就坐在前排，全神贯注，目不转睛，每当与李老师短暂地目光交汇，他都会传递来肯定和赞赏的信息！最后，大会汇报非常成功！这些年来，李老师始终用这种宽容、赞赏的独特方式，培养我们积极应对工作和生活压力的能力。每当有人感慨"李老师团队工作量大、工作做得好，而且居然是由女生完成的"时，李老师都会说"我们这里的女将们都比男生还能干"。此外，这么多年来，李老师从来不要求我们加班加点，即使在课题忙得不可开交的时候，他对我们说得最多的一句话仍然是"注意身体"。反而是李老师的这种慈爱，让我们更加坚定了要把工作做好的信念，常常是忙的时候，自主自愿地加班加点。甚至在李老师离世前两个月，我有一次去病房探望他时，知道我近来身体不太好的李老师，还用虚弱、断续的声音对我说："小张，多注意身体！"瞬间，强忍的泪水不听使唤地夺眶而出。

　　我们最最亲爱的李老师，再多的美好回忆也载不尽我们对您的思念，再真切的语言也表达不了您对我们的恩情，您的坚忍不拔、刚正不阿、乐观坚强、和蔼可亲和宽容慈爱值得我们终身学习和效仿！请您放心，我们一定继续努力工作，好好生活，用我们最大的能力为祖国中医药事业添砖加瓦！

2005 级研究生 张金艳

（2018 - 10 - 19）

爱陪您到生命的尽头——怀念我的父亲李连达

父亲离开已十余日了，音容笑貌时时萦绕眼前，每每让我泪湿衣衫、情不能自已。万语千言凝结于笔尖，却早已模糊了双眸……

从儿时记事开始，父亲一直都保持着健康的生活习惯，虽因早年创业改造实验台造成腰椎间盘膨出，但身体状况总体良好。可是自 2013 年开始，一切都发生了巨变。2013 年 11 月下旬被诊断为疑似胰腺癌，在天津市肿瘤医院做了根治手术后康复；2015 年 7 月被确诊为弥漫大 B 细胞淋巴瘤 IE 期，经放、化疗后康复；2018 年 3 月淋巴瘤复发，4 月初开始在中国医学科学院肿瘤医院进行化疗，5 月中旬后，因化疗反应极大，转到中国中医科学院西苑医院十五病区住院，调整方案后继续治疗，于 10 月 18 日上午 11 时 55 分，在重症监护室不幸去世。

自 2018 年 4 月开始化疗，各级领导对我父亲关怀备至，国家中医药管理局余艳红书记、于文明局长、闫树江副局长，中国中医药学会曹洪欣副秘书长，中国中医科学院王炼书记、张伯礼院长、黄璐琦常务副院长，中国中医科学院西苑医院唐旭东院长、刘婕书记、张允岭常务副院长，中国中医科学院医学实验中心雷燕书记，更是在第一时间赶到病房看望，情真意切！让我父亲和我们家属备感温暖！

在中国中医科学院西苑医院住院治疗期间，更是得到西苑医院的倾力救治和照顾，唐旭东院长、刘婕书记、张允岭常务副院长第一时间安排成立了医疗专家组，并由许凤芹副院长亲自担任专家组组长，行动迅捷而高效，至今让我感动不已并记忆犹新！住院期间，西苑医院史大卓副院长、李浩副院长、李秋艳副院长、刘建勋原副院长、柏燕军处长，中国中医科学院中药研究所朱晓新书记、中国中医科学院中医临床基础医学研究所谢雁鸣常务副所长、中国中医科学院医学实验中心王丹巧研究员和王毅研究员，北京中医药大学张冰教授，以及我父亲的同事、学生、合作伙伴等也多次到病房探望。

在入院之初，我父亲因化疗身体极度虚弱，西苑医院采取了强有力的治疗方案，在较短的时间内使我父亲的身体状况得到了极大的恢复和改善，为后续的肿瘤治疗争取了机会和可能性。因我父亲病情严重复杂且高龄虚弱，西苑医院为了制订最优治疗方案，多次组织了院内、外各学科专家的会诊，夜以继日、无休无眠，动人之场景，至今令我感怀不已！我父亲在西苑医院住院近5个月，其中4个月是在十五病区治疗，童文新主任、曾文颖副主任医师（我父亲的主管医生）和十五病区所有医生、护士殚精竭虑、呵护备至；在9月29日，我父亲病情恶化转入西苑医院ICU后，杨志旭主任、李洁主任医师、易亮副主任医师（我父亲的主管医生）和治疗小组的医护人员放弃了国庆节休假，24小时不间断抢救、监护、治疗，直至我父亲去世。

在西苑医院5个月的治疗中，因我父亲长期卧床，护理难度极大，工作繁重且充满压力和挑战。西苑医院护理部李静副主任带领护理团队千方百计，采取了各种护理方法，夜以继日、坚持不懈地精心护理。十五病区谢小磊护士长、ICU茹江丽护士长更是身先士卒投身在第一线，在西苑医院护理团队的共同努力下，最大限度地减少了我父亲的痛苦，得以安详离世。

每每回想起在西苑医院治疗的日日夜夜，总不禁心潮起伏、热泪盈眶！我代父亲和我的家人，感恩西苑医院领导和全体医护人员对我父亲的救治和关爱！感恩你们为我父亲所做的一切！！

1956年，我父亲大学毕业分配到西苑医院工作，直到生命的终结，一生献给了他挚爱的中医药事业、献给了他热爱的医院！我父亲生前曾多次嘱咐我："我最后一定要在自己的家——西苑医院离开。"可以告慰老父亲的是：您在家里、在您的家人——全体西苑人的陪伴下，走完了您光辉的一生。

感谢！感恩！所有关爱我父亲的领导、同事、朋友、学生！

是你们的爱陪我父亲到生命的尽头。父亲，您一路走好！

儿子：李航

（2018-10-27）

难说再见——怀念我的父亲李连达

凌晨5:00手机闹铃响起，披衣下床，这是给父亲煮粥的时间。妻子拉住我的手，含泪说："老爷子已经走了。"坐回床边，呆望着窗外浓浓的夜色，顿感无限

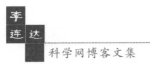

悲伤,思绪亦飘散开来……

一、父爱如山

我们是一个四口之家——父亲、母亲、哥哥和我,家住西苑医院家属院。儿时的西苑医院周围三面荷花一面柳。家属院内有鱼塘、桃林,是孩子们的乐园。孩童时我很顽皮,整日与小伙伴玩闹嬉戏在西苑医院家属院,时常闯祸,到家里告状的人从未间断过。每次遭妈妈训斥时,父亲只是站在一旁,严厉地看着我,并无打骂,但神情凝重有威。为了教育我,父亲开始给我讲书并要求背诵,书是父亲儿时读私塾时读过的《二十四孝》《弟子规》《孝经》。当时只是慑于父亲威严,死记硬背,并未完全理解,但多年后回首自己的成长经历,儿时背诵的这些书竟对我的人生产生了重大的意义。儿时记忆里,父亲很少对我笑,总是很严肃,但当有病人到家里看病时,父亲却像变了个人,笑容可掬、耐心温和,以至于我当时产生了荒唐的想法:想生病,把自己也变成父亲的病人。用"望之俨然、即之也温"形容父亲再恰当不过。

当年父母在西苑医院儿科工作,没日没夜,没时间做饭干家务,每日都到医院食堂打饭,这样的生活一直持续了十几年。因父母的工资不仅要维持一家四口人的生活,还要赡养爷爷、奶奶和姥姥,因此我们家的生活很是拮据,每次去食堂打饭,只能买一个荤菜、一个素菜,再加上些主食。夏天尚好,若遇冬天,从食堂打饭回到家里,炒菜的猪油已经凝固了,难以下咽。我和哥哥正在长身体,饭量也大,父亲每次都把荤菜夹给妈妈、哥哥和我,自己只吃素菜,而妈妈、哥哥又会给父亲夹回去,到最后大部分的荤菜都"跑"到了我的碗里。多年后,每每回想起来,总为自己的不懂事而懊悔脸红,但那浓浓的亲情却让我终生难忘!为了省钱,父亲除了工作外,还学会了做衣服、打家具、理发、修自行车等。记忆中,除了不会做饭,几乎没有父亲不会做的事情。难忘唐山大地震的那个夜晚,北京也有强烈的震感。就在地震发生的那一瞬间,父亲从睡梦中把我紧紧抱在怀里,牵着妈妈、领着哥哥,第一时间冲出家门,我至今仍能回想起父亲那炙热的胸膛和急促的心跳……

二、精神贵族

那个年代物质生活虽然匮乏,家庭收入虽然拮据,但我们家一直都是精神贵族。父亲是一个极有生活情趣且多才多艺的人,空闲时会带全家去颐和园游泳、把木床板放在桌子上打乒乓球、拉小提琴、看电影、采蘑菇、讲故事等。当时放映的电影差不多只有八个样板戏,但父亲仍会带我们一遍遍地看,以至于我能够大段大段地演唱其中的唱段,并在学校演出而获奖。最期待礼拜日前一天下雨,这样父亲就可以在礼拜日带我们去香山卧佛寺的山上采蘑菇。雨后的蘑菇特别多、特别大,通常是妈妈在山脚下等我们,父亲带哥哥和我上山采蘑菇,父亲永远是采得最多的,回到家,买一点点肉,蘑菇炖肉,全家人围坐在一起吃,其乐融融。多年后,我依然觉得那是全世界最美味的食物。父亲也会给我们读书、讲故事:《三国演义》《水浒传》、岳飞的精忠报国、文天祥的宁死不屈、郑成功的抵御外辱、汉武帝的金戈铁马等。长大后,当我阅读这些书籍的时候,重要章节和人物竟分毫不差,惊叹父亲超常的记忆力!

三、相濡以沫

父母是北医的同班同学,又同在西苑医院儿科工作,志同道合、相敬如宾。"文革"时,父亲下放到外地,母亲去了锅炉房,虽艰难困苦,虽远隔千里,父母却不离不弃、患难与共。父亲总是和我说:"我和你妈妈是患难夫妻,没有你妈妈就没有这个家。"儿时印象中最多的场景是:父母在家里一起看医学书、写文章、讨论病例;母亲不太会做家务,一家人都是吃食堂,偶尔母亲做顿饭,或是煳了或是生的,每当此时,父亲就会告诉我和哥哥煳了煳着吃、生了生着吃,谁也不许抱怨;母亲身体不是很好,特别是更年期的时候,精神不稳定,父亲总是在母亲身边照顾,从无半句怨言。每次外出,父亲总是牵着母亲的手,牵了一辈子……

四、痛失爱子

我的哥哥李翔,年长我 8 岁,英俊、忠厚、孝顺、干练,继承了父母的优点,深得父亲的喜爱,但不幸在 24 岁的时候身患癌症,英年早逝。当时正是父亲从儿科转到药理基础研究工作发展的关键时刻,为了节省经费,父亲和同事一起改造实验台而造成腰椎间盘膨出。我母亲正在更年期,我在上高中准备高考,父亲拖着并未痊愈的身体,一边治疗、一边创业、一边陪护哥哥、一边照顾我和母亲。哥哥去世后,父亲苍老了许多,独自承受着失去爱子的伤痛。

五、孝顺父母

爷爷、奶奶住在城里,离西苑医院很远。但只要不出差,父亲每到休息日,必会去看望,风雨无阻。记得奶奶 80 多岁以后,有些糊涂了,有时父亲刚刚给完生活费,奶奶又会拉着父亲的手说:"连达啊,你这个月的生活费还没有给我呢。"每当此时,父亲就会笑着再给奶奶一份。奶奶去世后,父亲承担了爷爷所有的赡养义务。

六、艰苦创业

父亲的勤奋、坚忍给我留下了永生难以磨灭的印象。因父亲大学里学的是俄文,但要看国外文献与国外科学家做学术交流,必须要重新学习英语。我记得父亲和西苑医院的几位叔叔、阿姨自发成立了一个英语学习小组,每天下班后,到我们家里一起学习,教材是《英语九百句》,父母和叔叔、阿姨互问互答、纠正发音、学习语法,有时争得面红耳赤、有时乐得爽朗大笑,那情景就犹如发生在昨天!

父亲自儿科转到药理基础后,我曾经好奇地去他的实验室玩,可没待几分钟就赶快出来了,这哪里是实验室,就是个卫生间!记得父亲创业的那段日子,每每回到家里,身上都有小动物的味道,以至于我和母亲不用问都知道,今天又用了什么小动物做实验。母亲总对我说,说父亲是杀鸡宰狗的。当时西苑医院没有显微镜,父亲要到中国科学院去看,每次父亲都会带上两个馒头、一壶水,天不亮出发,天黑回家,次次如此,数年如此。当年科研经费奇缺,父亲为了节省经费,和同事一起改造实验台而造成腰椎间盘膨出,在家里做牵引治疗的时候,疼得头上直冒汗,让我拿毛巾给他擦完后,接着写实验计划,稍好一点,就坐着轮椅去实验室和外地出差参加学术会议。

七、不忘初心

自父亲当选为中国工程院院士后,父亲的工作更加繁忙了,责任也更重了。父亲曾多次和我谈到,他作为一名医务工作者,老百姓的看病医疗永远是最重要的,祖国中医药事业的健康发展永远是最重要的!永远不能忘记初心!父亲是这样说的,也是这样做的,针对所有危害老百姓身体健康、损害中医药发展的单位、人、事，父亲都胸怀坦荡、刚直不阿、直言相谏、无所畏惧。

八、勇斗病魔

2013 年 11 月下旬，父亲被诊断为疑似胰腺癌，在天津市肿瘤医院做了根治手术。我清楚地记得，在手术的前一晚，父亲把我叫到床前，交给我一张他自己画的手术示意图，并告诉我，明天手术要切除什么器官、要进行几个吻合、风险有多大。生死面前，父亲云淡风轻，镇定自若，临进手术室前，父亲还在病房里书写对一位院士的研究工作的建议书。

2015 年 7 月，父亲被确诊为弥漫大 B 细胞淋巴瘤 IE 期，在中国医学科学院肿瘤医院化疗 8 个疗程、在中国中医科学院西苑医院放疗 23 次，历时 10 个月。治疗期间，父亲忍受了巨大的痛苦，只为了赶快康复，继续投身到他热爱的中医药事业中去。

2018 年 3 月淋巴瘤复发，4 月开始在中国医学科学院肿瘤医院进行了 3 个疗程的化疗，终因身体无法承受而被迫停止；5 月中旬，转院到中国中医科学院西苑医院治疗，直至去世。

九、师生情谊

父亲一生桃李满天下，平时和我们谈得最多的就是他的学生，哪个学生科研项目获奖了、哪个学生晋升职称了、哪个学生出国深造了，他都如数家珍、乐此不疲。以至于对于我们家属来说，有的学生虽未曾谋面，却如家人般熟悉和亲切。在父亲生病期间，海外和全国各地的学生，都纷纷赶到西苑医院探望，每每师生相见，父亲都激动不已，总有说不完的话；病情进展到后期，父亲已经不能说话了，师生就四目相对，双手紧握，那场景让人肝肠寸断。在父亲的追悼会上，学生们跪拜泪别父亲的一幕，让我和家人感动不已、永生难忘！

清晨第一缕阳光明亮而柔和地洒进房间，思绪被妻子递手绢而打断。擦干泪水，准备 10:30、16:30 的到来，那是我给父亲送午饭、晚饭从家里出发的时间，我要等着，永远等着……

儿子：李航

（2018 - 10 - 27）

学生心中永远的明灯——缅怀恩师李连达院士

　　我敬爱的老师李连达院士虽然已驾鹤西去,但他的精神会永远留在我们学生心中。李老师对中医药事业的热爱,对人类健康事业的贡献,已经深深铭刻在辽阔的中华大地上,令后人肃然起敬。作为他的学生,我感到由衷的自豪。老师的音容笑貌仿佛就在眼前,永远是那么和蔼可亲,催人奋进。我是老师2005级的博士生,由于当时的我已是硕士生导师,也有自己的省自然基金项目,虽然参加统一招生考试而录取,但属于学校委托培养的在职博士生,所以老师不但同意我做自己的项目,还让我的研究生一起在老师的实验室进修学习,开展科学研究。这就是老师的博大情怀,在很多高校老师纷纷以学生作为廉价劳动力的年代,彰显得那么的高贵而纯洁。

　　2008年夏季,我顺利通过答辩,获得博士学位。2010年年底,因一家德国外企公司的邀请,我辞去高校职务下了海,在商界感受了一年,由于企业文化竞争意识太强烈,经常把竞争对手挂在嘴边,对一位高校老师来说,就是新鲜事了。所以,在下海一年以后,我又匆匆上了岸,作为人才引进来到了现在的单位。2012年作为浙江省新世纪151人才公派赴美国洛杉矶希望城国家医学中心访问学习,任高级访问学者(博士后身份)。在美国,我开始了研究中华医学这条道路,从刚开始的经络图,到经典著作,到名医名家,再到后来回国后的亲证,从国外到国内,一走已经6年有余。中医学博大精深,长期以来,在这扇大门外徘徊的不少,但真正进入的,又出得来的人,非常罕见。

　　敬爱的老师,虽然您已经离我们而去,但您的精神永存!

2005级博士 牛泱平

(2018 - 10 - 31)

李连达院士学术经验传承座谈会简介和学生发言摘录

李连达院士学术经验传承座谈会简介

　　为进一步学习2019年10月15日全国中医药大会精神,贯彻落实习近平总书记对中医药大会的指示和李克强总理对大会的批示，我们于 2019 年 11 月 14 日，在北大博雅国际酒店以"传承精华 守正创新"为主题召开了李连达院士学术经验传承座谈会。

国医大师、中国科学院院士陈可冀，中国中医科学院院长、中国工程院院士黄璐琦，北京市中医管理局局长屠志涛，国家中医药管理局直属机关党委常务副书记张为佳，中国工程院医药卫生学部办公室主任张文韬，中国中药协会房书亭会长，中国药理学会张永祥理事长，中国药理学会党委书记、副理事长杜冠华，中国民族医药协会常务副会长李文亮，中国中医科学院副院长唐旭东等 150 余位李连达院士的朋友、同事、学生和李连达院士的家属参加会议。西苑医院常务副院长张允岭主持会议，深情讲述了与李院士共事的经历和李连达院士在中医药临床、科研和教学中的成就，以及其为中医药事业的发展做出的突出贡献。

李连达院士学术经验传承座谈会学生发言摘录
——一位好老师

我是作为李老师的学生，1996 年跟随李老师从事博士后研究工作的。非常荣幸我碰到这么一位好老师。当时我对李老师的学识和水平是非常仰慕的，有一种高高在上、高不可攀的感觉。但是，来拜访李老师的时候，才发现李老师非常平易近人，更像一位长辈，不管是学习、科研情况还是家庭情况都非常关心，当时感觉到心里暖暖的。今天我想就两个方面表达我的心情和感受。第一个是要感恩。感恩就是在跟随李老师学习过程中，不但学到了学问，而且学到了做人。李老师在做学问和做人这两个方面，堪称楷模，都是值得我永远学习的表率。感谢这么多年来李老师对我的指导、对我的培养，如果没有李老师的谆谆指导、悉心培养以及表率，我觉得不管从学术上也好，从作为上也好，都不会达到现在这种状态。我非常怀念和李老师在一起学习、工作的日子，即便是在李老师患病期间，我每次去看望、拜访李老师，李老师对自己的病情毫不在意，还是总和我们谈理论、谈观点、谈未来，分析中医药创新、发展的优势和担忧。每次去看望、拜访他的时候，实际上都是我学习的过程，学到了很多李老师的真知灼见。包括我的一些研究工作，也是一直受到李老师的启发，获得了很

287

师生情纪念

多灵感。第二个是纪念。今天是回顾李老师、纪念李老师的日子,为了纪念李老师,我回顾、总结了李老师给我留下最深刻印象的几条感受:第一是学风严谨。第二是刚正不阿。第三是求真务实,理效当先。这个理效就是理论和临床疗效,这是我们做药理研究必须遵守的原则。虽然李老师是学西医出身,但是对中医的理论,包括药性理论,特别是活血化瘀的理论,理解得非常深透。第四,也是最后一条就是勇立潮头,引领创新。所以李老师的一系列的研究工作,实际上对我们国家的中药的发展起到了非常重要的引领作用,也做出了非常突出的贡献。

中国中医科学院中药研究所 朱晓新

(2019 - 11 - 14)

李连达院士学术经验传承座谈会学生发言摘录
——师生缘

在座的各位老师、前辈、各位同行,下午好。我跟李老师的缘分实际上是分两段:2006 年之前是一段;2006 年之后是一段。

2006 年之前算是"假"学生,因为那个时候我们作为 20 世纪 80 年代的大学生,毕业之后参与新药研发的项目比较多,然后中药新药的申报过程中,都会在卫生部上会经过专家评审。那么,这个时期会经常在专家审评会上碰到李老师。李老师作为中药药理界的权威与前辈,在新药研发的过程中,他能帮助我们、指导我们、启发我们,所以从这个层面来说,我们也都是李老师的学生,没拜过师的学生。虽然是没名分的学生,却是真正得到指导的学生;虽然距离比较远,但从李老师这儿学到了很多。

那么,2006 年之后有这么一个机会,江苏省卫生厅组织一个人才培养工程——江苏省科教兴卫工程,然后我申报了这个培养工程中的"领军人才"项目,经过省卫生厅组织的专家评审,特别邀请了李院士作为我的指导老师。就这个时候才有机会真正作为李老师的学生!在近距离接触李老师,跟李老师学习的过程中发现,正如前面老师说的,他表面上比较严肃,但是当你跟他请教专业上面的问题,跟他交流的时候,他又很平易近人!当时我也比较年轻,还是能好好地去学习钻研、能进步的,但是作为李老师的学生是一个"贾"学生,为什么又叫"贾(假)"学生呢？因为这个人才项目执行过程中，除了我到北京请教，其间李老师也亲自到南京去了好多次，但总的来说，我跟着李老师的学习还是很不充分！没能充分利用这个机会跟着李老师更深入地学习——无论是他在专业方面的高瞻远瞩、深刻见解，还是做人方面的直言不讳！

在李老师指导我的过程中，其实有3件小事情一直不能忘记，也促进了我自己在不断地努力。

第一件事情，就是我刚才讲的人才培养工程进行方案论证的时候，因为我提出了一些新的研究思路与方法(从中药制剂有效性、安全性、质量内在本质的视角，提出方药物质基础的3个层次多维结构研究假说)，李老师作为前辈老师，同意我的这个方案的可行性，鼓励我有自己的想法，虽然不一定成功，但自己的想法值得去探索，给了我这么一个信心，所以我一直在这个过程中不断地去完善这个事情。从2006年的这个人才培养工程到2016年的10年间，在他的鼓励之下，即使有不完善的、有错误的，我们也一直不断地去修正、去完善，一直坚持一些自己的努力的方向，不断完善研究假说，提出了中医方药物质基础的"组分结构"理论，用于指导中药制剂研究的前处理工艺设计与优化、剂型的设计与优化、过程质量控制的指标设计与优化。其间，我们获得了江苏省的"六大人才高峰"的"组分结构创新中药基础研究与应用"创新团队、"江苏省科教强卫工程"的"中药组分性质表征与组分制剂技术"创新团队，当时是中医药领域获得资助的唯一的一个创新团队。所以，李老师既指出我们存在的问题，又鼓励我们去坚持探索。今天这个主题"传承精华 守正创新"，李老师在这方面给我们起到了示范作用！

第二件事情，就是我们准备发一篇关于研究思路与方法的论文，第一时间发给李老师看，因为他是指导老师，也是共同作者。他晚上看了之后，第二天又到办公室，花了很长时间跟我讨论，很严谨、很认真，让我思考我们做科研方面的一些探索得到了进一步的升华。所以说，只要有什么事情来北京请教他，或者请他去南京指导，他都是一丝不苟的态度。虽然我觉得是一件很小的事情，应该不需要花那么多的时间，可能相对说行就好了，但是却出乎我的意料。因此说，李老师做事情这种严谨、认真的态度对我一直影响深刻。

第三件事情，其实也就是李老师其他的一些方面。借着李老师作为人才培养的指导老师的机会，我所在的单位也想邀请他做学术报告，担心李老师在学问上要求很高,在日常生活方面要求是不是也很高或很难接待。其实接触之后才发现,李老师很热心、很容易相处,他在吃、住、行等其他方面的要求很低。有时候我们觉得李老师都70多岁了,邀请到南京,是不是应该安排高规格的接待? 没有! 李老师每次都是按照正常标准,怎样方便怎样来,对这方面的要求很低。因此,李老师无论是在专业上、学问上,还是在待人接物等其他方面,都给我以言传身教,是我学习的楷模!

近期,《中共中央国务院关于促进中医药传承创新发展的意见》提出,我们要传承精华、守正创新。我们要在李院士这个楷模的引领之下,继续努力,为中医药的创新发展做些自己力所能及的事情。

中国药科大学 贾晓斌

(2019 - 11 - 14)